Lillian Liang Emlet

Critical Care Emergencies

# 急危重症
# 实战案例与决策指南

主　编　〔美〕莉莲·梁·埃姆莱特

主　译　张军伟　王金荣　梁　艳　单可记

天 津 出 版 传 媒 集 团

天津科技翻译出版有限公司

著作权合同登记号:图字:02-2025-028

图书在版编目(CIP)数据

急危重症实战案例与决策指南 / (美) 莉莲·梁·埃姆莱特 (Lillian Liang Emlet) 主编 ; 张军伟等主译. 天津 : 天津科技翻译出版有限公司, 2025. 8. -- ISBN 978-7-5433-4784-7

Ⅰ. R459.7-62

中国国家版本馆CIP数据核字第2025YN4273号



授权单位: Oxford University Press
出　　版: 天津科技翻译出版有限公司
出 版 人: 方　艳
地　　址: 天津市和平区西康路35号
邮政编码: 300051
电　　话: (022)87894896(发行科) (022)87895660(营销部)
网　　址: www.tsttpc.com
印　　刷: 天津新华印务有限公司
经　　销: 新华书店
版本记录: 710mm×1000mm　16开本　16.75印张　300千字
2025年8月第1版　2025年8月第1次印刷
定价: 98.00元

(如发现印装问题,可与出版社调换)

# 译者名单


**主　译**　张军伟　王金荣　梁　艳　单可记

**副主译**　刘　岗　梁宇鹏　王　博　章文豪
闫伟敏　王印华　胡才宝　王　征

**译校者**　（按姓氏汉语拼音排序）

边毓尧　河北中石油中心医院
柴海霞　华北理工大学附属医院
陈　娇　南京医科大学附属逸夫医院
程　抗　浙江中医药大学附属杭州市中医院
程梦诗　浙江中医药大学附属杭州市中医院
邓　彪　常德市第一中医医院
高魏娜　通用医疗363医院
顾晓峰　中国人民解放军海军第九七一医院
郭炜妍　华北理工大学附属医院
胡才宝　浙江大学医学院附属浙江医院
贾庆东　浙江中医药大学第二临床医学院
蒋　杰　重庆医科大学附属第三医院
金春华　绍兴市人民医院
康　德　福建医科大学附属漳州市医院
李　乐　抚州市第一人民医院
李星红　河北省中医院
李远青　中国人民解放军火箭军特色医学中心

梁　艳　　浙江省苍南县人民医院
梁宇鹏　　三门峡市中心医院
刘　岗　　江苏苏州工业园区某医院
刘春广　　天津医科大学附属宝坻医院
潘彩飞　　华北理工大学附属医院
单可记　　昆明医科大学第一附属医院
唐明贵　　华北理工大学附属医院
王　博　　中国人民解放军联勤保障部队第九〇三医院
王　征　　北京大学国际医院
王金荣　　衡水市人民医院（哈励逊国际和平医院）
王印华　　华北理工大学附属医院
吴燕妮　　东莞东华医院
轩兴伟　　华北理工大学附属医院
闫伟敏　　中国人民解放军联勤保障部队第九八〇医院
杨　梅　　重庆医药高等专科学校附属第一医院
曾晶晶　　深圳市第二人民医院
张军伟　　通用医疗363医院
张丽欣　　定州市人民医院
章文豪　　南京市第一医院
赵　鹏　　河北中石油中心医院

# 编者名单

**David L. Allison, RRT, RRT–ACCS**
Coordinator, Respiratory Therapy
Hartford Hospital
Hartford, CT, USA

**Charles M. Andrews, MD, FACEP**
Associate Professor Departments of Emergency Medicine, Neurology, and Neurosurgery
Medical University of South Carolina
Charleston, SC, USA

**Katrina Augustin, MD, BSN**
Critical Care Fellow
Department of Anesthesiology, Division of Critical Care Medicine
Emory University
Atlanta, GA, USA

**Jennifer Axelband, DO, FCCM, FACOEP**
Clinical Associate Professor (Adjunct)
Lewis Katz School of Medicine at Temple University
Director Neurocritical Care
Department of Critical Care Medicine
Department of Emergency Medicine
St. Luke' s University Health Network
Bethlehem, PA, USA

**Ani Aydin, MD, FACEP**
Assistant Professor
Department of Emergency Medicine
Department of Surgery, Division of General Surgery, Trauma and Surgical Critical Care
Medical Director, SkyHealth and Adult Ground Critical Care
Transport
Associate Medical Director of EMS, Critical Care
Yale University School of
Medicine
New Haven, CT, USA

**Torben Becker, MD, PhD, RDMS, FAWM, FAEMS**
Associate Professor Department of Emergency Medicine
University of Florida Health
Gainesville, FL, USA

**Andrew J. Branting, MD**
Emergency Medicine–Critical
Care Medicine Fellow
Department of Internal
Medicine
Division of Pulmonary, Critical Care & Sleep Medicine
UC Davis Health System
Sacramento, CA, USA

**John Bruno, MD**
Neurocritical Care Fellow
Department of Anesthesia
Department of Emergency Medicine
Shands Hospital at University of Florida
Gainesville, FL, USA

**Michael Bux, MD**
Department of Emergency Medicine
University of Pittsburgh Medical Center
Pittsburgh, PA, USA

**Wan–Tsu Wendy Chang, MD**
Departments of Emergency Medicine and Neurology
Program in Trauma
University of Maryland School of Medicine
Baltimore, MD, USA

**Susan Cheng, MD, MPH**
Clinical Associate Professor of Emergency Medicine and Critical Care Medicine
NYU Grossman School of Medicine
NYU Langone Health
Brooklyn, NY, USA

**Paul Crawford, MD**
Clinical Instructor Department of Emergency Medicine
University of Arizona College of Medicine
Tucson, AZ, USA

**Cassidy Dahn, MD**
Clinical Assistant Professor
Department of Emergency Medicine and Critical Care
NYU Langone Medical Center
NYC Health and Hospitals
Bellevue Hospital
New York, NY, USA

**James Dargin, MD, FCCM, FCCP**
Assistant Clinical Professor of Medicine
Tufts University School of
Medicine
Director, Medical Intensive Care Unit
Lahey Hospital & Medical Center
Burlington, MA, USA

**Sagar B. Dave, DO**
Assistant Professor
Department of Emergency Medicine
Department of Anesthesiology,
Division of Critical Care
Medicine
Emory School of Medicine
Atlanta, GA, USA

**Taylor M. Douglas, MD**
Critical Care Medicine Fellow
Department of Medicine–
Division of Pulmonary and
Critical Care
University of Maryland School
of Medicine
Baltimore, MD, USA

**Jessica Downing, MD**
Emergency Medicine–Surgical Critical Care Fellow
Program in Trauma/ Surgical Critical Care
R Adams Cowley Shock Trauma Center
University of Maryland Medical Center
Baltimore, MD, USA

**Marie-Carmelle Elie, MD, FACEP, FAAEM**
Endowed Professor and Chair
Department of Emergency Medicine
University of Alabama at
Birmingham Heersink School
of Medicine
Birmingham, AL, USA

**Timothy J. Ellender, MD**
Associate Professor of Clinical Emergency Medicine
Department of Emergency Medicine
Indiana University
Indianapolis, IN, USA

**Christopher I. Eppich, DO**
Utah Valley Emergency Physicians
Medical Director, Provo Fire & Rescue
Affiliated Physician
Intermountain Health, Utah Valley Hospital
Provo, UT, USA

**Roderick W. Fontenette, MD, MHCM, CPE, Lt Col(ret), USAF, MC, FS, FACEP, FCCM**
Emergency Medicine and Critical Care Medicine
Assistant Professor, Uniformed Services University
Volunteer Associate Professor, UC Davis Department of Emergency Medicine

**Jessica Fozard, DO**
Emergency Medicine/Critical Care Medicine
WellSpan Health
York, PA, USA

**Samuel Garcia, MD**
Emergency Medicine Resident Physician
Department of Emergency
Medicine
Mayo Clinic
Rochester, MN, USA

**Jeremiah Garrison, MD**
Clinical Instructor
Department of Emergency Medicine

Department of Internal
Medicine
Division of Pulmonary, Allergy, Critical Care and Sleep
University of Arizona
Tucson, AZ, USA

**Alexandra June Gordon, MD**
Clinical Assistant Professor
Department of Emergency Medicine
Stanford University
Palo Alto, CA, USA

**John C. Greenwood, MD**
Assistant Professor
Department of Anesthesiology
Department of Emergency Medicine
University of Pennsylvania
Philadelphia, PA, USA

**Daniel Haase, MD, FCCM, RDMS, RDCS**
Medical Director, Critical Care Resuscitation Unit (CCRU)
Program Director, EM–SCC and ECLS Fellowships
Associate Professor, Departments of Emergency Medicine and Surgery
Program in Trauma/ Surgical Critical Care
R Adams Cowley Shock Trauma Center
University of Maryland School of Medicine
Baltimore, MD, USA

**Zachary J. Hernandez, MD**
Faculty
Department of Emergency Medicine
Department of Medicine
Division of Pulmonary, Allergy, Critical Care and Sleep
University of Arizona College of Medicine
Tucson, AZ, USA

**Daniel Holt, MD**
Faculty
Department of Critical Care Medicine
Virginia Mason Franciscan Health
Silverdale, WA, USA

**Cameron Hypes MD, MPH**
Assistant Professor
Department of Emergency Medicine
Department of Internal Medicine,
Division of Pulmonary, Allergy, Critical Care and Sleep
University of Arizona College of Medicine
Tucson, AZ, USA

**Ashika Jain, MD, RDMS, FACEP, FAAEM**
Associate Professor
Department of Emergency Medicine
Trauma Critical Care
Emergency Ultrasound
NYU Langone Medical Center
NYC Health & Hospitals
Bellevue Hospital
New York, NY, USA

**Meaghan Keville, MD**
Emergency Medicine– Surgical Critical Care Fellow
Program in Trauma/ Surgical Critical Care
R Adams Cowley Shock Trauma Center
University of Maryland Medical Center
Baltimore, MD, USA

**Josh Krieger, MD**
Faculty
UCHealth Memorial Hospital
Colorado Springs, CO, USA

**Skyler Lentz, MD**
Assistant Professor
Department of Emergency Medicine and Medicine
Larner College of Medicine at the University of Vermont
Burlington, VT, USA

**Fraser Mackay, MD**
Faculty
Division of Pulmonary and Critical Care Medicine
Beth Israel Lahey Health
Lahey Medical Center
Burlington, MA, USA

**Evie Marcolini, MD, FACEP, FCCM**
Associate Professor of Emergency Medicine and Neurology
Vice Chair of Faculty Affairs, Department of Emergency Medicine
Geisel School of Medicine at Dartmouth
Hanover, NH, USA

**Kusum S. Mathews, MD, MPH, MSCR**
Clinical Research Physician
Chiesi USA, Inc.
Cary, NC, USA

**Ashley Miller, MD**
Assistant Professor of Critical Care Medicine
Montefiore Medical Center
Bronx, NY, USA

**Tim Montrief, MD, MPH**
Assistant Professor
Department of Surgery
Department of Emergency Medicine
University of Miami Miller School of Medicine
Miami, FL, USA

**Jarrod M. Mosier, MD, FCCM**
Associate Professor
Department of Emergency Medicine
Department of Medicine
Division of Pulmonary, Allergy, Critical Care and Sleep
University of Arizona College of Medicine
Tucson, AZ, USA

**Shyam Murali, MD**
Fellow
Division of Traumatology, Surgical Critical Care, and Emergency Surgery
Perelman School of Medicine
University of Pennsylvania
Philadelphia, PA, USA

**Matthew T. Niehaus, DO**
Faculty
Department of Emergency Medicine
University Hospitals Case Western Reserve University
Cleveland, OH, USA

**Joseph Nobile, MD**
Intensivist
Pulmonary and Critical Care Consultants
Miami Valley Hospital
Dayton, OH, USA

**Clark G. Owyang, MD**
Assistant Professor
Division of Pulmonary and Critical Care Medicine
New York- Presbyterian Hospital Weill Cornell Medical Center
New York, NY, USA

**Andrew W. Phillips, MD, MEd**
Director of ECMO
Associate Medical Director of ICUs
DHR Health
Edinburg, TX, USA

**April Jessica Pinto, MD**
Faculty
Department of Emergency Medicine
University of Florida
Associate Medical Director
Haven Hospice
Gainesville, FL, USA

**Mark M. Ramzy, DO, EMT- P**
Clinical Assistant Professor of Emergency Medicine
Core Faculty and Critical Care Intensivist
Rutgers New Jersey Medical School
Newark, NJ, USA

**Daniel J. Rowan, DO**
Director of Education / Clinical Affairs, Adult ECMO Program
Advocate Lutheran General Hospital
Division of Critical Care
Department of Internal Medicine
Park Ridge, IL, USA

**Krystle Shafer, MD**
Faculty
Department of Emergency Medicine
Department of Critical Care Medicine
WellSpan York Hospital
York, PA, USA

**Jesse Shriki, DO, MS, FACEP**
Associate Professor
Department of Medicine and Critical Care
The University of Arizona
Banner University Medical
Center
Phoenix, AZ, USA

# 中文版前言

拿到这本译稿时，窗外的梧桐正落着去年的初雪。指尖划过那些带着体温的病历记录，ICU里此起彼伏的监护仪蜂鸣声忽然在耳边清晰起来——20年前那个冬夜，我第一次作为住院医师参与抢救急性肺栓塞患者，带教老师手把手教我调整溶栓剂量的场景，竟与书中某个病例的抢救细节重叠得严丝合缝。这或许就是医学传承最动人的模样，而我们很荣幸成为了这套珍贵临床经验跨越大洋的摆渡人。

翻译过程远非简单的语言转换。因为临床决策从来不是冰冷的指南照搬，而是无数个"感同身受"堆砌起的生命防线。为了确保专业术语的精准，我们组织了急诊、ICU、心内、麻醉等多科室专家为成员的翻译组，经过无数次的翻译、校对以及讨论，最终成稿，所以此书的翻译成稿凝聚了各位译者的心血。

书中收录的36个病例，涵盖了急危重症众多领域。特别值得关注的是那些"不完美病例"，团队详细复盘了失误节点。这种直面遗憾的勇气，恰恰是临床思维培养中最稀缺的教材。希望能让读者在对照中找到更贴合本土的救治思路。

常有人问，在AI辅助诊断越来越精准的时代，为何还要反复研读病例？作为在重症一线摸爬滚打了20年的医生，我想说：机器能计算出最佳给药剂量，却捕捉不到患者临终前指尖的轻轻颤动；指南能给出标准化诊疗流程，却无法教会医生如何在凌晨三点的病房里，用一杯温热的米汤叩开昏迷患者家属紧闭的心门。这些藏在病例字里行间的温度，才是支撑我们在长夜中坚守的星光。

感谢原著作者团队毫无保留的分享，感谢每一位参与翻译、校对的同仁在深夜里的字斟句酌，更要感谢即将翻开这本书的你——无论你是刚穿上白大褂的规培医生，还是已经在ICU值过上百个夜班的资深专家，希望这些凝结着全球医者智慧的病例，能在某个紧急时刻成为你手中的火把，照亮生命转折的关键路口。

医学的魅力，永远在于面对每个“这一个”时的全情投入。愿我们始终敬畏生命的复杂，保持求知的谦卑，让每一次翻开病历的沙沙声，都化作守护生命的战鼓鸣响。

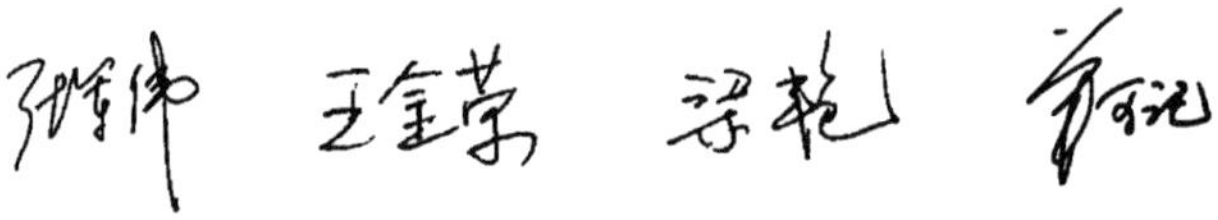

# 目 录

# 第1部分

## 气道

# 第1章　我无法呼吸：困难气管插管

Tim Montrief

患者，男，64岁，病态肥胖，因发热、呼吸急促至急诊科（ED）就诊。既往病史：阻塞性睡眠呼吸暂停和喉癌（原计划于两周内行手术切除）。初步评估，发现患者声音嘶哑并且右侧颈部轻微肿胀。生命体征：心率125次/分，呼吸频率38次/分，体温39°C，经皮血氧饱和度（$SpO_2$）95%，血压80/40mmHg（1mmHg≈0.133kPa）。显然，这是一例严重脓毒症患者，尽管给予了适当的复苏，但患者的病情仍在继续恶化，可能需要气管插管。此时，尚不知患者喉部和上呼吸道的解剖结构的具体情况，以及这些因素会如何影响气道管理。

## 现在该怎么办？

困难气道的管理仍是急诊科医师经常遇到的高风险操作[1]。操作者务必全面掌握气道管理操作，熟知困难气道的解剖结构和环境预测因素，并能熟练处理困难气道相关因素。做好准备、制订好计划、熟悉正常的解剖位置和插管技术，以上这些因素都是确保成功处理具有挑战性情况的必要条件。

清醒状态下经纤维支气管镜气管插管（AFOI，中文简称“清醒纤维支气管镜插管”）是急诊科里的一项重要操作技能，但临床上尚未充分应用该技术[2]。最近一项多中心登记（NEAR Ⅲ）数据显示，大约1%的急诊医生在气管插管时将AFOI作为首选插管技术或挽救性备选插管技术[3,4]。当将AFOI作为首选时，首次插管成功率仅为51%，整体插管成功率为74%。同样，当将AFOI作为备选挽救性气管插管技术时，插管成功率为71%。相比之下，一项Meta分析报告显示，对预计困难气道者实施麻醉AFOI，其总体成功率为99.4%，无死亡病例，严重不良事件发生率仅为0.34%[5]。

## 患者选择

AFOI的主要优势是在不影响患者血流动力学、呼吸驱动或意识水平的情况下，临床医生能够全面观察到咽后部、喉部、声门上和声门下结构[2]。这对于急性、不断加重的或非对称性上呼吸道病变的患者至关重要，因为意识水平下降可能导致气道保护能力的丧失[6]。若已经明确或者怀疑患者接受复苏球囊面罩通气或气管插管有困难，而患者自身又能够维持气道反射和呼吸驱动时，则可选择AFOI[2,7]（表1.1）。此外，AFOI也可用于处理可预见的生理性困难气道[8]。对于已经出现某种程度呼吸困难或心血管不稳定的患者，可能无法耐受快速诱导气管插管对呼吸驱动和血流动力学的影响，因此，如果时间允许，应进行充分的插管前准备，在这些病例中保持清醒气管插管可能是较好的选择[1]。

当选择AFOI作为气道管理策略时，应保证有足够的时间准备和执行操作，时间至少需要10~15min。因此，如果患者有任何紧急气管插管的指征，就不应该考虑AFOI。AFOI的相对禁忌证：难以纠正的低氧血症、患者无气道保护能力、烦躁或无法配合操作、活动性气道出血、咯血或呕血、持续性呕吐、

表1.1 困难气管插管和困难复苏球囊面罩通气的预测因素

| 困难气管插管 | 困难复苏球囊面罩通气 |
|---|---|
| 气管插管困难史 | 困难复苏球囊面罩通气史 |
| BMI≥30kg/m² | BMI≥30kg/m² |
| 血管性水肿 | 牙齿缺失 |
| 头颈部肿瘤病史 | 年龄>55岁 |
| 颈椎活动度不良或颈椎受伤 | 胡须较多或面部毛发多（例如，络腮胡） |
| 小口裂 | 有阻塞性睡眠呼吸暂停病史 |
| 困难气道麻醉分级：Mallampati≥Ⅲ | 困难气道麻醉分级：Mallampati≥Ⅲ |
| 下颌短缩（小颌畸形或后颌畸形）（俗称："鸟嘴"征） | 下颌突出（俗称"地包天"） |
| 感染 | |
| • 牙龈脓肿 | |
| • 舌下脓肿 | |
| • 会厌炎 | |
| • 急性喉炎 | |
| 颈椎活动度不良或颈椎受伤 | |
| • 类风湿性关节炎 | |
| • 强直性脊柱炎 | |
| • 寰枢关节不稳定 | |
| 医源性因素 | |
| • 颈部或气道放射治疗 | |
| • 颈部或气道的外科手术 | |
| 创伤 | |
| • 不稳定的颈椎骨折 | |
| • 面部或下颌骨骨折 | |
| • 上呼吸道或气管水肿 | |
| • 气道灼伤或吸入性烧伤 | |
| 先天性异常 | |
| • Pierre-Robin综合征 | |
| • Treacher Collins综合征 | |
| • Klippel-Feil综合征 | |
| • Goldenhar综合征 | |
| • Turner综合征 | |
| • 黏多糖病（MPS） | |
| • 囊性水瘤 | |
| • 血管瘤 | |

BMI，身体质量指数。

局部麻醉药物过敏和血流动力学不稳定[2,9]。由于实施表面麻醉——以及气道反射减弱——可能致使气道通畅性丧失，因此，对喘鸣患者实施AFOI仍有争议，但专家们已对特定的患者成功实施了该插管方法[2,10]。请注意，需要给氧气并不是AFOI的禁忌证[7,11]。

临床医生必须对操作过程中任何潜在的血流动力学、呼吸驱动、氧合或气道通畅情况的恶化做出相应的计划[1]。如果可能的话，应该请最有经验的气道操作专家提供帮助，并且务必考虑紧急颈前通路开放的潜在需求[7]。对一个团队来说，冷静、清晰的沟通和制订有序的气道计划，对于困难气道的管理非常重要。

## 气道表面麻醉

AFOI的准备工作主要体现在实现气道干燥和最佳气道麻醉[2,7]。抗唾液剂——最常用的是格隆溴铵（一种季铵类抗胆碱药物，英文名：Glycopyrrolate，国内商品名：胃长宁，别名：甘罗酸酯，0.2~0.4mg，静脉注射），能够减少分泌物，促进局麻药的吸收，并改善插管条件[7]。另一种替代药物是阿托品（0.4~0.6mg，静脉注射）[9]。两种药品均可用于AFOI操作中，最好在操作开始前15~30min给药[2]。抗唾液分泌，尤其是抗毒蕈碱药物（M样作用），如阿托品，可能带来副作用，最明显的是心动过速，这可能增加患者的焦虑，使插管更加困难[9]。推荐使用羟甲唑啉（一种α-受体激动剂）或去氧肾上腺素收缩鼻腔血管，已证明这两种药物可以减少鼻咽入路期间的鼻出血[7]。昂丹司琼也可能有助于减少呕吐反射[12]。

AFOI的成功取决于局部麻醉药是否有效地输送到气道[13,14]。若在未充分局部麻醉的情况下就尝试操作，刺激咽后壁和喉部，患者会感到极为不适，从而导致AFOI期间的不安全[2]。对于AFOI，更倾向于使用利多卡因或丁卡因等短效麻醉药，而不是布比卡因等长效药[7]。急诊医生对苯佐卡因喷雾可能更熟悉，但应避免使用该药物，因为容易使患者摄入过量的苯佐卡因并导致高铁血红蛋白症[15,16]。低浓度的利多卡因（1%~2%）与高浓度的利多卡因同样有效，但前者的优势是可以在出现毒性之前给予较大容积（通常是毫升）[7,17-19]。

利多卡因局部给药的最大剂量为9mg/kg（瘦体重），尽管在大多数情况下很少达到这一剂量[7]。在应用局部麻醉药之前，记得要先吸出口腔内分泌物，然后用纱布擦干，这样做有助于增加局麻药物的吸收并减少利多卡因的总剂量。

局部麻醉有多种给药方法，包括黏膜雾化、纤维镜下喷雾（边进边喷雾）、雾化、软膏，以及经气管注射[7]。利多卡因雾化是一种预处理技术，通过较大的液滴对鼻咽、口咽和喉部间隙进行麻醉，但各部位对利多卡因的吸收情况不一[7]。一种更好的方法是在插管路径的每个区域依次进行局部麻醉。首先让患者用1%利多卡因4mL（共40mg）漱口，持续1~2min，为整个口咽和声门上结构提供集中麻醉[2,20]。然后，将4%~5%利多卡因药膏（约5mL）涂抹于舌根处，给予额外麻醉[2]。患者应将此药膏敷在舌根处几分钟，之后即可吞咽。最后，通过黏膜雾化器将1%利多卡因5~10mL向里喷入。当雾化器进入咽后部时，操作者应开始喷洒利多卡因（1%~2%），从悬雍垂和软腭开始，然后是声门上和喉部的更深层结构，直至到达声带[2,21]。

经鼻AFOI依赖于局部麻醉之前的血管收缩[2]。最佳的方法是首先将0.05%的羟甲唑啉溶液滴入较大一侧的鼻孔，之后将棉签浸入2%~4%利多卡因凝胶，放置在此鼻后孔进行局部麻醉[2]。另一个方法是将涂有利多卡因凝胶的喇叭状鼻塞放入一侧鼻孔，这样既能提供局部麻醉又能扩张鼻腔通道[2]。

## 镇静

虽然AFOI只需局部麻醉就可以完成，但有些患者需要一定程度的镇静，以减轻患者的焦虑和不适，从而有利于操作的进行[7,22]。然而，镇静不能完全替代口腔气道局部麻醉[7]。镇静（尤其是过度镇静）会增加呼吸抑制、气道通畅性丧失、缺氧、血流动力学不稳定和误吸的风险[7,22]。当使用镇静时，临床医生应尽量使用单一药物，并准备好替代性气道管理方案，以防患者出现呼吸暂停、血流动力学崩溃或顽固性缺氧[7]。

在镇静辅助下进行AFOI时，理想的镇静药物应具有起效快、半衰期短，对呼吸驱动力和血流动力学影响较小的特点[2]。具备上述特征的药物主要有

3种，分别为氯胺酮、咪达唑仑和右美托咪定。丙泊酚是急诊科常用的一种镇静药，但与其他药物相比，该药引起过度镇静、呼吸抑制和血流动力学崩溃的风险更高[22,23]。因此，不推荐在AFOI期间使用丙泊酚[7]。

氯胺酮，许多急诊医生都熟知的一种药物，常用于快速诱导气管插管、延迟诱导气管插管和中度镇静[24,25]。作为一种分离性麻醉药，氯胺酮具有以下几个独特之处，使其成为AFOI的一个有吸引力的选择，包括保持心肺张力（译者注：相较于其他镇静药，呼吸抑制、血流动力学崩溃不明显）和快速起效[25]。氯胺酮可以缓慢推注（0.5~1mg/kg，静脉注射30~60s）或小剂量给药（每2min 20mg），直至达到所需镇静水平[2]。氯胺酮的副作用是增加口腔和气道分泌物，这些副作用可以通过格隆溴铵进行拮抗[2]。当静脉“推注”氯胺酮时，可能引起短暂但非预期的呼吸暂停期，但通常是自限性的[26]。

咪达唑仑，一种苯二氮䓬类药物，在AFOI期间抗焦虑作用最强[2,22]。在充分表面麻醉的情况下，静脉注射小剂量（0.5~2mg）咪达唑仑即可减轻患者的焦虑，同时有助于促进患者的配合[2]。另外，它还具有一定的止吐作用，这在AFOI期间是有帮助的[2]。使用该药物的优势在于其简单易用、医生们熟悉，以及可预测的量-效模式。但咪达唑仑没有镇痛作用，研究显示，尽管给予了大剂量的咪达唑仑，仍有相当一部分接受AFOI的患者会出现咳嗽或呼吸受累的症状[22, 27]。间歇性推注咪达唑仑可能导致过度镇静的风险[22]。

右美托咪定用于AFOI操作中，出现过度镇静和气道通畅性丧失的风险较低[22]。右美托咪定是一种$\alpha_2$-肾上腺素受体激动剂，它可以在不影响患者呼吸驱动力的情况下产生深度镇静[22]。如果患者出现呼吸抑制，通常是因为剂量过大所致[22]。右美托咪定还能在整个操作过程中使患者保持清醒合作，同时还能产生顺行性遗忘[22]。另外，右美托咪定也可能具有轻微的镇痛和减少分泌物的作用[28]。在起始用药时，通常是10~20min内给予右美托咪定1μg/kg的负荷剂量，继而以0.3~1.2μg/（kg・h）的速度持续输注[22]。这种给药方案有助于避免药物的主要副作用，即心动过缓和低血压[22,29]。尽管右美托咪定具有一定的优点，但目前尚没有高水平的证据表明其在AFOI方面优于氯胺酮或咪达唑仑[9]。用于AFOI的药物总结见框1.1。

## AFOI的操作手法与技巧

首先，应向患者充分解释该操作，因为患者的配合和提供反馈的能力是操作成功的关键。通常让患者处于直立坐姿，床头抬高45°~90°，面向操作者。或者，也可以让患者处于半卧位（床头抬高30°~45°），操作者位于床头，只要体位不会加重梗阻即可。

可弯曲支气管镜有以下几个优点，使其成为AFOI的理想选择，最显著的优点是它能够轻松通过鼻孔，并能够在多个扭曲的解剖结构之间移动[2,6]。与传统的硬质喉镜（例如，视频喉镜或直接喉镜）相比，AFOI提供了更好的声门入口视野，尽管该操作比较费时[30]。与经口气管插管相比，AFOI的经鼻方法自然地将支气管镜与声门开口对齐，有助于气管导管的顺利通过和提高气管插管的成功率[2,31]。

**框1.1　清醒纤维支气管镜插管(AFOI)中的用药**

**抑制口腔分泌物，并有利于局部麻醉的药物：**

- 格隆溴铵0.2~0.4mg静脉注射

或

- 阿托品0.4~0.6mg静脉注射

**黏膜血管收缩药：**

- 0.05%羟甲唑啉溶液

或

- 0.25%去氧肾上腺素溶液

**口腔表面麻醉药：**

- 4ml 1%利多卡因(40mg)含漱液

和

- 5ml 4%~5%利多卡因(200~250mg)软膏，至舌根

和

- 5~10ml 1%利多卡因(50~100mg)通过雾化器，至后咽和声门上

（待续）

框1.1（续）

**鼻腔表面麻醉药：**

- 5ml 2%~4%利多卡因凝胶（200~250mg）涂在棉签上或喇叭状鼻塞上

**镇静剂（如果需要时）：**

- 每2min静脉推注氯胺酮20mg，直至达到所需的镇静效果

或

- 咪达唑仑0.5~2mg内静脉推注，必要时

或

- 右美托咪定1μg/kg，10~20min内静脉推注，继而以0.3~1.2g/（kg·h）的速度持续输注

将气管导管套在支气管镜上向前推进——也就是说，将纤维支气管镜穿过气管导管腔，以便在纤维支气管镜成功进入到气管隆嵴后，再将气管导管顺着纤维支气管镜向气管内推送。在支气管镜检查中，最好是减少支气管镜柔性部分的弯曲次数，因为“S形”会妨碍气管插管在镜子上的平滑推送。

在实施经口气管插管时，最好使用开口器（如Burman气道、Ovassapian气道）以保护纤维支气管镜。如果麻醉不充分，患者会反射性地咬住纤维支气管镜，开口器有助于将支气管镜推进到咽喉入口[2]。将镜子通过开口器向前推进，经过舌面到达口咽后部，然后向下弯曲，以观察声门开口并向继续推进。支气管镜穿过声门后，并继续向前推进到上方2cm处，固定支气管镜，并将气管内导管沿着支气管镜推进气管内，同时确认气管导管的位置是否正确。请注意，在将支气管镜穿过声门之前，通过支气管镜给药通道喷洒利多卡因对声带进行局部麻醉，以及在推进气管导管之前对隆突进行局部麻醉，这些操作都是非常有必要的[1]。

如果采用经鼻气管插管，在插入支气管镜时应该选择口径较大、通畅性较好的那一侧鼻孔，然后平行于鼻腔底部向前推进[2]。在顺利通过鼻孔后，会遇到咽后壁，支气管镜应该向下弯曲，然后通过声门向前推进，此时类似于经口咽入路[2,9]。有专用的经鼻气管插管导管适合这一操作（Parker Flex-Tip™），

但也可以选择常用的气管插管导管。所选用的气管导管内径大小必须适中，既可使其套在支气管镜上，又可使其顺利通过鼻腔，同时还要具有足够的长度。一般而言，气管导管的规格（导管内径）为7.0~7.5mm是可以接受的[6]。

如果预计是困难气道，但患者尚有充足的氧合和良好的精神状态，首选AFOI（清醒纤维支气管镜插管）。无论用或不用轻度镇静策略，早期准备是关键，重点是使用格隆溴铵以减少气道分泌物，使用血管收缩药物使鼻腔黏膜血管收缩，以及在整个上呼吸道充分使用利多卡因进行局部麻醉。至于选择经口还是经鼻气管插管，主要取决于以下几个方面：患者的气道解剖结构、临床医生的经验，以及科室可用的设备和其他资源。

## 要点总结

- 在AFOI失败时，为患者通气和气道控制准备备用计划，包括将可视纤维支气管镜技术与传统的气道操作结合起来。
- AFOI的准备工作主要体现在实现气道干燥和最佳气道麻醉。在用1%利多卡因局部麻醉之前至少提前15min静脉注射格隆溴铵0.2~0.4mg。
- AFOI可仅通过局部麻醉成功；并不一定总是需要镇静。
- 在镇静辅助下进行AFOI时，临床医生应该选择起效快、半衰期短、能维持呼吸驱动并且对血流动力学影响较小的药物：如氯胺酮、咪达唑仑和右美托咪定。
- 与经口入路相比，经鼻入路的AFOI自然地将支气管镜对准声门开口，有助于气管导管顺利通过和提高气管插管的成功率。

（单可记 译 梁艳 校）

# 第2章　经颈部呼吸：气管切开后的急症处理

Paul Crawford，Cameron Hypes

患者，男，38岁，因气管切开处出血从康复医院转到急诊科，其最重要的一项病史是近期遭遇摩托车事故，颅脑严重创伤，刚刚出院。住院期间病情复杂，机械通气脱机困难、吞咽困难、反复误吸，接受了气管切开术和胃造瘘术。今天是气管切开术后1.5周，他已经脱离呼吸机，但气管切开处有出血。入急诊科时心率98次/分，呼吸频率36次/分，血压127/83mmHg，呼吸室内空气下$SpO_2$ 96%，各肺野呼吸音清晰，心率正常、节律规整，气管切开处外部检查无活动性出血。

## 现在该怎么办？

伴随着人口老龄化，加之气管切开患者数量的增加，越来越需要急诊医生了解气管切开后急性并发症的表现和管理。当预期机械通气时间延长、手术或病理性气道不连续、上气道梗阻时，通常会进行气管切开术，其相关并发症的总体发生率相当高（40%～50%），30天再入院率接近25%。虽然多数是轻微并发症，但近1%的气管切开术会出现灾难性并发症，其相关死亡率达50%[1]。

气管切开术主要有两种方法：在手术室进行的开放性气管切开术，或在ICU床旁进行的经皮扩张气管切开术。气管切开常定位于第2～5气管环之间，理想位置是第2～3气管环之间。若气管切开位置偏低，会增加并发症发生率。甲状腺左、右两叶位于气管两侧，由甲状腺峡部连接，峡部跨越第2～3气管环表面。甲状腺静脉一般位于中线位置，沿着甲状腺峡部向下走行。无名动脉或头臂干是主动脉的第一个重要分支，分出锁骨下动脉和右颈动脉。无名动脉通常穿行于第9气管环前方，但其移行范围在第6～13气管环之间[2]。需要注意的是，有些气管切开的患者还接受过喉切除术，因此，不具备再次经口气管插管的途径。初次接诊的关键，需要确定喉切除术病史。

气管切开术后急症可分为两大类——危急（emergent）并发症或紧急（urgent）并发症。危急并发症包括：出血、脱管和梗阻；紧急并发症包括：气管食管瘘、感染和狭窄。评估气管切开术后急症时，确定手术背景信息很重要，包括：气管切开的原因、留置时间、套管尺寸以及套管是否有气囊；另外，确定上气道是否连续（有无喉切除）以及能否实施经口通气也非常重要。

对于类似本例气管切开术后出血的患者，首先要关注出血时间。围术期出血通常在术后48h内发生，有自限性，处理措施包括纠正凝血功能障碍和局部使用止血药（Surgicel快速止血材料、凝血酶）。最致命的并发症是发生气管-无名动脉瘘（TIAF），75%的TIAF出血发生在术后3周内，也会随时发生，TIAF出血的死亡率>90%。高达50%的TIAF出血存在前哨出血或先兆出血，常表现为咯血或气管切开部位一过性出血，可能发生在大出血前24～48h[1]。发生TIAF的危险因素包括：低位气管切开、导管气囊压过高、无名动脉解剖位置高、气管切开感染，以及胸廓畸形（如脊柱侧弯）[2]。

气管切开部位出血的初始评估和治疗包括几个方面：开放粗静脉通路，准备大量液体复苏；所有出血都需要外科专家评估，鉴于高死亡风险，在证实其他出血原因之前，均应视为TIAF出血。如果没有活动性出血，则先从外部进行查体。如果切口有渗血，可尝试直接加压或使用局部止血剂（如硝酸银）来控制渗血。床旁应用纤维鼻咽喉镜或支气管镜检查气道黏膜，观察黏膜刺激反应和出血情况，辨别出血及咯血来源是气管还是下呼吸道[3]。

对于气管切开部位活动性出血或咯血，应按TIAF出血处理，除非证实是其他原因。首要问题是确定上气道与口咽部、口咽部与气管是否连续、通畅，因为窒息性死亡很常见。反复抽吸、引流气道内血液，保持气道通畅至关重要。接着，让气管切开导管气囊过度充气（图2.1），气囊可容纳高达50mL气体，能对TIAF进行加压、填塞止血，可解决约85%的暂时性出血问题[1]。如果没有气囊且无法立即止血，同时上气道连续完整，可实施经口气管插管。进行经口插管时，应将气管切开导管保持不动，直到气管插管成功穿过声门后再予拔除，然后使气管插管气囊过度充气，以填塞、压迫出血部位，完成止血。如果继续出血，则手动按压无名动脉，无名动脉位于气管前壁方向，将手指伸入切口，向胸骨柄方向用力按压止血（图2.2）。在进入手术室完成最终修复手术前，手指必须持续保持按压状态。

另外一类特殊人群是上气道不连续的患者，这些患者可能接受过喉切除术或喉-气管分离术。喉切除术通常缘于喉部恶性肿瘤或其他头颈部恶性肿瘤累及喉部。喉-气管分离术主要用于预防严重和顽固性误吸，尤其是存在明显运动障碍和智力残疾者，该人群不能经口通气，必须靠气管切开维持呼吸[4]。

TIAF出血需要在手术室处理。早期即给予适当的外科干预非常重要，时间就是生命。TIAF通常需要耳鼻喉科、口腔颌面外科或血管外科手术治疗，也可能与心胸外科联合行胸骨切开术和体外循环手术；有时也需要放射科医生协助，确定是否适合行介入栓塞治疗，但在很大程度上取决于患者的主动脉弓解剖结构和脑循环情况，并非所有医疗机构都具备这项技术，该技术有时用作无法手术修复TIAF的挽救措施[3]。

气管切开术越来越常见，并发症发生率高，每个急诊医生都需要警惕。

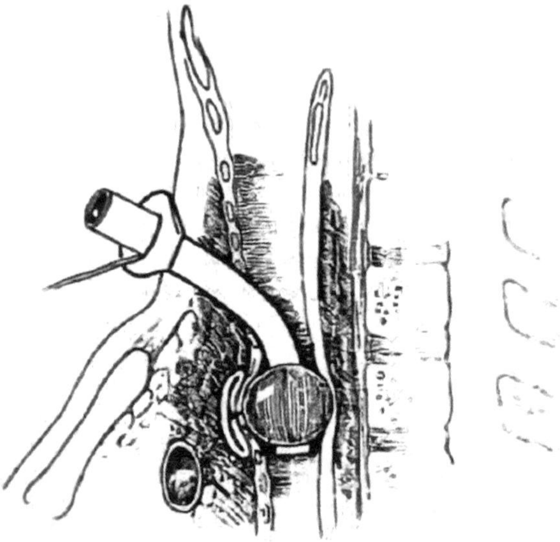

图2.1 气囊过度充气。（Reprinted from Chest Surgery Clinics of North America， 13/2， Allan JS & Wright CD， Tracheoinnominate fistula: diagnosis and management， 331-341， Copyright 2003， with permission from Elsevier.）

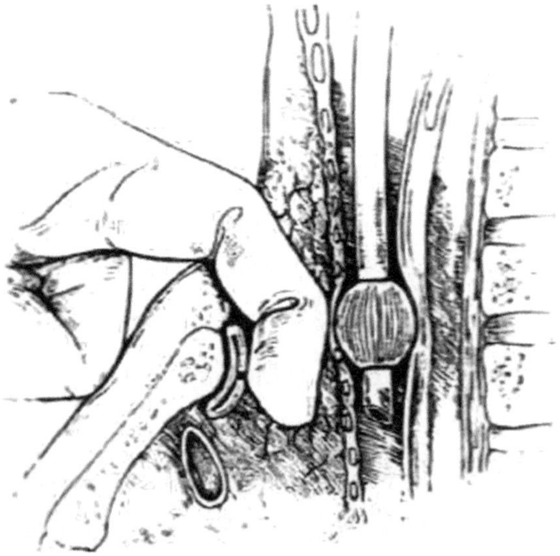

图2.2 手动按压瘘口。（Reprinted from Chest Surgery Clinics of North America， 13/2， Allan JS & Wright CD， Tracheoinnominate fistula: diagnosis and management， 331-341， Copyright 2003， with permission from Elsevier.）

TIAF出血是一种罕见并发症，死亡率极高。所有急诊医生都必须正确认识气管切开术后迟发性出血的潜在严重性，了解TIAF出血的紧急处理和复苏措施。

## 要点总结

- TIAF出血是气管切开术后一种罕见但致命性的并发症，死亡率>90%。
- 对于所有迟发性出血（气管切开术后>48h）都应仔细评估是否为TIAF，需要请外科专家参与评估。
- 对于TIAF出血，最初可借助气管切开导管气囊的过度充气来控制，或更换为经口气管插管后，再借助气囊过度充气来控制。
- 如果气囊过度充气仍无法控制出血，将手指伸入切口，向胸骨柄方向用力按压止血，随后前往手术室完成最终修复手术。
- 可在National Tracheostomy Safety Project中查询关于气管切开紧急情况处理的资料和流程[5]。

（https://www.tracheostomy.org.uk/storage/files/NTSP_GREEN_Tracheostomy_Algorithm.pdf）

（王金荣 张军伟 译　梁艳 校）

码上解锁
参考文献/
延伸阅读

# 第3章 来自下气道的挑战：声门下气道通路问题

Christopher I. Eppich， Jarrod M. Mosier

患者，女，63岁，因呼吸困难被救护车送至急诊科就诊。既往有高血压和心力衰竭（射血分数降低型）的病史。两年前，患者因流感导致急性呼吸窘迫综合征（ARDS）而入院，由于需要长时间机械通气而行气管切开术，后来顺利脱离呼吸机，并拔除了气管切开套管。查体发现，患者疲乏无力，一句话只能说一个字，自诉最近没有发热或咳嗽病史。体温正常，给予非重复气体吸入的面罩吸氧，氧流量15L/min，$SpO_2$ 94%，呼吸频率35次/分，心率111次/分，血压178/71mmHg。双肺听诊呼吸音对称、清晰，辅助呼吸肌运动正常，颈前部有一小块手术瘢痕。心脏听诊无杂音，无颈静脉怒张，双下肢无水肿。静脉血气分析显示pH 7.02，$pCO_2$ 95mmHg，$HCO_3^-$ 31mmol/L。急诊给予无创正压通气（NIPPV），但患者的酸中毒和精神状态仍在恶化。

**现在该怎么办?**

尽管患者接受了无创正压通气（NIPPV），但其精神状态和呼吸困难仍在恶化，因此，考虑进行气管插管，于是决定在急诊科给患者进行快速诱导气管插管。在可视喉镜下，患者声带暴露充分。然而，气管内导管（ETT）很难通过声门。操作医师尝试了多次插管均未能成功，在此过程中，患者因严重低氧血症而出现了短暂的心脏骤停（无脉电活动型），从而使插管过程变得更加复杂。最后，采用柔性导丝探条引导的方法进行插管，先经声门插入一根儿科气管插管用的柔性导丝探条，再将探条穿入气管插管内，在探条引导下插入一根5.0号的儿科ETT，从而给患者恢复了通气。无脉电活动方面，在进行一个周期的胸外按压和注射肾上腺素后，患者恢复了自主循环。随后收住ICU，采用儿科支气管镜予以气道评估，结果发现患者声门下气道严重狭窄（图3.1）。

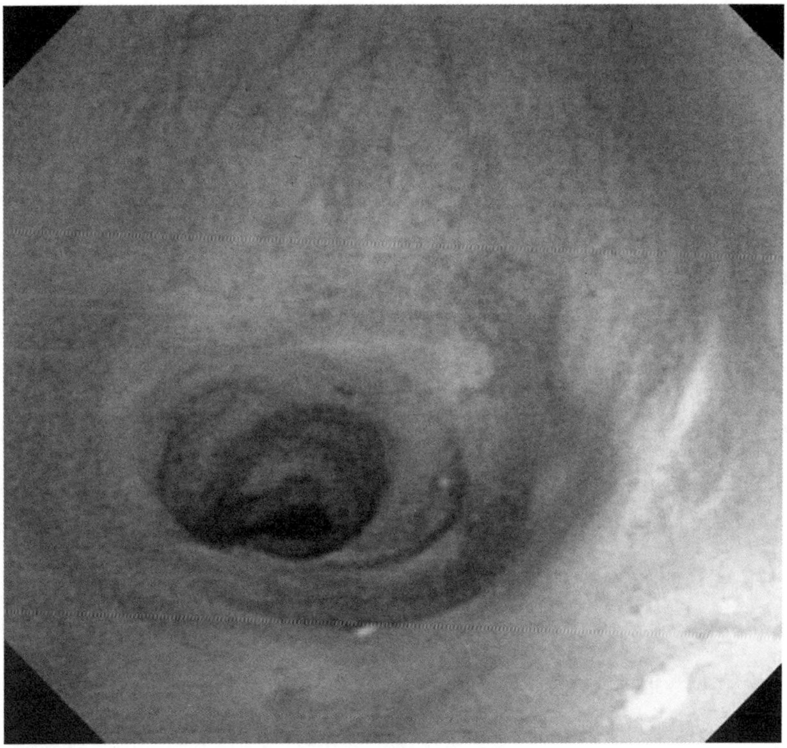

**图3.1**　支气管镜检查发现声门下气道狭窄。

对于因严重呼吸困难而急诊就诊的患者，首要的行动是识别病因并采用适当的呼吸支持，以维持患者的气体交换。通常包括进行气管插管，以便启动机械通气。在对患者进行心电监护、建立静脉通路和给氧的同时，还应对患者进行有针对性的评估。获取准确完整的病史也至关重要，应尽可能从患者、家属、朋友、院前医务人员和电子病历中获取这些信息。

对于该患者，我们应仔细检查气道，包括口咽、舌下间隙、扁桃体周围间隙和颈部，以评估是否存在上气道阻塞。该患者上气道检查结果正常。对胸部和颈部进行检查和触诊也很有帮助，以发现胸部是否有隆起、褶皱、肿胀、肿块或外伤痕迹。在该病例中，除了先前的气管切开手术瘢痕外，还发现了一些其他异常情况。肺部、颈部和心脏听诊未闻及哮鸣音、干啰音、湿啰音或喘鸣音。但患者呼吸急促，心动过速，心率规整。双下肢大小对称，无水肿。

胸部影像学检查可辅助体格检查，并缩小鉴别诊断的范围。胸部X线片和床边超声检查有助于快速评估和排除呼吸衰竭的其他病因，例如，肺炎、大量胸腔积液、肺栓塞、心包填塞、气胸和肺水肿。在该病例中，床旁胸部X线片检查确实发现了声门下气道狭窄。床旁心脏超声检查有助于快速评估左心和右心的功能，以及心包间隙是否有积液，但在本病例中，床旁心脏超声并未发现导致患者出现上述症状的明确病因。

在理想情况下，如果发现或怀疑声门下气道狭窄，应调动专业团队（例如，麻醉科、介入肺科、胸外科、耳鼻喉科）来支持。如有可能，应将这类患者送入手术室，若在尝试建立人工气道的过程中无法给患者插管或给氧，则可在手术室内快速进行手术干预。如果必须在急诊室内为患者气管插管，或者在快速诱导插管时意外发现患者存在气道狭窄，则应确保现场有合适且随时可用的插管耗材（例如，不同型号逐级递变摆放的气管内导管）和声门上气道耗材。为提高首次插管的成功率，应由插管经验最丰富的医师插管。插管困难时，为避免上气道水肿狭窄而造成气道完全阻塞，不应强行插管。本例中，无论从生理学还是解剖学角度，该患者都属于极端困难气道——气道梗阻。给患者麻醉下插管可能使气道管理操作者陷入“无法插管、无法通气/给氧”的困境，故快速诱导插管不安全。在清醒不抑制患者呼吸驱动的状态下，经可弯曲纤支镜引导插管，是对患者最安全的气道可视化和气管插管手段。

清醒下可弯曲纤支镜引导插管，在到达声门下水平之前，操作者还可以看到整个气道，并确保气管插管准确通过声门，还能使患者麻醉前可以得到适当的通气。首先，应使用利多卡因雾化吸入和（或）局部使用利多卡因软膏或水凝胶对气道进行麻醉。格隆溴铵和阿托品可作为对抗唾液分泌的药物，有助于减少口腔和气道分泌物，从而改善视野并提高首次插管就能成功通过声门的可能性。最后，使用氯胺酮、右美托咪定、瑞芬太尼或咪达唑仑等药物，可达到浅至中度镇静水平，将呼吸抑制降到最低程度，并使操作者能够在患者被麻醉前依然观察到ETT的通过情况。将ETT或气道交换导管（如Aintree导管）预先套在纤支镜上，然后将纤支镜导入口咽部。咬合垫或插管式口腔通气道的使用也有助于保持口腔张开，防止患者咬合损坏纤支镜。一旦纤支镜通过声门，就可以把ETT导入滑进患者气管内，同时撤出纤支镜。只有经过呼气末二氧化碳波形监测确认插管位置，并且患者通气顺畅后，才可考虑使用更深程度的镇静剂和麻醉剂。

气道阻塞可分为上气道（口腔、鼻咽和喉部）、下气道（细支气管和肺泡）和中央气道（气管和支气管）阻塞。中央气道包括从声带下方到气管和支气管主干的区域。导致中央气道阻塞的原因可能有：感染、气道水肿、异物、狭窄、气道受压、先天性畸形、肿瘤或血肿。其中，恶性肿瘤是导致中央气道阻塞的最常见原因，但通常伴有颈静脉阻塞的症状（面部和上肢肿胀、头痛、视神经乳头水肿、颈静脉扩张）。必须注意，在气道阻塞的病因中，气管狭窄是一个不常见但可能危及生命的原因，而且气管狭窄通常也没有特殊阳性的体格检查结果。

气管狭窄虽然罕见（约占5%），但却是气管插管、肺移植、既往气管切开术和颈部放射治疗的已知并发症。拔除气管插管后气道的损伤很常见。对拔管后进行内镜检查的研究表明，高达80%患者在拔管后存在喉部损伤，其中最常见的是水肿（70%），近30%出现肉芽组织，近20%出现声门或声门下狭窄；随着插管时间的延长，损伤概率急剧上升[1,2]。插管后的气管狭窄是由ETT的球囊压迫气管黏膜导致气管黏膜坏死，从而造成气管狭窄。刚脱离呼吸机拔除

ETT时，就可能出现气管水肿，但气管狭窄通常在数周内不会出现症状，这取决于气管狭窄的程度和其他诱因，如疾病、患者劳累或其他合并症。狭窄管腔的大小及狭窄发展时长决定了症状的严重程度。严重气管狭窄的患者会出现缺氧、呼吸急促、喘息、心动过速、喘鸣音等症状。狭窄程度轻的患者可能完全没有症状，直到出现较严重的狭窄（通常至少占气管腔大小的30%）。

我们需要高度警惕气管狭窄的发生，因为它很容易被误诊为其他疾病。胸片检查在患者床旁就可轻松完成，但对气管狭窄既不敏感也无特异性。不过，应特别注意胸片检查中气管的气柱影变化。胸部CT检查有助于识别气管和周围组织的压迫性肿瘤、血肿和感染性病灶。支气管镜直视检查是评估声门下气道狭窄的最佳诊断工具。如果有相关的设备，则可在急诊科床旁进行，但应尽早请求相关专科医师会诊。使用可弯曲支气管镜检查气道还能带来与清醒插管相结合的额外好处。

声门下气道狭窄的急诊处理主要是改善患者的通气，以防病情进一步恶化。可加热的高流量鼻导管氧疗有助于减少上气道阻力，降低呼吸做功，增加二氧化碳清除率。氦氧混合气吸入可用于改善上气道阻塞周围的层流现象，从而减少呼吸功。ETT可以越过阻塞部位，但ETT本身可能非常危险。插管的难度和成功率因狭窄部位的位置和长度而异。如果病变位置较浅，则可通过硬质口腔喉镜来保护打开气道，通常需使用比一般情况下更小的ETT，以便ETT顺利通过狭窄部位。但是，如果病变位置较深且严重狭窄或病灶长度达几厘米时，则可能无法通过常规方法来插管。由于声门下受限，患者很难通过面罩或声门上气道装置进行通气，而紧急颈前通路也很可能失败，因为它仍然处于狭窄病灶的上方。然而，在手术室内对已知气管狭窄的患者使用声门上气道已取得成功。在96.4%的病例中，声门上气道能提供充足的氧合和通气，其中90.7%的病例在首次尝试时就可顺利置入人工气道[3]。如果狭窄病变是由于之前的气管切开术造成的，且切开造口还通畅，则可在纤支镜引导下插入ETT或者气管切开造口管（以下简称“气切造口管”），确保管腔位于狭窄病灶之外。如果在呼吸衰竭之前已经知道或怀疑存在气道狭窄的，则强烈建议专家会诊，以便在手术室的可控环境中确保呼吸道安全。在某些情况下，若插管前就发现了狭窄病变，还可采用其他气道管理方法，例如，建立静脉-静脉体外膜肺氧合（VV-ECMO），以便通过支气管镜或外科手术修复病变，而无须进行危险的气管插管[4]。

对于有喉切除手术病史的患者，其气道管理的难度是独特而少见的。这些患者不得不经过气切造口管进行“颈部呼吸”，医师无法再经口咽部通气、给氧或插管。如果可能，应了解患者的病史。McGrath等人，针对这些不常见的气道急症制订了管理指南和流程[5]，现将其总结如下。如果这些有气切造口的患者出现缺氧或呼吸困难，且无法获得患者病史，则应从面部（通过面罩）和气切造口处同时给氧，直至获得更多相关病史信息。应去除气切造口套管上的按钮配件和内套管（喉切除术后患者通常没有这些配件），并用吸引管抽吸清除套管内的阻塞物，以评估气切套管和气切口的畅通情况。如果吸引管不能通过气切套管，则先把套管上的气囊（如果有）放气，感知一下套管是否有气体进出，并连接呼气末二氧化碳波形分析监测（如果有设备可用）。如果仍然担心气道阻塞，则应从气切口中拔除气切套管。如果需要对患者进行人工通气，可以在造口上放置一个儿科面罩连接成人呼吸球囊，进行球囊面罩（BVM）通气。最后，用小号的ETT（6.0，气囊）经气切口为患者进行插管，必要时可借助可弯曲支气管镜、柔软导丝探条或交换导管来辅助插管。

Montgomery T管是一种T型硅胶导管，其横向分支（内部分支），置于气管内的近端和远端，而纵向分支（外部分支），从气切口向外伸展；这也有利于从外部固定T管（图3.2）。Montgomery T管的使用适应证有：气管狭窄、气管重建、喉部气管损伤或用于矫正手术的桥接。但其使用过程中也有潜在的并发症，包括黏液堵塞和导管脱落等。T管的近端出现堵塞，通常并不会危及生命，因为远端和外部分支常可以满足患者的呼吸需求。如果T管的远端或外部分支出现阻塞，而经过吸引又不能恢复导管通畅，则可使用镊子将外部分支夹住，将T管经颈部气切口拔出[6]。如有可能，应由外科医生或放置该T管的医务人员来执行，除非患者处于严重的呼吸窘迫或心肺停止状态，且T管的通畅性存在问题。取出T管之后，可在气切口部位和（或）患者面部使用非重复吸入气体的呼吸面罩或球囊面罩进行给氧通气。如果气切口未闭合或T管外部分支未封堵，则尝试用球囊面罩为患者进行经口咽通气可能是不合适的。同样，如果在T管的外部分支上放置球囊面罩进行通气，T管的近端分支的漏气也可能妨碍通气的有效性。由于放置T管的指征是针对气管狭窄和气管重建，也就是说，此时使用ETT或气管切开导管可能有困难，应格外小心。

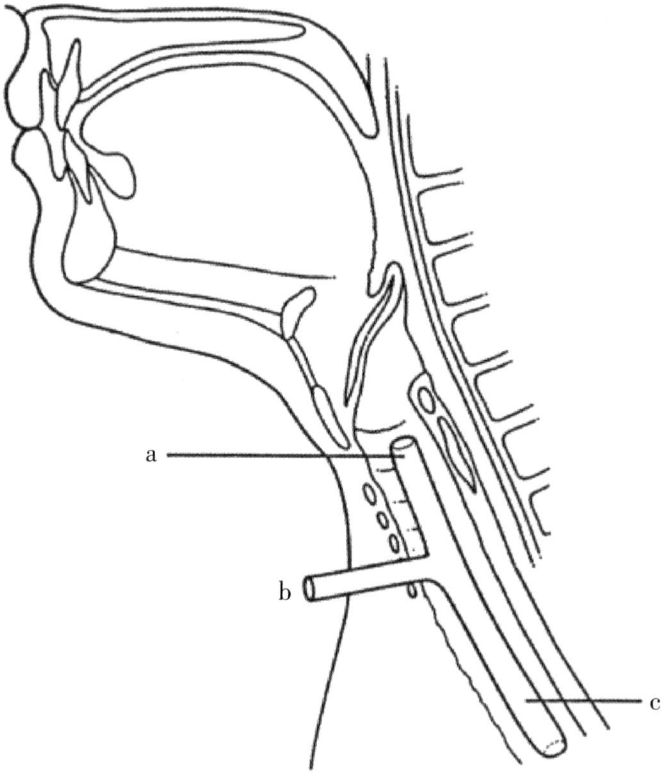


**图3.2**　气管切开术、喉切除术后放置Montgomery T管的效果图。a，T管内部分支近端；b，T管外部分支；c，T管内部分支远端。

### 要点总结

- 在急诊科，对气管狭窄的诊断要有高度的警觉性，并意识到此时进行气管内插管可能很困难，甚至不可能。
- 对可能困难气道的患者，使用清醒下纤支镜引导插管可防止“无法插管、无法通气”的情况。
- 狭窄管腔的大小及狭窄发展时长决定了症状的严重程度。严重气管狭窄的患者会出现缺氧、呼吸急促、喘息、心动过速、喘鸣音等症状。
- 对喉切除术患者无法通过口咽部通气、给氧或插管，因此，必须通过气切造口来保证气道通畅。
- Montgomery T管是一种T型硅胶导管，其内部分支置于气管内，从上到下分别为近端和远端，外部分支从气切口向外伸展，可用作临时或永久性气道支架。
- 对于有喉切除术病史、Montgomery T管并发症或气管狭窄并发症的患者，建议尽早请外科或麻醉会诊。

（梁艳　高魏娜　译　单可记　校）

码上解锁
参考文献/
延伸阅读

# 第4章 生理性困难气道

Zachary J. Hernandez， Jarrod M. Mosier

患者，女，52岁，既往肺动脉高压（PAH）病史，主要因气短就诊于当地医院急诊科。5天来进行性呼吸困难伴腹痛，近2天发热。

生命体征：体温39.5℃，心率131次/分，呼吸频率43次/分，$SpO_2$ 64%，血压96/63mmHg。患者大汗伴极度肋间肌收缩，但无困难插管的解剖预测因素。实验室检查ABG：pH 7.01，$pCO_2$ 28mmHg，$pO_2$ 45mmHg，$HCO_3^-$ 8mmol/L，乳酸（Lac）15mmol/L，WBC $24\times10^9$/L。

家属诉患者在数小时车程外的三级医疗中心的肺病科定期随诊，服用肺动脉高压（PAH）治疗药物，依从性良好。

现在该怎么办?

这是一个典型的接近心跳呼吸骤停的患者（即随时可能心跳呼吸骤停）。该患者的一些特征表明需要气管插管、机械通气，如体格检查时可见呼吸负荷非常大，表现为出汗、呼吸急促和肋间肌收缩。无辅助呼吸下，该呼吸状况不能维持太久，如果不及时干预有致死风险。实验室检查结果也提示急危征象。首先，其代谢性酸中毒并未因呼吸频率增快而充分代偿，且如此高的呼吸频率（所致的无效腔通气）会导致不断加重的呼吸性酸中毒。其次，患者有低氧血症（$PO_2$ 45mmHg），$SpO_2$为64%。另外，心血管病理生理方面，该患者的肺动脉高压也是特殊挑战，形成了一个棘手的多重休克状态。因即将发生的呼吸衰竭，该患者需要气管插管，尽管无困难插管征象，但这些生理异常提示围插管期心脏骤停风险高。这类患者，为避免围插管期血流动力学崩溃，我们提出了针对生理性困难气道的方法论，重点是优化心血管与代谢。

该特殊患者处于继发性、失代偿性PAH所致的急性右心室（RV）衰竭。类似的病理生理也可见于急性大面积肺栓塞，所以我们提出的原则也可能适用于急性大面积肺栓塞。右心室和肺循环是个低压、高顺应性的系统。当后负荷较高时，为适应后负荷增加，右心室会增加收缩力和前负荷，最终心功能障碍会恶化为以右心室扩张、三尖瓣反流、右心房压升高、心输出量减少和冠状动脉灌注减低为特征的心功能衰竭，而降低的冠状动脉灌注反过来又会降低心肌收缩力，该过程被称为右心室死亡螺旋。

相比无低氧血症患者，低氧血症患者围插管期心脏骤停的概率高出3倍。因此，该患者预氧合对防止低氧性心脏骤停至关重要。肺的一个独有的特征就是肺泡低氧会导致相关血管收缩，这有利于最佳通气/血流（V/Q）比，但也增加了肺动脉血管收缩和右心室的后负荷。

V/Q的极端失调是分流和无效腔。通过自身调节，氧疗常能改善V/Q失调所致的低氧血症，任何复张塌陷肺泡的措施都可以减少V/Q失调，从而减少低氧血症和降低右心室后负荷。该患者严重呼吸衰竭，因$CO_2$呼出障碍导致的高碳酸血症，也进一步增加了肺血管阻力。对于该患者，气管插管前的标准预氧合（通过非重复吸入面罩吸氧）不足以改善氧合。急性呼吸衰竭患者需要的吸气峰流速平均为30~40L/min，文献中提到某些情况下甚至高达120L/min[1,2]。

如此高的吸气峰流速，意味着面罩周围环境中的空气可能进入储氧器，与储氧器中的氧气大量混合，从而降低了有效的$FiO_2$。经鼻高流量氧疗（HFNC）是解决急性右心室衰竭患者这些问题的最佳方法，因为它提供的氧流量与浓度足够高，同时避免胸内正压导致的前负荷下降。理想情况下，先给患者设置最大流量（40~80L/min）和最大$FiO_2$（100%），然后根据患者反应，滴定下调或将其保持到气管插管时（必要时）。应该说，该预氧合方法的唯一潜在缺点是，去除$CO_2$可能不如无创通气有效，但在这种情况下，该方法总体利大于弊[3,4]。

当考虑或怀疑（但最佳适应证是医生已判明）患者右心容量过负荷时，如果无法使用HFNC，可谨慎无创正压通气（NIPPV）。理想情况下，为避免前负荷变化太大，以CPAP 5mmHg作为初始设置。严重低氧血症（但未并发右心室衰竭）患者中，已有的有限数据表明NIPPV可能优于HFNC[5]。此外，通过评估NIPPV辅助下自主呼吸时的分钟通气量，NIPPV预氧合将为呼吸性酸中毒患者插管后的通气需求提供一些信息[6]。若有条件，吸入肺血管扩张剂（一氧化氮、依前列醇、米力农），有助于改善右心室功能和V/Q失调。

其次，必须注意评估患者的血管内容量状况。如前所述，不同于左心室（LV），薄薄的右室游离壁（伴较小的容积/表面积比值），使得右心室不易耐受后负荷的急性升高。要从3个阶段评价右室收缩功能：①乳头肌收缩阶段；②游离壁向内运动阶段；③引起室间隔向右室内侧位移的左室收缩阶段。急性右心室衰竭时，这种位移被逆转，左室收缩时室间隔不再偏向右室而是偏向左室，这就降低了左心舒张功能，进而降低全身动脉压。床旁超声（POCUS）已成为大多数急诊医生的常规技能，在确定是否需要降低或增加右心前负荷方面很有价值。定性评估下腔静脉（IVC）的相关数据最快也最容易获得。对于低血压患者，充盈饱满的下腔静脉，且几乎无呼吸变异度，表明患者可能受益于利尿而不是容量复苏，而容量复苏是临床医生应对低血压的常见操作。通过利尿或NIPPV降低前负荷，使这些患者的右心室“回到”Starling曲线的合适位置，实际上改善了右心输出量。为进一步定量和定性评估右心室的容量反应性，如果医生接受过培训，能够自如地解读相关数据，则可测量高级指标（见第15章）。在小剂量补液试验（如输注250mL晶体液）或被动抬腿试验的前后，右室流出道多普勒速度-时间积分（VTI）这一血流指标可用于评估容量反应性（但需谨慎）。三尖瓣环平面收缩期位移，是一种常用的反映右心室收缩功能的指标，但受负荷的影响较大。使用组织多普勒测量的右心室侧壁等容收缩速度是一个更好的指标，它可以预测收缩储备功能。可在急性大面积肺栓塞中观察到的McConnell征（右心室中段游离壁运动障碍），既往标志体健但目前是右心室衰竭的标志。当出现McConnell征时，应考虑全身性溶栓或转诊至能进行导管靶向溶栓/取栓的治疗中心。

在判断容量状况并开始适当干预（无论是利尿还是液体冲击）后，可用药物进一步直接支持右心室的实际收缩功能。本例患者处于由右心室衰竭和疑似脓毒症（发热、心动过速、白细胞增多、乳酸升高、腹痛）引起的多重休克状态。在这种情况下，由于降低的左室前负荷和外周动脉阻力，患者的全身平均动脉压（MAP）较低。关于各种血管活性药物如何影响肺血管阻力，尽管文献有争议，但根据我们的经验，对于重症脓毒症并右心室衰竭的患者，建议从低剂量开始输注去甲肾上腺素，并谨慎地滴定MAP上升到至少65mmHg，较安全也可以不明显影响肺血管阻力。其他的纯正性肌力药物如多巴酚丁胺，会增强心肌的收缩力，但也会引发外周动脉扩张的副作用，同样会降低全身MAP。需要强调的是，这些治疗仅仅是在处理潜在的失代偿机制的同时，用以维持患者的生命体征。

一旦初步复苏完成，且患者血流动力学得以优化，就可以重新评估是否需要气管插管和机械通气。如果患者持续低氧，重复测量血气显示未改善且危及生命的酸中毒，则气管插管必须非常小心。当由手法娴熟的医生操作时，清醒光纤插管（AFOI）优于快速序贯诱导插管（RSI），因AFOI避免了使用诱导剂，而诱导剂可能促使低血压患者发生心血管事件，同时也避免了使用肌松剂，因肌松剂可能导致呼吸暂停（呼吸暂停虽有助于气管插管，但可能加剧低氧血症和高碳酸血症，甚至导致心脏骤停）。尽管对AFOI的全面讨论超出了本章的范围，但我们仍需要在这里强调几个关键点。首先，AFOI过程中，HFNC至关重要，这确实也是HFNC的主要优势之一。其次，鼻/口咽局部麻醉是AFOI成功的关键。我们鼓励患者自行将5%利多卡因软膏涂抹于舌根部，然后通过雾化或可弯曲雾化器将4%的利多卡因溶液，直接作用于会厌和声带。最后，如需要镇静剂，我们会给予小剂量氯胺酮（10~20mg）连续静脉输注，根据所需效果逐步滴定剂量，或输注低剂量右美托咪定。

这种情况下，氯胺酮是理想的，因为它对呼吸驱动的不良影响最小，大多数情况下对血流动力学的不良影响也最小。如果没有氯胺酮，可以考虑极小剂量的咪达唑仑，但咪达唑仑不是一线药物。如果无法使用纤支镜或医生对该技术不熟练，则仍可考虑使用可视喉镜或直接喉镜行清醒插管，同时使用类似的辅助药物，保持自主呼吸，最好使患者保持直立或半卧位（倾斜角度不超过45°）。并非所有的急诊医生都熟悉清醒插管，因为清醒气管插管技术确实需要一些实践经验。所以，如果尝试RSI插管，应该向患者的医疗代理人说明相关风险。这些情况下，为避免围插管期心脏停搏，最大限度地优化插管前的生理异常更为重要，同时准备好围插管期应对心脏骤停的药物并就如何操作预先与团队沟通。诱导时采用对血流动力学影响较小的镇静剂如依托咪酯。使用肌松剂使患者呼吸暂停后，急诊医生必须“快速建立气道”，以尽可能缩短无通气的时间[7,8]。

成功插管后，为避免严重生理紊乱的患者循环衰竭，呼吸机管理至关重要。当然，确保患者无持续性低氧血症和高碳酸血症也很重要。理想情况下，呼吸机提供的分钟通气量应与患者插管前自身内在呼吸驱动所维持的分钟通气量相匹配，而最安全的实现方式可通过设置呼吸机的高呼吸率来实现。允许性高碳酸血症是肺保护性通气的一个原则，但不能应用于右心室衰竭患者，因为它会增加肺血管阻力，对右心室衰竭患者，我们建议尝试呼吸性碱中毒。也许，插管后呼吸机管理最重要的一点是尽量减少胸膜腔内压的显著变化，因此，设置低潮气量的容控模式最佳。同样，过高的胸腔内压可能会显著降低前负荷，从而影响相对脆弱的右心室，甚至导致右心室衰竭，故应避免使用过高的呼气末正压（PEEP）。肺不张也会增加肺血管阻力，因此，应谨慎使用PEEP（5~8cm$H_2O$）来避免肺不张。过高的平均动脉压（MAP）也会增加肺血管阻力和右心室后负荷，所以通过呼吸机回路持续吸入肺血管扩张剂有益，可直接减少右心室的后负荷，改善V/Q失调，从而改善氧合。

对于需在急诊科插管的患者，不仅要特别注意由解剖异常导致的技术上的困难气道，还要警惕生理异常导致的生理性困难气道，一旦发生，会使围插管期心脏骤停的风险极高。这要求医生对以下几种病理生理有基本的了解，如低氧血症、代谢性酸中毒，以及右心衰竭（由肺动脉高压或急性肺动脉栓塞等引起）。为提高严重生理紊乱患者气管插管的成功率，需要急诊医生接受良好的培训，能利用POCUS和AFOI等先进技术。

## 要点总结

- 因生理/代谢异常(即右心室功能障碍/衰竭、低血压、低氧血症、高碳酸血症、代谢性酸中毒),危重患者更易在围插管期心脏骤停。
- 通过复苏纠正或改善这些异常,能降低围插管期心脏骤停的风险。
- 插管前设置合适的HFNC或NIPPV进行预氧合。若有条件,使用吸入肺血管扩张剂(一氧化氮、依前列醇、米力农),对改善右心室功能和V/Q匹配有益。
- 鉴于右心室相对脆弱、储备能力有限且容量耐受性一般较差,建议通过利尿或液体复苏来评估/优化容量状态,并应当早期使用升压药(建议使用去甲肾上腺素)。
- 一些患者经上述措施不能改善生理异常。对这些患者,清醒插管是最安全的。

（王印华　译　单可记　刘岗　校）

# 第5章　大咯血

Jeremiah Garrison，　Cameron Hypes

患者，男，65岁，主诉咳嗽和气短。他注意到自己的体重在过去一个月里下降了10磅（约为4.5kg），盗汗且感疲惫。今天，他咳嗽时咯出少量鲜红色血液。他有慢性阻塞性肺病和酒精性肝硬化病史。目前无家可归，有静脉注射毒品史。经观察，他因咳嗽不止而仪容不整。值得注意的是，该患者的生命体征仅为轻度心动过速、血压100/60mmHg。在咳嗽间隙，他的呼吸频率为18次/分，呼吸室内空气下$SpO_2$ 92%。未发热。肺部听诊可闻及轻微的双侧呼气相喘鸣伴呼吸音减弱，左侧有啰音。当完成检查时，他已咯出了“一杯”鲜血。

## 现在该怎么办？

治疗咯血患者，首先要将患者的出血严重程度分为少量、中等量和大量。论文和教科书中，对大咯血的定义各不相同，但其最重要的特征就是是否对患者血流动力学和气体交换产生影响[1,2]。因此，治疗围绕气道管理展开，需快速诊断并启动会诊。对少量或中等量咯血患者需要进行细致的检查，以确定是否存在感染或自身免疫性疾病[1,2]。该患者具有少量咯血的危险因素，包括慢性阻塞性肺病（可能伴有慢性支气管炎）和肝硬化引起的凝血功能障碍（框5.1）。患者的社会史（无家可归和静脉注射毒品）使患者处于更高的咯血风险，如恶性肿瘤、肺结核和坏死性肺炎，鉴于他不断恶化的临床情况，尤为令人担忧。

在进行初步处理之前，必须采取预防措施，防止咯血无法控制的患者传播传染病。对大多数医生来说，这意味着要采取通用的预防措施，穿上合适的防护服并佩戴口罩，因为存在艾滋病病毒和乙型及丙型肝炎的传播风险。对于肺结核高危患者，应考虑将患者转移到合适的负压病房。

**框5.1　咯血的常见原因**

**恶性肿瘤**

**感染(如结核、真菌、坏死性肺炎)**

**动静脉畸形**

**医源性(如Swan-Ganz导管、气道支架、活检并发症)**

**主动脉瘤**

**创伤**

肺栓塞

药物(如可卡因、抗凝药物)

自身免疫性疾病[如系统性红斑狼疮、ANCA相关性血管炎、抗肾小球基底膜(GBM)疾病等]

支气管扩张[如慢性阻塞性肺病(COPD)、囊性纤维化、肉样瘤病等]

血液疾病[如von Willebrand病、弥散性血管内凝血(DIC)、特发性血小板减少性紫癜(ITP)]

最有可能导致大咯血的原因已用黑体标出。

大咯血的初步处理方法是评估气道的通畅性、气体交换的充分性和呼吸做功情况。如果这些指标不理想，则应为患者进行气管插管。其他患者采取适宜的体位，并应用Yankauer吸痰管，以最大限度地提升其清理自身气道的能力。应将气道相关设备带到床旁，并对患者实时监护。应像对待其他出血患者一样，放置两枚大口径静脉留置针。床旁胸片通常可以确定出血部位，但弥漫性出血除外。应将出血的肺叶置于低位。予以氧疗，但许多患者只能耐受鼻导管吸氧。对于插管后的患者，许多医生都会使用增加呼气终末正压（PEEP）的方法，认为这样可以止血，但这一做法尚未得到系统性评价。在未插管患者中使用无创正压通气（NIPPV）（如BIPAP）时，PEEP对咯血的意义就更难以确定了[3]。

如果患者病情稳定且无须紧急插管，则应立即开展针对性检查。除胸部成像（CT血管造影）外，还应进行实验室检查，包括贫血、血小板减少及凝血障碍的评估（如PT、PTT和纤维蛋白原），并检测尿素氮（因为尿毒症容易导致血小板功能障碍）。同时，需进行血型鉴定与抗体筛查。重点询问病史，是否存在抗血小板药物或抗凝剂应用史。如若使用，应停止抗凝治疗并纠正凝血功能障碍，并考虑高危病例的风险和获益（如使用机械主动脉瓣、近期行冠状动脉支架植入或机械循环支持装置的患者）。如有感染可能，可留取标本进行培养并使用抗生素。有人建议雾化氨甲环酸，但其疗效尚未得到证实，适用患者人群也不明确[4,5]。必须进行有重点的查体，以排除各个种类咯血症状（如后鼻出血、呕血），在病史不清的病例中评估是否有外伤，并评估是否有肝衰竭的征兆（如肝硬化、脐周静脉曲张及毛细血管扩张等）。

尽管许多大咯血患者需要气管插管，但咳嗽反射作为一种有效的气道清除机制，插管必然会牺牲此机制。插管应仅限于呼吸衰竭或血流动力学不稳定的患者，除非需要进行必要的检查或治疗。如果考虑插管，应准备高级气道设备，包括可视喉镜（VL）、柔性纤维支气管镜和手术气道套件。一般建议使用直接喉镜（DL）而不是可视喉镜进行血性气道插管。新技术提高了VL的可视效果，有数据表明，在呕血时，可视喉镜或直接喉镜的首次成功率相当，但关于咯血的相关数据仍然不足[6,7]。插管失败时应备用插管喉罩（LMA）开通气道，因为这样即便视野不清也可重新插管。

除了选择合适的设备外，为咯血患者进行安全插管还需要考虑其他一些要素。应提供足够的吸痰设备，建议使用两个Yankauer吸痰管最大限度地持续吸引，或者采用大口径吸痰装置。一些大口径吸痰导管（例如，DuCanto导管）的优点是可以将其插入气道并通过导管进行插管。使用的气管内导管（ETT）应尽可能选择8.0或更大的型号，以防止血凝块堵塞导管，并方便支气管镜检查，因为根据咯血原因，可能需要进行支气管镜检查。

定位咯血来源是很关键的一步，既是诊断的需要，也是大咯血病例指导治疗的需要。通过胸片可以获得初步定位信息。但是出血量较大且临床诊断无法解释时（如支气管炎或肺炎），则应进行CT血管造影（CTA），因其可以识别多种病因，如肺栓塞（PE）、肿瘤、感染、弥漫性肺泡出血（DAH）和动静脉畸形等。造影剂的使用时间应为全身动脉期而非肺动脉期（例如，肺栓塞的CT），因为90%的大咯血来自支气管动脉，涉及的压力较高[8]。

明确治疗方案取决于咯血的根本原因、出血的位置及出血量，还有患者的稳定性。可用的干预措施因医院规模和专科培训水平而异；一些专家建议采用多学科方法来处理大咯血，对于病情最不稳定的患者，应及早与介入肺科专家和放射科专家以及胸外科专家协同诊疗[9]。可使用硬性或柔性支气管镜进行初步评估，以便更好地确定出血位置，对于弥漫性肺泡出血或肺部感染病例，支气管肺泡灌洗可提供重要的诊断信息。对于因气体交换受损而出现难治性低氧血症的患者，可能需进行支气管镜检查以清除阻塞的气道[10]。在某些情况下，可采用支气管镜技术来止血或暂时控制出血，例如，通过一次注入1~2mL浓度为100μg/mL的肾上腺素（即将1mL 1mg肾上腺素与9mL生理盐水混合，最终浓度为100μg/mL）、烧灼出血气道组织，或放置支气管阻滞剂以堵塞出血并防止血液流入健康肺部。针对弥漫性肺泡出血的治疗则取决于出血是轻微的肺出血还是由毛细血管炎引起，通常侧重于其潜在的病因（如凝血功能障碍、瓣膜病变、风湿病、肺肾综合征等）[11]。对于局限性出血，应联系介入放射科医生考虑行支气管动脉栓塞术，这已成为多数大咯血病例的首选治疗方式。在极端情况下，外科医生可通过开胸术和肺叶切除术来有效控制出血。

根据咯血的严重程度、可用资源（例如，CT、支气管镜、介入放射学、肺科、胸外科的支持）、患者的病史和影像学检查结果、咯血病因、严重程度、能否定位出血、患者预后及相关治疗目标，干预措施和诊断的顺序会有很大差异。如果病史或影像学检查提示有已知的局部病灶（如肺部恶性肿瘤），则通常更易于实施干预。在进行影像学检查和复杂的多科会诊时，可以采取临时措施（如将患侧侧卧、选择性主支气管插管及支气管镜检查），为施行计划和实施进一步的治疗赢得时间。

一旦根据疑似病因对咯血进行了风险分级，并启动适当的治疗及患者初步稳定措施后，就需要对患者妥善安置。由慢性支气管炎或轻度肺炎引起少量咯血的部分低风险患者，可在肺科的密切随访下出院；但其他大多数患者需要住院治疗观察。具有大咯血风险或已大咯血的患者应入住重症监护室，并优先选择具备介入放射科的医疗中心。

（王博 译 单可记 校）

# 第2部分

# 呼吸

# 第6章　肺外疾病：气胸和胸腔积液

John Bruno，Jennifer Axelband

患者，男，48岁，既往有酗酒史和2型糖尿病病史，因呼吸困难和意识状态改变来急诊就诊。长期居住在收容所，今早收容所工作人员发现他有呼吸异常，并有轻微精神错乱。一周前，他因患社区获得性肺炎住院24小时。住院期间接受了头孢曲松静脉注射治疗，出院后改为口服头孢氨苄继续治疗。患者自觉不适，但没有其他任何急性主诉。他承认自己服用抗生素的时间不规律，但大部分是正常服用的。患者出现急性病容，伴出汗。

生命体征：心率130次/分，血压100/46mmHg，呼吸频率30次/分，在非重复吸入面罩给氧下，$SpO_2$从86%上升至92%，体温39.1℃。

体格检查：

心血管：心动过速，心律齐，无杂音。

肺：呼吸急促，右侧呼吸音减弱，右侧弥漫性干啰音伴微弱的呼气末喘鸣音，双下肺湿啰音。

神经系统：日期和地点定向障碍，运动检查不能配合。

心理：焦虑。

**现在该怎么办？**

脓毒症和缺氧在很多的情况下需要进行鉴别诊断。结合患者最近曾因肺炎住院治疗、阳性的体格检查结果、生命体征和既往病史，最令人担忧的是抗感染治疗不彻底导致感染加重。主要的阳性结果有：白细胞增多、乳酸升高、血糖升高、血清碳酸氢根降低和肌酐升高，胸片（CXR）显示右肺透光度降低。

胸腔积液的定义是由肺或胸膜疾病导致的胸膜腔中的液体聚集。发病率可能接近每年150万例，胸腔积液在外科、心脏科和内科ICU中同样常见[1,2]。临床中关注胸腔积液很重要，因为回顾性数据表明有胸腔积液的患者住院死亡率和一年死亡率都显著升高，胸腔积液也与较长的ICU住院时间和较长的机械通气时间相关[1]。胸腔积液的治疗性引流可缓解症状，但需要注意的是，引流与更高的死亡率相关，但这可能仅代表病情较严重的人群[1]。

根据Light标准（表6.1），胸腔积液可进一步分为漏出性积液或渗出性积液两种，这一分类具有诊断和治疗意义。漏出性胸腔积液可由充血性心力衰竭（CHF）、肝硬化、肾病综合征、肺栓塞和低白蛋白血症引起。渗出性胸腔积液的病因有恶性肿瘤、细菌性肺炎、病毒感染、心胸外科手术后、结缔组织病或肺栓塞。肿瘤、肺炎和充血性心力衰竭占胸腔积液病因的75%。大多数重症患者的胸腔积液是渗出性的[1,2]。但高达20%的胸腔积液病因不明[3]。

胸腔积液的诊断可以通过肺部超声（LUS）、胸片或胸部CT扫描确定。肺部超声上的胸腔积液表现为脏层胸膜和壁层胸膜之间存在无回声区。肺部超声还有助于区分漏出性积液和渗出性积液，并有助于引流操作[4]。在初步诊断时，尤其是对于危重患者或卧床患者，肺部超声的敏感性优于胸片。相当多的胸腔积液常会被仰卧位X线片漏诊[5]。胸部CT对于识别复杂的胸腔积液非常高效，由于在肺部超声或胸片中解剖结构模糊，无法完全识别这些复杂的胸腔积液。胸部CT还可以区分脓胸和肺脓肿[2,3,5]。

表6.1　漏出性胸腔积液与渗出性胸腔积液的比较和血清学检查

| 胸腔积液的评估 | | |
|---|---|---|
| | 漏出性积液 | 渗出性积液 |
| **Light标准** | | |
| 蛋白（胸腔积液/血清） | ≤0.5 | >0.5 |
| LDH（胸腔积液/血清） | ≤0.6 | >0.6 |
| 胸腔积液LDH | ≤2/3血清LDH上限 | >2/3血清LDH上限 |
| **辅助诊断的其他检查** | | |
| 白蛋白（血清/胸腔积液） | >12g/L | <12g/L |
| 血清NT-proBNP | >1500pg/mL | |
| 白细胞区别 | | |
| 中性粒细胞 | | 肺栓塞、肺炎、肺炎旁病变、脓胸、胰腺炎 |
| 淋巴细胞 | | 癌症、结核性胸膜炎、CABG术后、CHF |
| 嗜酸性粒细胞 | | 气胸、血胸、石棉沉着病、恶性肿瘤 |
| 单核细胞 | | 慢性炎症过程 |

一旦发现胸腔积液，就应留取积液标本送检，高达56%的病例可能因胸腔积液检验结果而改变治疗方案。如果CT或肺部超声显示胸腔积液厚度>2cm或侧位胸片显示胸腔积液厚度>10mm、影像学显示胸膜增厚或不规则，或者患者出现临床症状，则建议进行胸腔穿刺术[1,2]。应采集胸腔积液标本，并根据Light标准进行评估，分析胸腔积液的细胞计数也有助于诊断（见表6.1）[2,5]，还应结合分析血气分析机中胸腔积液的pH值。在肺炎旁胸腔积液中，积液pH<7.2是决定复杂感染性积液需及时治疗性引流的最特异的因素[5,6]。进一步检查有助于确定胸腔积液的病因，但需要仔细解读。血清/胸腔积液的白蛋白比值升高与漏出性积液相关，但在某些患者中可能带来误导并导致过度诊断。胸腔积液淀粉酶升高可能提示胰腺炎，但在食管破裂或异位妊娠时也可升高。淀粉酶的诊断价值较低，并且该指标也不常规检验[5]。风湿性关节炎（RA）是一种罕见的胸腔积液原因，与肺炎旁胸腔积液相似。它与胸腔积液中极低的葡萄糖水平相关，因此，当积液的葡萄糖值>29mg/dL时，则可以排除RA病因[5]。乳糜胸通常发生在右侧胸腔，积液中甘油三酯含量较高。假性乳糜胸是类似乳糜胸的白色浓稠积液，但不含甘油三酯，通常是继发于肺慢性纤

维化的积液，可以通过测定积液中的胆固醇结晶来诊断。如果考虑为感染性积液，还应同时进行需氧培养和厌氧培养[4,7]，尽管感染性渗出液的培养结果阴性率高达70%。抗酸培养的阳性率也特别低，如果怀疑是分枝杆菌感染导致的渗出液，则需要进行活检（表6.2）[2]。

表6.2　**有助于缩小胸腔积液鉴别诊断范围的其他胸膜检查结果**

| 胸腔积液分析的常见结果 | |
|---|---|
| 漏出性积液 | NT-ProBNP>1500、淋巴细胞显著增多 |
| 食管穿孔 | 淀粉酶升高 |
| 胰腺炎 | 淀粉酶升高 |
| 乳糜胸 | 右侧胸腔积液：甘油三酯升高 |
| 假性乳糜胸 | 不含甘油三酯的胆固醇结晶 |
| | 中性粒细胞为主 |
| | pH<7.2（最具特异性） |
| 肺炎旁胸腔积液 | LDH>1000 |
| | 葡萄糖值<60 |
| | CRP升高 |
| 脓胸 | 大量脓性引流液 |
| | 淋巴细胞为主 |
| 分枝杆菌感染 | pH>7.3 |
| | 葡萄糖正常 |
| 肿瘤 | 以淋巴细胞为主的恶性细胞 |
| 异位妊娠 | 淀粉酶升高 |

与诊断性引流相比，非感染性胸腔积液的治疗性引流指征更为复杂，需要对每种胸腔积液的病因学和病理生理学有更深入的了解。治疗性胸腔穿刺术是一种临时引流积液的方法，并发症发生率总体较低，在不需要持续引流的情况下非常有用。较大量的恶性胸腔积液30天复发率高达98%。重复胸腔穿刺通常并不能最终解决问题，由于持续引流可能导致粘连，从而使胸腔积液的进一步治疗复杂化[2,8,9]，因此，很少建议采用重复胸腔穿刺。双侧胸腔积液通常是漏出性的，常继发于充血性心力衰竭。除非有严重呼吸困难或不典型特征，否则不会对充血性心力衰竭患者常规进行胸腔穿刺术[5]。

如果需要持续引流（例如，感染性积液的感染源控制），应放置胸腔引流管。小口径引流管引起的疼痛小，推荐用于单纯引流积液。与小口径引流管相比，大口径引流管在引流成功率上无显著差异。小口径引流管通常用Seldinger穿刺法经导丝放置[2,5,10]。大口径引流管的放置需要切开、钝性分离和钝性穿透胸膜。钝性技术的好处就是能够加快熟练操作者的操作速度，可以用手指探查来确认引流管放置位置是否合适。使用套管针引导置管会导致异位放置率高，因此不能使用[11]。复杂胸腔积液、术后积液、血胸和大支气管胸膜瘘可考虑行胸腔穿刺置大口径管路。胸腔置管的并发症有脱管、感染、异位置管、内脏损伤、肋间动脉撕裂、医源性血胸和复张性肺水肿（REPE）[9,11]。在超声引导下置管，可降低并发症风险，幅度高达50%，在胸腔穿刺术中，肺部超声可显著降低发生医源性气胸的风险[2,5,7]。

复张性肺水肿是胸腔积液引流术较为罕见的严重并发症之一，死亡率高达20%[2]。其发生与患者基础状态差、引流量大和肺萎陷持续时间长有关。胸腔积液引流过程中的疼痛与负压过大有关，应作为终止引流的征象[2]。单次引流的总液体量应限制在1.5L以内。如果引流瓶接通负压吸引，应避免负压过大，不能超过-20mmHg[2,5,9]。对高危患者，可考虑使用持续气道正压通气（CPAP）来降低引流期间的胸膜腔内负压，但尚未证实该措施可以预防复张性肺水肿或改善患者结局，因此不常规推荐。复张性肺水肿以支持治疗为主，包括正压通气（无创或有创）。

无论采用何种技术，胸引管应放置在“安全三角区”内，该区域位于胸部外侧，其前方是胸大肌，侧面是背阔肌，下界为乳房下皱襞或第5肋间隙，上方以腋窝基底部为界。胸引管应紧贴肋骨上缘置入，以避免血管损伤。置管位置靠后可能较危险，因为神经血管束可能在该位置从肋沟下降到肋间隙。由于存在内脏损伤风险以及瘢痕可见，靠前侧的位置（如锁骨中线）不太受医患青睐。此外，经前胸穿过胸肌的置管路径也并非理想之选，因为前侧肋间隙更窄[5,12]。当放置胸引管时，患者床头应抬高45°~60°，并略向患侧侧卧，上肢举起置于颈部或脑后。初始穿刺点应位于目标肋骨上缘下方几厘米处，以形成皮下组织隧道，这样有利于防止在拔胸引管时发生气胸[12]。置管深度应保证前哨孔（胸引管近端侧孔）位于肋骨边缘2cm深处，从而确保该侧孔位于胸膜腔内，若处于软组织中，则可能并发皮下气肿[12]。胸引管应朝向后方和基底部以利于引流胸腔积液，若是在气胸引流时，则应朝着向上和向前的方向（图6.1）。

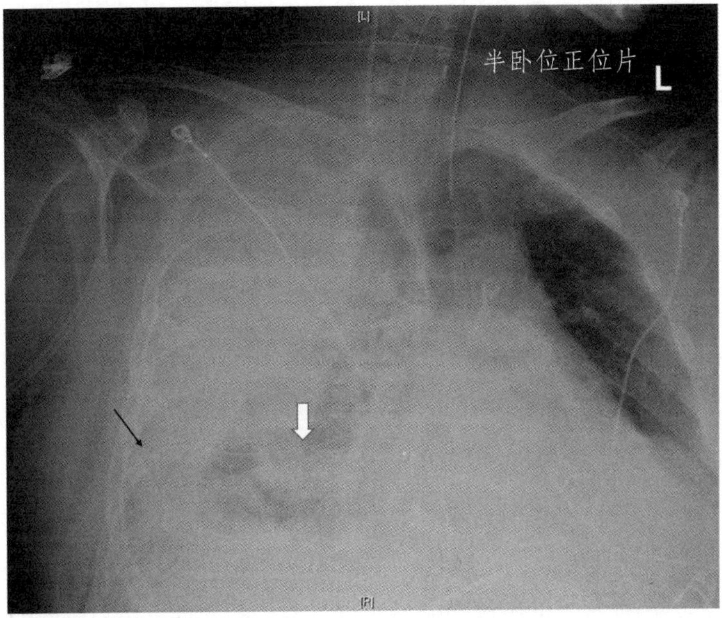


**图6.1**　胸片显示胸引管置入后胸腔积液引流不完全。黑色箭头提示胸引管。白色箭头提示胸引管的前哨孔位置。

在临床实践中，拔除胸引管的时机各不相同。一般建议，在24小时引流量<100mL时拔管（视情况而定，也可能<200mL）。有些人认为持续漏气是拔除胸引管的禁忌证[13]。气胸复发是胸引管拔除后最常见的并发症，但胸引管拔除后的常规胸片很少能够改变治疗方案，因此不常规推荐。目前还没有确凿证据为最有效的拔管方法提供强有力的建议；然而，大多数指南建议在呼气相拔除胸引管，以尽量减少气胸复发率[13]。如果患者不适合拔除胸引管，则可以在引流管上加装Heimlich阀、便携式引流装置或数字引流系统，保留胸引管出院。

尽管采用了上文所述常规治疗，但治疗失败率仍然很高。脓胸的病例治疗失败率接近33%，接下来，患者还需要接受进一步的治疗。对于支气管胸膜瘘和肺萎陷这样的病例，不经手术干预不太可能得到改善[7]。恶性胸腔积液常需要更确切的治疗，哪怕是姑息治疗。隧道式胸引管（TPC）适用于肺部无法复张且持续反复积液的患者，良性及恶性胸腔积液均可应用[8]。与胸膜固定术相比，隧道式胸引管可显著缓解症状、降低再住院率、改善生活质量、降低并发症发生率[2,8]。滑石粉胸膜固定术的实施是向胸膜腔注入化学刺激物，导致脏层胸膜和壁层胸膜的粘连并促进肺复张和积液消退。该方法1个月内的失败率为30%，失败率随着手术后时间的推移而增加[8]。

根据胸腔积液的病因，可能还需要其他治疗，以避免失败。对于感染性积液，可以考虑调整抗生素、额外放置引流管或胸膜腔内注入脱氧核糖核酸酶（DNase）和阿替普酶（tPA）。在MIST 2试验中，将5mg DNase和10mg tPA溶于30mL灭菌用水中，注入胸腔，每天2次，连续3天，结果显示可以减少积液量、降低手术需求率、住院时间中位数缩短6~7天；然而，不能改善死亡率[14]。视频辅助胸腔镜手术（VATS）可用于需要确切治疗的情况中，特别是在支气管胸膜瘘、肺萎陷或肺纤维化时。通过视频胸腔镜可观察胸膜腔，便于进行活检或取样，还可协助治疗性引流，以及进行胸腔探查或者行胸膜固定术[2,5]。

气胸是另一种常见的胸膜疾病的病理过程，其处理方法与胸腔积液有些类似，但仍有一些独特的细微差别。自发性气胸的发生率约为24/100 000，总体死亡率较低。气胸在男性中的发病率是女性的3倍，其他危险因素有吸烟/吸电子烟和身材高大。结缔组织疾病，如马方综合征和埃勒斯-当洛斯综合征也与气胸风险增加相关。气胸可以分为原发性（在没有已知肺部疾病的情况下）或继发性。许多“原发性”气胸患者被发现自身有先前未确诊的肺部疾病，最终被重新分类为继发性气胸。对于血流动力学稳定的患者，常常是通过体格检查诊断为气胸，再通过超声、胸片或CT等检查手段进一步确诊。

对于症状轻微的年轻健康个体，原发性气胸的治疗首选氧疗并观察。据估计，气胸的吸收率为每天1.25%~2.2%，若使用经鼻高流量或非重复性面罩，吸收率可以提高4倍。许多患者不需要入住ICU，采用保守治疗，吸氧，且无须放置胸引管，4~6周内复查胸片证实能够有所改善，并不需要有创性干预措施。大量气胸时需要减压，常通过胸腔造口术放置导管的方法引流气体。

然而，英国胸科学会指南（British Thoracic Society guidelines）建议先尝试手动抽气。在有或没有超声引导下均可进行。将18G导管放入胸腔；抽出气体后，就将导管推进并固定到皮肤上。用60mL注射器连接三通手动抽气，抽到有阻力为止。如果影像复查发现气胸没有改善，则应进行胸腔穿刺术，可选择小口径（<14F）Seldinger或大口径（28F）导管，初始时应使用低压、间歇负压吸引。该方法的成功率与一开始就进行胸腔造口置管引流的成功率相近，60%气胸病例仅通过抽气就获得治疗成功。住院率得以降低，疼痛和并发症发生率理论上也有所下降[14]。

因为继发性气胸的复发率高且存在肺部基础疾病，常在首次发生时就需要进行手术干预。常用的干预措施：肺大疱切除术、化学胸膜固定术、胸腔镜下化学或机械性胸膜固定术，以及开胸手术。化学胸膜固定术的成功率与手术相似，并发症发生率也更低。

张力性气胸定义为完全单侧气胸伴血流动力学衰竭，是一种临床诊断，其诊断依据为气胸的验前概率大、伴有血流动力学不稳定，以及典型阳性检查结果（例如，气管偏移、颈静脉扩张和严重心动过速或心动过缓）。这是一种危及生命的紧急情况，需要及时给予干预。如果条件允许，床旁超声可以协助诊断。经典的治疗方法是经锁骨中线第2肋间隙行胸腔穿刺减压。该操作有很多并发症，包括穿破胸膜后产生气胸、损伤心脏或大血管，以及穿刺入肺的风险。治疗成功与否受患者体型影响，患者体型过大会限制引流导管，从而不能到达胸膜腔内[15]。失败率接近33%。根据新近的文献，如今高级创伤生命支持建议对成年患者在腋中线第4或第5肋间隙进行胸腔置管减压。在腋中线进行手指开胸探查术可确保充分减压并迅速消除张力恢复生理状态，通常认为该方法优于细针穿刺胸腔引流减压[15]。若减压后患者病情稳定，可在同一部位进行胸腔造口置管引流。

本章案例是一例48岁的男性患者，有酗酒史，并疑似存在未得到充分治疗的肺炎，现在发热和缺氧持续加重。结合患者的危险因素，很可能是脓胸——一种肺炎旁胸腔积液。肺炎旁胸腔积液是渗出性积液的一种亚型，多达20%~57%的细菌性肺炎会并发这种积液。考虑到金黄色葡萄球菌和新型血清型的肺炎链球菌的感染率在不断增加，且肺炎球菌疫苗的覆盖率不足，因此，全球胸膜感染发病率呈上升趋势[7]。酒精滥用是最重要的危险因素；其他危险因素有：口腔卫生状况差、静脉注射药物滥用、营养不良和胃食管反流病（GERD），这些都增加了误吸风险[4]。免疫抑制患者和肺炎治疗不彻底的患者也有较高的风险。最常见的症状是发热、咳嗽、疲乏无力、体重减轻，以及胸膜炎性胸痛和呼吸困难。肺炎患者在接受抗生素治疗后仍持续发热，应考虑到肺炎旁胸腔积液。其中，最严重的类型为脓胸，其定义为胸膜腔脓液积聚，死亡率达15%~30%[2,4]。治疗需要引流，通常需要较长的住院时间和抗生素疗程。脓胸的常规治疗失败率很高，成功的治疗需要一支多学科治疗团队的支持，多学科治疗团队通常由重症监护医生、呼吸科医生和胸外科医生组成[2,13]。

**要点总结**

- 肺部超声和CT的敏感性和特异性均高于胸片。肺部超声对定位具有很高的敏感性，胸部CT对于识别复杂的胸腔积液非常高效。
- 首次发作稳定的原发性自发性气胸如果肺部受压缩程度很轻，可采用无创治疗。较严重的原发性气胸，先尝试手动抽气，治疗失败时再进行胸腔造口置管引流。
- 张力性气胸的治疗优先考虑打开胸膜腔进行减压，最好通过手指胸腔切开术和手指探查完成。细针穿刺胸腔引流减压术应作为最后的治疗手段。
- 肺炎旁胸腔积液和脓胸需要及时使用抗生素并引流，以便控制感染源。
- 肺萎陷、持续漏气、原发性气胸复发、继发性气胸，以及保守治疗失败的感染性胸腔积液，应通过化学胸膜固定术、胸腔镜或手术干预确切治疗。

（王征 译 梁艳 校）

# 第7章 呼吸支持：经鼻高流量与无创通气如何选择

David L. Allison， James Dargin

患者，女，55岁，因“呼吸困难、咳嗽、咳脓痰两天”至急诊科就诊，既往有慢性阻塞性肺病（COPD）病史。体格检查：体温39℃，心率125次/分，呼吸频率24次/分，呼吸室内空气下$SpO_2$为82%。颈静脉无扩张，左后肺部闻及湿啰音，未闻及哮鸣音，双下肢无水肿。胸片示左肺下叶致密性实变。给予非重复呼吸面罩15L/min氧疗，应用广谱抗生素。动脉血气提示pH 7.48、$PCO_2$ 30mmHg和$PaO_2$ 59mmHg。结果仍存在轻至中度呼吸窘迫，血氧饱和度仅为89%。

## 现在该怎么办？

此患者因肺炎出现急性低氧性呼吸衰竭，尽管通过非重复呼吸面罩补充氧气，但仍然缺氧。这种情况下，可以考虑其他呼吸支持方案，包括经鼻高流量、无创通气或气管插管。越来越多的证据表明，呼吸衰竭患者可使用不同的支持方式。本文仅就经鼻高流量和无创通气在急诊科中的应用进行综述。

## 无创通气

无创通气是非气管插管的呼吸支持方式，主要有两种形式：双水平气道正压通气（BIPAP）和持续气道正压通气（CPAP）。CPAP在整个呼吸周期中吸气压不变；BIPAP提供两种水平的正压：吸气开始时的正压和呼气时辅助维持气道开放的正压。与仅能为低氧性呼吸衰竭提供支持的CPAP不同，BIPAP能够有效增加患者的潮气量，进而为患有高碳酸血症或低氧血症型呼吸衰竭的患者提供重要的呼吸支持。无创通气可通过多种类型的面罩接口为呼吸衰竭患者“服务”，包括鼻导管（鼻枕）、鼻面罩、口鼻面罩和全面罩（覆盖口、鼻和眼）。实施无创通气时，合适的面罩非常重要，确保患者能够耐受。鼻罩往往存在经口漏气较多的问题，因此限制了该接口在急性呼吸衰竭中的应用。口鼻面罩耐受性良好，是急性呼吸衰竭最常用的接口。全面罩与口鼻面罩在气体交换和呼吸参数改善方面具有相似的效果，但其耐受性不如口鼻面罩。接口选择通常受各家医院利用率、供应方及呼吸治疗师偏好的影响。

CPAP初始气压常设为5～10cm$H_2O$，然后根据目标氧饱和度来调节。对于BIPAP，多数医务工作者会从较低吸气压开始，一般为8～10cm$H_2O$，然后滴定至12～20cm$H_2O$，以达到目标潮气量并减少呼吸做功。呼气压通常设置5～8cm$H_2O$，根据情况逐渐上调以改善氧合。在CPAP和BIPAP中，根据目标氧饱和度调整吸入氧浓度（$FiO_2$）。

无创通气开始后，持续密切监测患者数分钟，以确保呼吸机同步性和患者舒适度。面罩接口漏气可能致使呼吸机不同步，解决方法为，选择合适的面罩和保证足够的密封性。可尝试更换不同的面罩接口以缓解不适和焦虑（例如，由口鼻面罩改为全面罩）。

出现焦虑且不耐受面罩者，镇静剂有助于提高无创通气耐受性。急性呼吸衰竭使用镇静剂，必须权衡呼吸驱动降低和可能加速插管的风险。如果使用镇静剂，右美托咪定可能比咪达唑仑更适合治疗焦虑，并提高患者对非侵入性通气的耐受性，同时有效抑制呼吸驱动。

无创通气的严重并发症相当罕见。常见一些轻微并发症，如眼睛刺激、黏膜干燥或胃胀气导致恶心、呕吐。无创通气引起的胸内正压也可引起低血压，特别是血容量不足者。

一旦患者表现出可以耐受无创，应在接下来1～2h内集中关注呼吸频率、血氧饱和度和意识状态（特别是高碳酸血症者）。无创通气开始后，患者应表现出呼吸功减少、呼吸频率降低和意识水平改善。复查动脉血气有助于印证临床发现，并监测治疗效果。无创通气后1～2h内如未达预期效果，则考虑气管插管。预估无创通气失败的因素包括高龄、病情较重、多器官功能衰竭、需要血管加压药和严重脑病。

对充血性心力衰竭（CHF）、COPD急性加重患者，支持无创通气应用的证据最强，可降低CHF急性加重患者的插管率和死亡率。有心源性肺水肿时CPAP和BIPAP似乎同样有效。无创通气不仅能减少CHF呼吸功、改善氧合，还可改善血流动力学。事实上，正压通气可通过降低失代偿性心力衰竭患者的后负荷，来减少前负荷并增加心输出量。然而，无创通气并不常用于心源性休克，因为大多数试验排除了该人群，这与病情恶化和随后插管的高风险相关。与CHF相似，多项随机试验显示，无创通气可降低中重度COPD急性加重（pH<7.35伴相对高碳酸血症）的插管率和死亡率。由于BIPAP能提供更充分的通气支持，包括设定强制呼吸频率，因此，COPD患者更常使用BIPAP而非CPAP。

支持无创通气用于CHF和COPD以外疾病的证据不太可靠。肺炎通常是无创通气失败的预估因素。然而，一些证据表明，肺炎合并CHF或COPD患者的生存率可能提高。表7.1总结了特定情况下支持使用无创通气的证据，如哮喘和创伤相关呼吸衰竭。

表7.1 特定原因急性呼吸衰竭应用无创通气的证据总结

| 观察人群 | 证 据 | 结 局 |
| --- | --- | --- |
| 心源性肺水肿 | 多项RCT | 减少插管和死亡 |
| COPD急性加重 | 多项RCT | 减少中重度患者的插管和死亡 |
| 肺炎伴呼吸衰竭 | 小型RCT | 结果有争议 |
| 免疫抑制伴呼吸衰竭 | 使用BIPAP的小型RCT | 减少插管和死亡 |
| 胸部创伤和呼吸衰竭 | 使用BIPAP或CPAP的小型研究 | 减少插管和死亡 |
| 哮喘 | 小型RCT | 减少呼吸做功 |

RCT，随机对照试验。

如果存在明确的气管插管指征（如呼吸停止），这可能是无创通气唯一的绝对禁忌证。多数情况属于相对禁忌证，应避免或谨慎实施（框7.1），如呼吸道分泌物难以清除和意识水平严重降低。意识水平受损患者无创通气时，必须密切监测，如发生呕吐可能无法取下面罩，这就增加了误吸风险。

**框7.1 无创通气禁忌证**

心脏或呼吸骤停
意识水平严重下降
分泌物难以清除
躁动或不合作
血流动力学不稳定
气道阻塞
鼻出血
上消化道出血
面部骨折或近期面部手术
近期食管或胃手术

## 经鼻高流量氧疗

通常，氧气经鼻导管或面罩通过低流量系统（最高15L/min）吸入，冰冷且干燥（加湿不充分），患者耐受性差，特别是高流速时。呼吸窘迫患者吸气流速高达30L/min，甚至100L/min以上，此时，吸入的氧气中混杂室内空气，结果进入气道的氧浓度（$FiO_2$）下降。经鼻高流量具备主动加热加湿功能，并提供超高流速。空气/氧气混合器将$FiO_2$调定为21%~100%，流速可达50 ~ 60L/min。

与传统氧疗相比，经鼻高流量氧疗有许多潜在益处，不仅能满足患者吸气需求，减少呼吸功，还能防止吸入室内空气，到达气道的氧气浓度与设定的$FiO_2$更匹配（传统氧气设备，$FiO_2$被稀释）。经鼻高流量氧疗还可提供适度的呼气末正压（PEEP），特别是口闭合时（每10L/min流速，PEEP约为0.8cm$H_2O$）。因此，连续且可设定的$FiO_2$输送及适度施加的PEEP有助于改善氧合。最后，加温加湿的气体能提高患者舒适度，改善黏膜纤毛功能和促进清除分泌物。

经鼻高流量通过大口径鼻导管送氧，比传统的鼻导管更柔软，更有韧度，提高了患者舒适度。它启动时需要设置两个参数：流速和$FiO_2$。初始流速通常设置为20L/min，并根据患者呼吸频率和呼吸功以5 ~ 10L/min的速度递增（最高达60L/min）。将$FiO_2$从21%调至100%，以达到目标氧饱和度。经鼻高流量氧疗开始后，立即严密监测患者的临床反应。氧饱和度和呼吸功的改善及呼吸频率下降，均是经鼻高流量治疗有效的迹象。

经鼻高流量治疗约30分钟后，如果出现呼吸急促或胸腹矛盾呼吸，可能需要气管插管。经证明，呼吸频率氧合（ROX）指数是一个准确、客观的指标，可用于预测经鼻高流量失败以及插管需求。ROX指数是指脉氧仪测量的氧饱和度与设置$FiO_2$的比值，再除以呼吸频率。例如，氧饱和度90%、呼吸频率30次/分、$FiO_2$ 100%的患者的ROX指数为3：

$$\text{ROX指数}=90\div 1\div 30=3$$

经鼻高流量治疗2h，ROX指数<2.85、6h<3.5或12h<3.85均能准确预测插管需求。因此，随时间连续监测ROX指数有助于决策是否插管。休克和高度危重患者，经鼻高流量会无效，对于此类人群需要密切监测和重新评估插管需求。经鼻高流量最常用于低氧性呼吸衰竭，特别是对肺炎患者。一项针对成人急性低氧性呼吸衰竭的多中心随机试验显示，与非重复呼吸面罩或无创通气相比，经鼻高流量可显著降低死亡率。该研究还显示，在更严重的低氧血症亚组（$PaO_2 : FiO_2<200$）中，使用经鼻高流量的插管率更低。大多数入组患者呼吸衰竭的原因是肺炎，如果基础病因含高碳酸血症、哮喘或CHF，则将这些患者排除在外。目前，缺乏CHF和COPD急性加重患者使用经鼻高流量氧疗的

证据。鉴于无创通气在COPD和CHF治疗中的高水平证据，经鼻高流量氧疗不应作为这些疾病的一线治疗方法。然而，许多不耐受无创通气面罩接口的CHF或COPD急性加重患者，可谨慎选择经鼻高流量氧疗。

经鼻高流量耐受性良好，几乎没有禁忌证。同无创通气一样，唯一的绝对禁忌证是需要气管插管者。应密切监测使用经鼻高流量的患者是否有换气或呼吸功恶化的迹象，以免延迟插管。对于最近接受面部或鼻部手术或者颅面畸形的患者，应避免使用经鼻高流量，因为无法正确佩戴鼻导管。活动性鼻出血也是该疗法的相对禁忌证。严重并发症，如气压伤或误吸的发生风险很低。

## 关于COVID-19大流行的考虑

感染COVID-19后，可发展为严重的病毒性肺炎，导致急性呼吸窘迫综合征（ARDS）。随着新冠病毒感染患者出现进行性低氧血症，通常需要更积极的呼吸支持，无创通气或者经鼻高流量。关于COVID-19应用何种呼吸支持方式更优，目前的研究数据非常有限。来自非COVID-19肺炎的数据表明，经鼻高流量可能是ARDS的首选方式。对于呼吸功增加、肺影像学（胸部X线片或CT）显示可复性实变，或COPD和CHF急性加重导致呼吸衰竭的COVID-19患者，或许更适合无创通气。经鼻高流量和无创通气一般都会产生气溶胶，故而，除了标准PPE外，还应采取措施预防空气传播（负压病房和N95口罩）。

**要点总结**

- 已证明无创通气可降低CHF和COPD急性加重患者的气管插管率和死亡率。
- 经鼻高流量氧疗主要用于急性低氧血症、非高碳酸血症型呼吸衰竭的患者。
- ROX指数是有助于预测经鼻高流量失败和气管插管需求的客观指标。

（刘春广 译 王金荣 校）

# 第8章　急诊室气管插管和呼吸机辅助：呼吸机基础教程

Jessica Fozard， Krystle Shafer

夜班期间，急诊室医生接到了当地紧急医疗服务（EMS）的通知：一例45岁男性出现心脏骤停，到达急诊室之前，自主循环刚刚恢复。当晚医院人手不足，呼吸治疗师和重症监护团队正忙于抢救楼上另一例危重患者。EMS团队在前往急诊室途中成功为患者气管插管，急诊室医生通过听诊双侧呼吸音和观察连续二氧化碳波形，确认插管位置正确。急诊室团队将患者转移到担架上，开放另外一条静脉输液通路，心电图没有显示心肌缺血迹象，患者生命体征稳定。经验丰富的急诊科护士提示，科室有呼吸机可用，是否为患者接上呼吸机？以便医护人员不必再手动操作简易呼吸器而能做更多事。

## 现在该怎么办？

机械通气常常令人生畏，尤其是不熟悉机器/管路连接和初始设置时，当急诊科医生在掌握安全使用呼吸机的基本知识后，可尝试操作。一般来说，机械通气的策略应根据患者的基础疾病过程进行个体化制定，通过确定满足机械通气指征所需的分钟通气量（MV）和氧气输送量来实现。高MV和正常MV需求的患者，机械通气参数设置有所不同，但均应接受维持脉氧饱和度所需的最低吸氧浓度（$FiO_2$）。此外，肺保护策略至关重要，如限制潮气量（$V_T$）、维持或改善肺复张性、限制气道压，以及尽量降低高氧血症/潜在氧中毒风险。

机械通气前，首先选择通气模式：压力模式或容量模式。由于每个患者都能从肺保护性$V_T$通气中受益（更多内容见本章节后面部分），最好选择容量辅助-控制模式。因此，结合本章节目的，将首先关注这种模式。此外还必须设置其他4个参数。优化$V_T$和呼吸频率（RR）［改善通气、二氧化碳（$CO_2$）清除以及气体交换］；滴定呼气末正压（PEEP）和$FiO_2$改善供氧。

对于大多数患者而言，初始呼吸机设置如下：

1. 选择“容量控制模式”，该模式又称辅助-控制模式、强制控制通气模式。
2. 设置$V_T$为4～8mL/kg［理想体重（IBW）］，即肺保护性通气（低潮气量）。IBW基于身高计算。
3. 设置呼吸频率在12～20次/分，以达到目标MV；MV越高，清除的$CO_2$就越多。正常MV约为8L/min。哮喘或其他阻塞性肺疾病可能需要更长的呼气时间，MV可能较低。
4. 设置初始$FiO_2$为100%，特别是合并急性低氧性呼吸衰竭者。目标是尽快将$FiO_2$滴定至60%以下，以避免高氧引起的继发性损伤。
5. 在非慢性肺疾病人群中，一般设置初始PEEP为5～8cm$H_2O$。

上述参数对限制性急性肺损伤（ALI）或呼吸机相关性肺损伤（VALI）尤为重要。ARDSNet ARMA研究显示，肺保护策略可降低死亡率，最主要的是降低了$V_T$。因此，应在病程早期就使用低$V_T$通气，无论是为限制还是预防VALI。

## 压力控制通气

压力控制通气名副其实，操作者设置压力（气道压或驱动压，Pi）、吸气时间、最小呼吸频率、PEEP和$FiO_2$。$V_T$、流速和总呼吸频率取决于患者。这种模式的缺点是输送的容量是可变的。如果气道压升高并达到设定值时，呼吸输送将终止，导致MV下降。同样，在急性呼吸窘迫综合征（ARDS）患者中，无法控制$V_T$，患者可能因过高且不受控制的$V_T$而受到伤害。那么为什么要使用这种模式呢？一种想法是此模式可能对患者来说更舒适，更符合递减流速生理模式，类似于呼吸的自然力学。

如果出于某种原因选择这种模式，初始设置如下：

1.选择压力控制模式。

2.设置初始压力，从5～20cmH$_2$O不等，当然也可以变化。

3.设置呼吸频率在12～20次/分，以达到目标MV，8L/min或6mL/kg（IBW）。

4.初始$FiO_2$设置为100%，特别是低氧性呼吸衰竭。

5.非慢性肺疾病人群，一般设置初始PEEP为5～8cmH$_2$O。

## 肺保护性通气

### 容量目标

为什么急诊科医生应关注这一目标?毕竟，急诊科医生的主要工作是在患者危重时进行治疗，稳定情况，然后将其转移到ICU——考虑到早期通气有帮助，ARDSNet证明低$V_T$和肺保护性策略可降低死亡率，所以对大多数机械通气患者可常规使用，特别是ARDS患者[1]。此后其他研究也确认，这种策略应该用于所有机械通气患者，无论年龄、合并症或需要通气的病理学如何。Fuller等证实，在急诊科就开始肺保护性通气是安全有效的，且可减少ICU住院时间和医院住院时间，同样也可减少机械通气时间。急诊科早期治疗将影响患者住院治疗的轨迹，因此在机械通气初始阶段，为了康复而优化设置至关重要。

值得注意的是，对肥胖患者设置或选择$V_T$容易出错，导致初始$V_T$偏高。实际上，同龄的肥胖人群与瘦人的骨架结构相同，不要被体型误导。用理想体重计算和选择初始$V_T$，例如，70kg（IBW），计算$V_T$为6×70=420mL，意味着$V_T$为

6mL/kg；200kg患者，IBW是100kg，那么$V_T$是6×100=600mL。此外，不要假设所有患者的IBW都是70kg；例如，与身高5英尺1英寸（154.9cm）的女性相比，6英尺6英寸（198.1cm）的男性需要的基于6mL/kg的$V_T$要大得多。IBW接近，但体型较大的患者可能需要更高水平的PEEP，以有效地氧合和通气。

IBW计算方法如下：

男性：IBW=50+［2.3×（身高（英寸）−60）］

女性：IBW=45.5+［2.3×（身高（英寸）−60）］

在呼吸机上、呼吸机存放区或复苏室张贴相关卡片，便于医生随时察看（表8.1和表8.2），以备急用。常规测量患者身高，可以计算出更准确的$V_T$。这些简单信息，在后期管理过程中有利于确定呼吸机设置。

表8.1 ARDSNet PEEP表

低PEEP/高$FiO_2$

| | | | | | | | | |
|---|---|---|---|---|---|---|---|---|
| $FiO_2$ | 0.3 | 0.4 | 0.4 | 0.5 | 0.5 | 0.6 | 0.7 | 0.7 |
| PEEP | 5 | 5 | 8 | 8 | 10 | 10 | 10 | 12 |

| | | | | | | | |
|---|---|---|---|---|---|---|---|
| $FiO_2$ | 0.7 | 0.8 | 0.9 | 0.9 | 0.9 | 1.0 | |
| PEEP | 14 | 14 | 14 | 16 | 18 | 18-24 | |

更高的PEEP/更高的$FiO_2$

| | | | | | | | | |
|---|---|---|---|---|---|---|---|---|
| $FiO_2$ | 0.3 | 0.3 | 0.3 | 0.3 | 0.3 | 0.4 | 0.4 | 0.5 |
| PEEP | 5 | 5 | 8 | 8 | 10 | 10 | 10 | 12 |

| | | | | | | | |
|---|---|---|---|---|---|---|---|
| $FiO_2$ | 0.5 | 0.5-0.8 | 0.8 | 0.9 | 1.0 | 1.0 | |
| PEEP | 14 | 20 | 22 | 22 | 22 | 24 | |

## 压力目标

我们不能只关注$V_T$，而忽视机械通气期间产生的压力。$V_T$目标的设定允许根据患者的肺顺应性确定压力。监测平台压（$P_{plat}$）、气道峰压（PIP）和驱动压，对于限制气压伤至关重要。

$P_{plat}$是指机械通气期间小气道和肺泡的压力。在呼吸机上，$P_{plat}$在吸气暂停时测量。根据ARDSNet数据，目标$P_{plat}$<30cmH$_2$O。如果$P_{plat}$高于这个目标，最

表8.2　理想体重卡

潮气量速查表（男性）

| 身高(英制) | 身高(cm) | 预计体重 | 8mL/kg | 6mL/kg | 4mL/kg |
|---|---|---|---|---|---|
| 4’ 6” | 137.2 | 31.7 | 260 | 190 | 130 |
| 4’ 7” | 139.7 | 34.0 | 270 | 210 | 140 |
| 4’ 8” | 142.2 | 36.3 | 290 | 220 | 150 |
| 4’ 9” | 144.8 | 38.6 | 310 | 230 | 160 |
| 4’ 10” | 147.3 | 40.9 | 330 | 250 | 170 |
| 4’ 11” | 149.9 | 43.2 | 350 | 260 | 180 |
| 5’ 0” | 152.4 | 45.5 | 370 | 280 | 180 |
| 5’ 1” | 154.9 | 47.8 | 380 | 290 | 190 |
| 5’ 2” | 157.5 | 50.1 | 400 | 300 | 200 |
| 5’ 3” | 160.0 | 52.4 | 420 | 320 | 210 |
| 5’ 4” | 162.6 | 54.7 | 440 | 330 | 220 |
| 5’ 5” | 165.1 | 57.0 | 460 | 340 | 230 |
| 5’ 6” | 167.6 | 59.3 | 480 | 360 | 240 |
| 5’ 7” | 170.2 | 61.6 | 500 | 370 | 250 |
| 5’ 8” | 172.7 | 63.9 | 510 | 390 | 260 |
| 5’ 9” | 175.3 | 66.2 | 530 | 400 | 270 |
| 5’ 10” | 177.8 | 68.5 | 550 | 410 | 280 |
| 5’ 11” | 180.3 | 70.8 | 570 | 430 | 290 |
| 6’ 0” | 182.9 | 73.1 | 590 | 440 | 290 |
| 6’ 1” | 185.4 | 75.4 | 610 | 450 | 300 |
| 6’ 2” | 188.0 | 77.7 | 620 | 470 | 310 |
| 6’ 3” | 190.5 | 80.0 | 640 | 480 | 320 |
| 6’ 4” | 193 | 82.3 | 660 | 500 | 330 |

潮气量速查表（女性）

| 身高(英制) | 身高(cm) | 预计体重 | 8mL/kg | 6mL/kg | 4mL/kg |
|---|---|---|---|---|---|
| 4’ 6” | 137.2 | 36.2 | 290 | 220 | 150 |
| 4’ 7” | 139.7 | 38.5 | 310 | 230 | 160 |
| 4’ 8” | 142.2 | 40.8 | 330 | 250 | 170 |
| 4’ 9” | 144.8 | 43.1 | 350 | 260 | 170 |
| 4’ 10” | 147.3 | 45.4 | 370 | 270 | 180 |
| 4’ 11” | 149.9 | 47.7 | 380 | 290 | 190 |
| 5’ 0” | 152.4 | 50 | 400 | 300 | 200 |
| 5’ 1” | 154.9 | 52.3 | 420 | 320 | 210 |
| 5’ 2” | 157.5 | 54.6 | 440 | 330 | 220 |
| 5’ 3” | 160.0 | 56.9 | 460 | 340 | 230 |
| 5’ 4” | 162.6 | 59.2 | 480 | 360 | 240 |
| 5’ 5” | 165.1 | 61.5 | 490 | 370 | 250 |
| 5’ 6” | 167.6 | 63.8 | 510 | 390 | 260 |
| 5’ 7” | 170.2 | 66.1 | 530 | 400 | 270 |
| 5’ 8” | 172.7 | 68.4 | 550 | 410 | 280 |
| 5’ 9” | 175.3 | 70.7 | 570 | 430 | 290 |
| 5’ 10” | 177.8 | 73.0 | 590 | 440 | 290 |
| 5’ 11” | 180.3 | 75.3 | 600 | 450 | 300 |
| 6’ 0” | 182.9 | 77.6 | 620 | 470 | 310 |
| 6’ 1” | 185.4 | 79.9 | 640 | 480 | 320 |
| 6’ 2” | 188.0 | 82.2 | 660 | 500 | 330 |
| 6’ 3” | 190.5 | 84.5 | 680 | 510 | 340 |
| 6’ 4” | 193 | 86.8 | 700 | 520 | 350 |

简单的方法是降低通气 $V_T$［通常是每次减少 1mL/kg（IBW）］和（或）降低 PEEP。

PIP 包括小肺泡压力和大气道压力，是吸气期间施加到肺部的最高压力。如果不加以控制，高 PIP 会导致气压伤。

驱动压是 $P_{plat}$ 减去 PEEP。研究表明，其目标值应设为<15cm$H_2O$。滴定 PEEP、镇静和神经肌肉阻滞，以及俯卧位通气，是降低驱动压的早期可用策略。目前，驱动压管理应视为安全通气的辅助措施。

监测高气道压，限制呼吸机诱发的肺损伤（VILI）或 VALI。VILI 气压伤包括气胸、纵隔气肿、支气管破裂和肺泡过度膨胀。随着时间推移，气压伤会使细胞不断受到损伤，进而发展为 ARDS。机械通气可能因过高的压力、容量和塌陷肺段再开放（复张）导致创伤而损伤肺部。

## 允许性高碳酸血症

机械通气患者 $V_T$ 不应超过 8mL/kg。然而在 ARDS 患者中，初始 $V_T$ 8mL/kg 是可以接受的，并在开始机械通气后 2h 内达到 6mL/kg 的目标。为了弥补由此带来的 MV 下降，最简单的方法是增加呼吸频率。然而有些患者即使增加呼吸频率，$V_T$ 降低也会导致高碳酸血症。由于控制 $V_T$ 至关重要，ARDSNet 接受允许性高碳酸血症和低 pH 值目标。如果 pH 值为 7.3 或以上，不需要做任何改变。如果 pH 值为 7.15～7.3，建议增加呼吸频率，最多到 35 次/分，除非在 35 次/分之前产生呼吸叠加，直到达到 pH 值为 7.3 的目标或 $pCO_2$<25mmHg。对于 pH<7.15 者，建议 $V_T$ 上调 1mL/kg，最多到 8mL/kg，以提高 pH 值，并且也可考虑补充碳酸氢盐。只要 pH>7.15，就不要改变 6mL/kg 策略的 $V_T$；应转向专注优化呼吸频率，允许存在允许性高碳酸血症和轻度呼吸性酸中毒。

## PEEP 滴定

应从 PEEP 为 5cm$H_2O$ 的最小值开始，唯一的例外是哮喘患者，可能适合无 PEEP。如上所述，PEEP 指的是在呼气末的肺泡内压，以防止肺泡塌陷，并辅助氧合，防止肺泡在呼气期间由开放变为塌陷，是维持肺泡开放、参与气体交换的首要目标。在部分肺区域，PEEP过高可能导致气压伤和气胸。在吸气和呼气期间，胸腔内正压过高会增加右心室后负荷，并可能降低前负荷，表现为低血压和心输出量下降。对于合并重度ARDS的患者，PEEP过高会使相对健康的肺泡过度膨胀，进而导致氧合恶化进而造成肺泡损伤。最后，在哮喘和慢性阻塞性肺病（COPD）等病症中，存在气道陷闭和由此导致的呼气时间延长，更高的PEEP可能加重这一过程。

为了帮助设置PEEP目标，ARDSNet提供了两个PEEP滴定表，一个采用低PEEP策略，另一个采用高PEEP策略。例如，合并COPD、右心室功能障碍和休克未控制的患者，应该采用低水平PEEP滴定。对于大多数新插管患者，建议从5～8cm$H_2O$水平开始，并根据ARDSNet表格进行调整，同时关注血压、PIP/$P_{plat}$和氧合指数，以协助指导滴定过程（见表8.1）。

## $FiO_2$滴定

$FiO_2$应尽快滴定至患者能够耐受的水平，以避免高氧引起的细胞损伤。根据ARDSNet，血氧饱和度目标是88%～95%，氧分压（$PaO_2$）目标是55～80mmHg。对大多数插管患者来说，这是一个很好的指导方案。然而，某些患者可能需要更高的氧合目标，如妊娠女性。同样，COPD氧合目标可以是88%～92%，以避免呼吸驱动力下降。

## 患者体位

除非有禁忌证，一些简单措施（如床头抬高至少30°）也有助于通气、肺泡复张和预防VAP。急诊室中，床头抬高可能很容易忽视。确保没有如腹部膨隆等其他影响通气的问题也会有所帮助，这可以通过放置鼻胃管来缓解。俯卧位几乎没有绝对禁忌证，此时，如果医生在急诊室照顾一位即将转送至ICU的患者，这可能是个救命的操作。在急诊科让ICU团队和护理人员协助开始俯卧位，虽然听起来很极端，但在某些情况下可能是必要的。

## COVID-19的考虑

COVID-19患者与机械通气相关的特殊情况值得关注。管理的第一步，是否插管和呼吸机初始设置，基本上相同。继续使用熟悉且安全的通气模式，不尝试不熟悉的高级设置。不过，这些患者处于恶化的高风险中，需求可能迅速升级，可能需要紧急俯卧位通气，可能有效也可能无效。由于储备能力很差，即使采用肺复张手法，其血氧饱和度也会迅速大幅下降，且恢复时间极长，难以应对，极具挑战性。他们仍然面临着气压伤的风险，并易于出现气胸、纵隔气肿以及高压通气或过度肺复张手法带来的其他负面影响。

## 镇静、镇痛及监测

确保气道安全后，首要任务是维持患者安全，并在急性期内纠正其异常生理状态。镇痛与镇静应按需进行，以确保充分氧合/通气，并理想地结合肺保护性策略。Freeman等人对急诊科机械通气镇静的相关文献进行了详尽综述，尤其关注了ICU床位紧张的情况。深入分析已知信息后，我们发现急诊科的处理对患者死亡率、住院时长乃至整个ICU治疗过程都至关重要[2]。控制疼痛是首要措施，若采取适当措施后患者仍感不适或焦虑，则需额外给予镇静治疗[3]。在多数情况下，插管前会给予患者肌松剂和镇静剂，因此，确保疼痛药物已开医嘱且护理人员可提前给药至关重要，随后需根据患者的呼吸力学和（或）经验证的疼痛量表（如重症监护疼痛观察工具）进行后续处理。通常每10~30min重新评估一次，并根据量表（常用量表有RIKER和RASS）和目标进行滴定调整。团队（包括护士、呼吸治疗师、医疗服务提供者和医师）间就患者对药物的反应及镇静方案的潜在调整进行良好沟通同样重要。根据镇静评分和目标，通常需持续输注药物，并辅以间断静脉注射。此外，准备可推注使用的血管加压药（例如，去氧肾上腺素80～100μg）以应对插管后立即出现的低血压情况，也是关键准备步骤。图8.1所示为适用于急诊室的镇静流程示例。

若急需药物而工作人员正等待输注，快速医嘱使用芬太尼（50～100μg）

**成人急诊室患者插管后镇静流程**

注释：

（1）如果担心低血压，请准备好血管加压药（例如，去氧肾上腺素，100μg，静脉注射）。

（2）尽管仍有发生低血压的风险，但丙泊酚持续滴注相比推注更不易引发低血压。对于血压正常且在使用芬太尼和丙泊酚持续滴注时仍持续躁动的患者，可考虑使用0.5～1mg/kg的丙泊酚推注。

（3）丙泊酚需要估计或测量体重才能泵入［μg/（kg·min）］。芬太尼通常以μg/h的单位泵入（不基于体重）。

（4）急诊室内维持合适镇静的经典剂量：

丙泊酚10～50μg/（kg·min）

芬太尼50～200μg/h

（5）如果患者不能耐受丙泊酚，咪达唑仑（Versed，罗氏公司药物品牌）是用以连续输注的二线镇静药物选择。起始剂量为：咪达唑仑2mg静脉推注，随后1mg/h连续输注。透析患者避免使用咪达唑仑。

（6）对于插管前有精神抑郁的患者，插管后可能无法语言唤醒或进行眼神接触，但仍可能从急诊室镇静中受益。

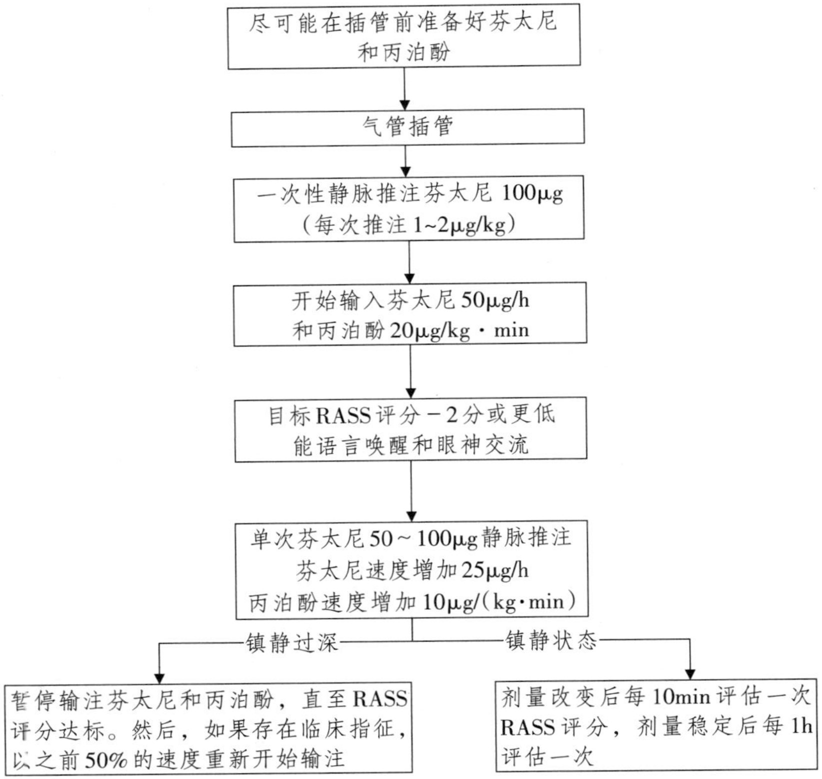


**图8.1** 急诊室气管插管患者留观期间的镇静管理方案。

和咪达唑仑（2～4mg）可能有助于插管后迅速维持镇痛和镇静。这些药物易于获取，且为大多数急诊科医生和护士所熟悉，不受资源或急诊科位置限制。维持镇静的经典输液剂量范围是丙泊酚10～50μg/（kg・min）和芬太尼50～200μg/h。即使插管前患者精神状态抑郁，镇静治疗仍有助于实现呼吸机同步并防止患者觉醒。但是，咪达唑仑在终末期肾脏病透析患者中的代谢会减慢，并可能在老年患者中诱发谵妄，因此，应尽量避免咪达唑仑使用过量。

## 机械通气管理的监测

本章虽多次提及通气管理监测，但并未深入讨论。虽已提及目标与参数，但在繁忙的急诊科，面对等待ICU床位的患者，应当如何实现这些目标与参数？需考虑现有资源——有时可用的是i-STAT（品牌：雅培）手持血气分析仪；有时每次调整呼吸机后都需检测动脉血气（ABG），检测频率依患者情况、插管原因及人员配备而定，可能每30min一次，也可能每班一次。若需频繁调整，通常建议每2~4h安排一次ABG检测，急性呼吸窘迫综合征（ARDS）患者尤需如此。这可确保频繁复测，且在一般急诊科中，因需兼顾其他患者，复测机会较少。若氧合良好且$SpO_2$监测可靠，则无须ABG/i-STAT检测。只要饱和度保持充分，即可逐渐降低$FiO_2$。必须一再强调，针对不同患者及其插管的具体原因，上述处理会有所不同。

## 调整呼吸机设置和故障排除的基础

在调整设置时，考虑目标：气体交换（通过设置呼吸频率和Vt增加或减少MV从而清除$CO_2$）和氧合（使用PEEP和$FiO_2$）。这可能是一个适应性动作，但都是基于目标和患者反馈而调整呼吸机参数的。

### 示例1

初始ABG显示$CO_2$升高和pH 7.22。首先，最大限度上调呼吸频率；其次，如果有需要则增加$V_T$至最大安全水平（8mL/kg）。增加呼吸频率将增加MV，从而增加$CO_2$的清除，但效果不如先增加潮气量那么显著。原因是初始设置

12次/分×500mL（$V_T$）=6L/min，如果首先增加$V_T$，例如，12次/分×750mL=9L/min；另一方面，如果首先增加呼吸频率，例如，16次/分×500mL=8L/min，与初始的6L/min相比，MV上升幅度要少得多。因此，在决定增加多少呼吸频率以达到理想的pH和$pCO_2$目标值时，请记住这一点。

## 示例2

如果$CO_2$太低怎么办？与上述问题不同，要么减少呼吸频率，要么减少$V_T$。镇静不充分、疼痛和焦躁可能导致患者过度呼吸而超过呼吸机设定的呼吸频率，患者需要更多的镇静/镇痛药物。

## 示例3

如果氧合不满意怎么办？初始$FiO_2$一般设置为100%，当$PaO_2$或$SaO_2$允许时再下调。如果是氧合不足的问题，首先增加$FiO_2$。当$FiO_2$持续为100%且氧合仍然有问题时，逐步增加PEEP可使更多的肺泡复张和改善氧合。务必评估其他可能导致氧合不足的问题，如气管插管移位、阻塞、气胸或设备故障。

## 示例4

如果发生支气管痉挛怎么办？给予足够的时间呼气，因为主要问题可能是气体陷闭，使用呼吸机时这可能是致命的。气体陷闭发生在呼气尚未完全完成时，导致每次呼吸后肺部残留的气体不断增加。如果不加以控制，可能导致低血压、气胸甚至死亡。呼吸叠加是人机同步问题，可通过减少呼吸频率和$V_T$，调整吸/呼比值延长呼气时间，调整流量或压力触发灵敏度，或充分镇静改善人机同步等措施来应对。在维持人机匹配的同时，继续使用支气管扩张剂治疗基础问题。

## 示例5

如果血氧饱和度突然下降怎么办？要考虑使用呼吸机时导致缺氧的原因，如前所述——例如，气管插管可能移位或阻塞。可通过直接观察或使用其他方法（如X线片或呼气末二氧化碳波形连续监测）来确认气管插管是否在位。如果担心有阻塞，可尝试经气管插管插入吸痰管。另一个导致突然缺氧的原因可能是气胸，特别是在正压通气时，因此，对此要保持高度警惕，并立即用针减压、胸腔穿刺术或胸腔引流管进行治疗。最后，还要考虑设备故障这一原因：断开与呼吸机的连接，用简易呼吸器进行通气，并重新评估。其他可能导致缺氧的潜在原因包括黏液阻塞、主支气管插管或移位，以及肺栓塞。除此之外，有关难治性缺氧患者的高级管理策略，参阅第9章。

## 示例6

如果PIP过高怎么办？第一步是确定导致高压的问题。在PIP升高的情况下，通过吸气暂停或吸气保持以检查$P_{plat}$。当此压力升高或接近PIP时，问题在于肺顺应性。最可能的原因考虑是ARDS、肺水肿、肺不张、气胸或主支气管插管。如果$P_{plat}$低且肺动脉压（PAP）升高，可能是阻力问题，检查气管插管确保没有扭结，评估是否存在黏液堵塞或支气管痉挛并治疗。

**要点总结**

- 如果呼吸机管理出现问题，且所有故障排除方法都不奏效，建议立即改用简易呼吸器对患者进行通气。
- 复查呼吸机参数设置，特别是$V_T$和PEEP设置。
- 监测$P_{plat}$以限制肺损伤。
- 在患者能耐受的前提下，尽早降低$FiO_2$。
- 注意呼吸叠加，特别是有阻塞性肺疾病的患者。

（章文豪 译　王金荣 校）

# 第9章　我仍不能呼吸：急性呼吸窘迫综合征与高级通气策略

Ashley Miller，Cassidy Dahn

患者，男，65岁，就诊于急诊室，同时伴有发热、咳痰及全身乏力。入院生命体征：血压95/50mmHg，心率110次/分，呼吸室内空气下$SpO_2$ 83%，呼吸频率35次/分，核心体温39°C，体重90kg，身高178cm。

COVID-19快速检测结果呈阴性。初步行脓毒症经验性治疗，使用抗生素并进行补液，但病情从低氧性呼吸功能不全进展为低氧性呼吸衰竭，最终给予低剂量依托咪酯快速序贯气管插管，并应用肌肉松弛药。胸部X线检查（图9.1）显示多叶性肺炎，实验室检查发现白细胞增多及乳酸酸中毒。给予容量辅助控制通气模式（潮气量550mL，呼吸频率20次/分，呼气末正压5cmH$_2$O，吸入氧浓度100%），初次动脉血气分析结果：pH 7.30，$PaCO_2$ 33mmHg，$PaO_2$ 105mmHg。呼吸机持续发出“气道高峰值”警报，患者血氧饱和度缓慢降至80%。

## 现在该怎么办？

对于许多急诊医生来说，患者持续缺氧使用呼吸机，这是一场噩梦。虽然许多医生自认是气道专家，但在处理复杂的呼吸机管理问题时，并不总是游刃有余。对于急性呼吸窘迫综合征（ARDS）患者，需遵循一些简单的管理原则，特别是患者进入ICU之前的早期呼吸机管理，直接关乎生死。

识别ARDS是第一步。ARDS是一种急性、全身性的肺部炎症的过程，伴有低氧血症，肺顺应性下降，致死率高。其起病隐匿，临床表现可能并不典型，因此，对危重症患者保持高度警惕至关重要。对于进行性呼吸困难、缺氧加重且胸部影像学检查显示双侧肺泡浸润的患者，应考虑ARDS可能。患者可表现为呼吸急促和（或）呼吸窘迫，心动过速，肺部听诊可闻及弥漫性湿啰音，随着病情进展，可能出现发绀、出汗和意识混乱。对于已经气管插管并使用呼吸机的患者，ARDS可能表现为呼吸机高压警报，以及血氧饱和度或动脉血氧分压（$PaO_2$）呈下降趋势[1,2]。

要认识到，ARDS的临床表现往往与其他诊断重叠，包括那些可导致ARDS的诊断。目前已确定60多种ARDS病因，但大多数归因于脓毒症、误吸和肺炎。其他主要的诱发因素包括创伤（尤其是双侧肺挫伤或脂肪栓塞）、输血、移植和药物（包括非法药物和处方药）。另一个诊断难题是区分ARDS与心源性肺水肿。床旁超声心动图有助于评估心脏功能，然而在心源性肺水肿和ARDS中均可观察到肺部B线。如果诊断不明确，最好谨慎行事，将ARDS纳入鉴别诊断，因为漏诊和早期不当治疗可能导致不良结局[1,3,4]。

该患者肺炎继发感染性休克，临床表现、实验室检验和胸片（见图9.1）符合柏林定义的中度ARDS标准[4]。诊断标准涵盖以下几点：①呼吸系统衰竭非心力衰竭所致；②诱发性临床损伤出现在一周内；③胸部影像学检查显示双侧阴影。此外，将患者归类为ARDS还需依据$PaO_2/FiO_2$（P：F）比值。根据低氧血症的严重程度，P：F比值可将患者分为轻度（P：F≤300mmHg）、中度（P：F≤200mmHg）和重度（P：F≤100mmHg）。值得注意的是，急诊医师对ARDS严重程度的分类至关重要，因为不同分级的低氧血症需采用不同的管理策略（例如，考虑俯卧位通气）。此外，ARDS的严重程度与高死亡率密切相关[5]。

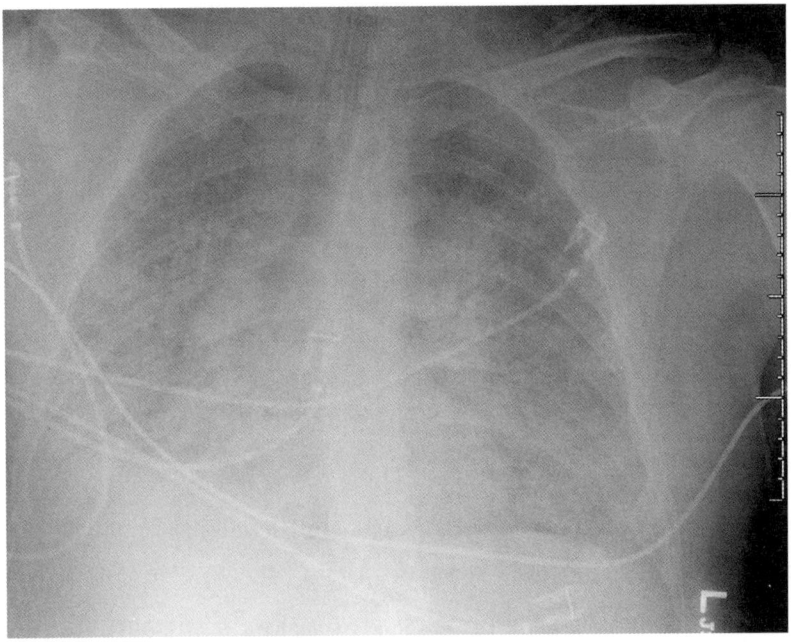

图9.1　ARDS胸部X线片。

治疗ARDS的主要策略，除解决原发病因外，关键在于实施恰当的呼吸机管理和肺保护策略。其中，小潮气量通气（4~8mL/kg理想体重）显得尤为重要。研究表明，采用小潮气量通气与ARDS死亡率降低密切相关：相较于大潮气量通气[6]，采用6mL/kg理想体重通气策略的患者生存率更高，且非呼吸机治疗时间更长。在急诊科早期启动小潮气量通气策略已证实能够改善患者预后，降低死亡率。该策略能有效减少肺泡过度膨胀并进一步降低肺损伤风险。实施时，仅需医生测量（或估算）患者身高，以确定其理想体重或预测体重。以6mL/kg作为起始值通常是合理的，医生可根据患者的具体呼吸需求进行适度调整。若条件允许，临床医生甚至可在插管前计算患者的预测体重，以便在患者上机前设定合适的潮气量（详见第8章）。

除了依据预测体重制订肺保护策略外，医生还可通过监测平台压来辅助ARDS的治疗。通常需要在患者麻醉状态良好或至少充分镇静的情况下，通过吸气暂停来检查呼吸机与患者呼吸的同步性。平台压与肺顺应性密切相关。根据LUNG SAFE研究的结果，平台压较低的患者（同时伴有较低的峰压和驱动压、较高的PEEP以及较低的呼吸频率）预后更佳[3]。因此，在调整PEEP时，应密切关注平台压值。若平台压>30cm$H_2O$，为避免进一步增加PEEP，可考虑采用俯卧位通气或其他ARDS治疗方案。

鉴于已证实小潮气量的肺保护性通气策略能降低死亡率，多数医生倾向于在呼吸机上采用容量控制模式，以确保对这一关键指标的精确控制。然而，若患者无法在容量控制模式下接受通气及充分氧合，可考虑转换为压力控制模式，以观察患者是否能更好地耐受。但需注意，在此设置下，容量无法直接控制，因此，若未对呼吸机进行密切监测，患者发生室性心动过速的风险可能显著增加。此外，若患者的呼吸机顺应性发生突然变化，潮气量减少可能引发严重的呼吸性酸中毒。

图9.2所示为PEEP：$FiO_2$管理流程图。其中的“阶梯式”方法来自ARDSNet数据库[6]，演示如何滴定PEEP和$FiO_2$。通常，应避免使用如：PEEP为5cm$H_2O$而$FiO_2$为100%，或PEEP为15cm$H_2O$而$FiO_2$为40%的组合。应充分利用呼吸机的两方面功能来改善患者氧合情况。近来，一些临床医生更倾向于使用驱动压来滴定PEEP，而非ARDSnet阶梯图。驱动压是指平台压减去PEEP。临床医生可以评估患者在不同PEEP水平下的平台压变化。若患者从较高的PEEP中获益，其平台压将不会增加或仅轻微增加。若较高的PEEP导致肺泡过度扩张，则驱动压和平台压将显著升高。这种PEEP调整途径允许采用更具体、更个性化的策略，并以患者肺顺应性为中心。临床医生应将驱动压目标设定在<15cm$H_2O$。

机械通气优先顺序如下：

1.小潮气量通气（4~8mL/kg基于身高的预测体重），目标pH>7.25。

2.监控平台压（目标<30cm$H_2O$）。

3.以PEEP：$FiO_2$阶梯图为指导，目标为$PO_2$ 55~80mmHg，血氧饱和度>92%。

最后，需考虑镇静程度和呼吸机不同步的问题。要牢记，即便将呼吸机参数调至最佳状态，但若患者出现人机不同步，一切努力均是徒劳。临床医生可采用其他辅助措施来处理，例如：①通过退热和镇痛来降低氧耗；②为将血红蛋白水平维持在7g/dL以上而进行输血，以避免贫血导致的氧合降低；③采取

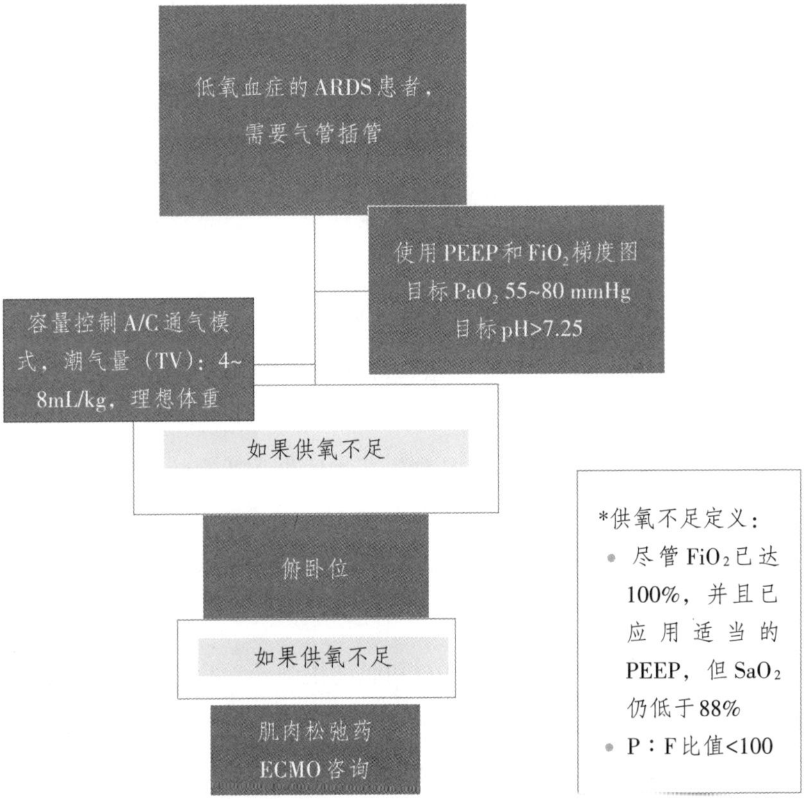


**图9.2**　ARDS管理流程图。

限制性液体管理策略[7-9]。

与大多数急诊室情况不同，对于ARDS患者，动脉血气（ABG）分析和动脉置管可略微简化诊疗过程。接受允许性高碳酸血症（通常目标pH值≥7.25），并将$PaO_2$维持在55～80mmHg。获取这一$PaO_2$值后，可计算P:F比值（即动脉血气分析中的$PaO_2$除以$FiO_2$，范围0.21~1.0），据此评估患者病情的严重程度，并判断其是否适合俯卧位通气和（或）体外膜肺氧合（ECMO）等治疗方案。

对于重症ARDS或接受其他标准ARDS治疗但病情未改善的患者，俯卧位通气可能是合理选择。俯卧位借助重力作用改变肺内压力分布，通过包括改善通气/血流（V:Q）比值在内的多种机制改善氧合并预防肺损伤。俯卧位通气与死亡率降低相关。至关重要的是，俯卧位通气不仅限于在ICU使用，在急诊科也可安全的实施，但有以下几点建议：

1. 翻转患者前，确保患者适当镇静，必要时给予肌肉松弛药。
2. 确保已完成预计在未来12～18h内可能需要进行的所有操作，如中心静脉置管、动脉置管、透析管路等；俯卧位后，这些操作将变得极为困难甚至不可能完成。
3. 确保您和团队已制订翻转患者的计划，包括由谁管理气管插管和引流管/管路、调整监护仪电极位置、翻转方向等。应有一人站在床尾监督整个过程。
4. 俯卧位专用床并不常用；只需准备一些枕头和适当的软垫，以支撑患者的受压部位[10]。

一般而言，若单独采用通气技术未成功，则应对中重度ARDS（P：F比值<100）早期、连续俯卧位通气[2,11]。

其他有争议的治疗方式包括ECMO和肌肉松弛药治疗。若患者在充分镇静后仍持续出现呼吸机不同步问题，可尝试使用肌肉松弛药，但支持使用肌肉松弛药的研究数据并不一致。我们建议试用一次冲击剂量的肌肉松弛药，以观察是否能改善患者与呼吸机的同步性，以及提高氧合/通气能力，若有效，则考虑持续静脉泵注[12,13]。若俯卧位通气、肌肉松弛药和肺保护性通气均无效，下一步可考虑ECMO。简单地说，ECMO是绕过肺部通过机器进行氧合/通气，为肺部恢复提供时间。临床医生可联系ECMO转诊中心，与ECMO专家讨论患者情况，并评估患者是否符合转诊条件，这通常是在患者接受肺保护性通气、适当PEEP和俯卧位通气后仍未改善的情况下进行。若您所在医院非ECMO中心，应尽早考虑ECMO转诊，以便患者符合条件时可加快转诊流程。

对于该患者，将$V_T$减至450mL，其峰压报警随即停止。将PEEP逐渐增至15cm$H_2O$，$FiO_2$设为80%，但其P：F比值仍<100。患者在急诊科停留的第3h，为其施行俯卧位，氧合状况几乎立即得到改善，PEEP下调至12cm$H_2O$，P：F比值升至160。最终，患者在10h后转入ICU，继续呼吸机治疗一周，最终，他在神经功能完好的情况下被拔除了气管插管。

**要点总结**

- ARDS 不易鉴别诊断，它是一种急性、全身性的肺部炎症过程，伴有低氧血症，肺顺应性下降，致死率高。
- 除了针对潜在病因进行治疗外，ARDS 的主要治疗手段是采用适当的氧合/通气技术，包括使用低潮气量（$V_T$）、PEEP 滴定策略，并保持低峰压/平台压。
- 若肺保护性通气无效，对于难治性低氧血症，俯卧位通气是下一步最佳的选择。其他可考虑的治疗方法还包括肌肉松弛药和 ECMO。

（李星虹　译　王金荣　校）

码上解锁
参考文献/
延伸阅读

# 第10章 翻转有益：实用的俯卧位

Danny VanValkinburgh， Brian T. Wessman

患者，男，50岁，因呼吸急促到社区的急诊室就诊。家属讲述，5天前，初级保健医生诊断他患有流感。之后他一直在家中，持续身体不适，伴呼吸急促加重。今晨，因呼吸困难，家属为他呼叫EMS，被送至急诊室时，患者出现呼吸急促、心动过速和呼吸窘迫症状；听诊时，双侧所有肺野都有湿啰音；吸入室内空气，初始血氧饱和度为77%；胸片显示双侧斑片状浸润影，同时需要气管插管；动脉血气显示持续的低氧血症，尽管吸入氧浓度（$FiO_2$）为100%，呼气末正压（PEEP）为12.5cm$H_2O$，但$PaO_2$仅为53mmHg。床旁超声显示心功能正常，无容量过负荷的证据。胸部CT成像显示双侧斑片状浸润影，无肺栓塞征象。回顾急性呼吸窘迫综合征（ARDS）的柏林标准：已知损伤在7天内发生，影像学上双肺浸润影，呼吸衰竭不能完全用心力衰竭或容量超负荷解释，$PaO_2/FiO_2$（P:F）比值<300（至少需要PEEP为5cm$H_2O$），诊断为ARDS。患者即将收住ICU，然而，在急诊室留观几个小时后，他的血氧饱和度继续降低。

## 现在该怎么办？

这位患者表现出的症状和体征令人担忧，可能是由ARDS引起的1型呼吸衰竭。ARDS是一种组织学诊断，其特征是肺实质中弥漫性肺泡损伤，表现为透明膜形成和肺泡壁增厚。生理上，ARDS是一种急性肺损伤过程，导致肺泡炎症，影像学上出现肺浸润，以及无法维持适当的氧合。柏林标准，于2012年经过审查，其关于ARDS的定义被人们广泛接受，包括四条：①在已知损伤后7天内发生急性肺损伤或呼吸症状恶化；②胸部放射影像学显示双肺浸润；③肺水肿不能完全由心源性水肿或容量过负荷解释；④低氧血症，低氧血症的定义：在至少5cm$H_2O$的呼气末正压（PEEP）或持续气道正压（CPAP）支持下，P∶F比值<300。结合柏林标准，继而可根据ARDS患者的P∶F比值对患者进行风险分层：轻度，201~300mmHg；中度，101~200mmHg；重度，<100mmHg。根据P∶F比值测算的死亡率为轻度27%，中度32%，重度45%。本案例中的患者具有与ARDS一致的特征，可能由于他之前的病毒感染诱发了持续的肺炎，因此可将其归为重度ARDS。

对ARDS的治疗在过去几十年不断进展，其死亡率已显著降低。ARDS的炎症变化通常因机械通气引起的容积伤、气压伤、不张伤、高氧和容量超负荷而加剧。目前的治疗策略旨在最大限度地减少进一步的肺损伤并改善氧合。设置理想体重6~8mL/kg的低潮气量，以期最大限度地减少容积伤。通过维持平台压<30mmHg来拮抗气压伤。在机械通气初始时，至少将PEEP设置为5cm$H_2O$，根据缺氧的程度逐步调整PEEP水平可减轻不张伤。通过将$PaO_2$水平目标设定为55~80mmHg或$SpO_2$>93%，可避免高氧。恰当的呼吸机管理是ARDS管理的基石之一，也是最有效的治疗方式。同时，临床医生需推进实施限制性液体复苏策略并避免过度的容量复苏；请记住，肺不喜欢“湿”；其他治疗方法，如神经肌肉阻滞剂、糖皮质激素的使用和体外膜肺氧合（ECMO）都是积极的治疗手段，但目前临床研究结果喜忧参半，可能对某些特殊的ARDS表型有益；另外，改善氧合更成功的一种策略是俯卧位。

Guérin等人在《新英格兰医学杂志》上发表的一项大型研究是最早的研究之一，表明在治疗严重ARDS时早期使用俯卧位可降低死亡率[1]。以前的研究表明氧合得到改善，呼吸机引起的肺损伤就会减少；然而，没有一项研究显示改善氧合可以降低死亡率。俯卧位，由于正压通气的压力和应变的重新分配以及通气/血流（V/Q）再分配而降低了死亡率。俯卧位时，重力依赖区域的肺组织灌注得到改善，同时该区域的肺泡通气也增加。总体而言，俯卧位时患者的氧合改善，肺损伤减轻。Guérin等人使用的方案是在ARDS病程的早期开始的，要求患者至少连续16h处于俯卧位。之后，患者每天接受“去俯卧位”试验，以评估临床改善情况。现今，在重度ARDS中，俯卧位被视为一种可行的治疗选择，有助于降低死亡率。该操作可在急诊室进行，并且应作为难治性低氧血症治疗流程的一部分。

虽然俯卧位有益处，但也有潜在的副作用和局限性。安全顺利地将患者从仰卧位改为俯卧位而不发生气管插管或静脉通路移位，需要多人协同操作。有多种俯卧位技术，其中Guérin等人描述的这种方法，在新英格兰医学杂志网站上的在线视频中有演示。“俯卧位前标准核查表”有助于安全地为患者实施俯卧位通气（框10.1）。具体操作是，患者平躺，从头至足将所有线路和监测导线水平放置，将患者翻到侧位，把心脏监测导线换到背部，再将患者滑动到床边，然后翻转患者至俯卧位，用枕头或软泡沫支撑头部，将头转向一侧。面部和四肢等部位的受压时间过长会产生压疮，应采取措施预防压疮，通常会在面部、下颏和肩部预防性使用水凝胶敷料。每天还必须移动患者数次，将手臂置于“游泳手势”有助于重新分配皮肤压力。还可以使用眼药水和眼罩来减少眼部损伤。在俯卧位时，若病情严重恶化，如果没有足够的帮助，可能无法快速翻转回仰卧位。在心搏骤停的情况下，从俯卧位再将患者恢复仰卧位可能会延迟胸外心脏按压，不过也有数据显示俯卧位时“背部按压”法有潜在益处（本章作者倾向于使用这种方法，以尽量减少无循环时间）。

**框10.1 俯卧位前标准核查表及操作步骤**

**标准方法**

- 向患者家属解释此计划及临床获益
- 协调ICU团队
- 组织团队：
  - 医生监督和监测(不参与俯卧位操作)

（待续）

框 10.1（续）

- 呼吸治疗师在整个俯卧位期间固定气管插管
- 2~4 名护士翻动患者(根据患者的体型)
- 一名护士更换床单、更换监护设备及导线等
- 如有需要,可在房间外设专人取药

- 选择翻转方法
- 将所有静脉输液管、呼吸机管路和所有其他侵入性管路/设备从头至足放置(不能置于床上)
- 确保静脉输液管路、胸管和呼吸机管路都有足够的长度,以便转动患者
- 在双侧髋部支撑点及胸壁的着力点上贴敷水凝胶垫
- 移除胸部/腹部未使用的监测导线/贴纸防止皮肤损伤
- 呼吸治疗师将管路固定到位并向团队发出指令,开始转动
- 沿约定好的方向转动患者,直至患者面部朝下(垂直于地面)
- 将当前的监测导联线换到患者背部的相应生理位置(并移除前胸壁/腹部监测导线)
- 根据需要更换旧/脏的床单,铺置干净的床单
- 考虑在双侧髋部和胸壁下放置软垫
- 随着呼吸治疗师的计数节拍,将患者翻转至俯卧位

**备选方法:"卷饼"法**

- 除了翻转这一步不同外,所有步骤均与上述相同
- 接下来,将现有的床单包裹住患者(从两侧拉起),形成人形"卷饼"
- 将患者沿原定的方向完全滚动到"卷饼"包裹中的俯卧位,然后取下床单(此时床单应在患者的背部)
- 将当前的监测导线从患者侧位换到患者背部的相应生理位置

**对于这两种方法**

- 确保患者的头部转向一侧,气管插管仍处于正确位置(通过连续的呼气末二氧化碳监测图确认)
- 将患者的对侧手臂"游动"至头顶上方,沿着面部指向的方向;另一只手臂可以保持向下(游泳手势)
- 确保所有静脉输液管路、血管通路部位、气道管路和引流管都在适当位置,避免皮肤压疮
- 确保呼吸顺应性合适。检查潮气量和吸气压力是否如预期
- 头部和手臂每 2h 移动一次(游泳手势)。头部向另一个方向旋转,对侧手臂位于头部上方,同侧手臂保持向下(游泳手势)

中度至重度ARDS（P：F<150mmHg）患者的死亡率很高。结合循证呼吸机管理和液体策略，经证明，俯卧位在增加氧合的同时能够减轻呼吸机引起的肺损伤，从而有助于降低死亡率。

文中的患者有严重的ARDS伴难治性缺氧。在进行了适当的呼吸机调整并使用镇静剂之后，决定在急诊室期间对其进行俯卧位治疗。幸运的是，急诊科工作人员观看学习了相关视频，并近期实施过俯卧位治疗，熟悉该操作过程。在组织了适当的人员并做好准备后，为患者顺利实施俯卧位转换，患者以俯卧位的姿势被转运至ICU。在接下来的16h内，患者氧合改善。对患者进行了呼吸机调整（PEEP和$FiO_2$），最终患者对呼吸机的需求减少。第2天，为患者施行去俯卧位，3天后成功拔管。

## 要点总结

- 无论是否使用神经肌肉阻断剂，都应进行适当的深镇静。
- 实施俯卧位前经验性放置中心静脉通路并进行有创动脉血压监测（并非所有俯卧位的患者在俯卧位之前都已做好这些准备）。
- 预防压疮，调整面部和头颈部位置，调整床头位置。
- 在改变体位时，如将患者从仰卧位翻转至俯卧位、俯卧位翻转至仰卧位，以及在调整“游泳手势”等姿势时都要小心操作。
- 密切监测气道和静脉通路部位。
- 持续进行心肺监测。

（程抗 译 边毓尧 单可记 校）

码上解锁
参考文献/
延伸阅读

# 第11章　呼吸正变得越来越困难：难治性 ARDS与VV-ECMO

Fraser Mackay

患者，女，40岁，既往体健。因3天来逐渐加重的呼吸困难、咳嗽、发热和腹泻至社区急诊就诊。患者于分诊测生命体征显示：心率130次/分，血压135/90mmHg，体温39.4℃，呼吸频率28次/分，呼吸室内空气下$SpO_2$ 85%。因患者缺氧和烦躁加重，医生为其进行了紧急气管插管。呼吸支持参数如下：容量辅助控制通气，吸入氧浓度100%，潮气量360mL（估测体重为60kg），呼吸频率24次/分，PEEP 12cm$H_2O$。前述参数下患者的血氧饱和度91%，平台压30~32cm$H_2O$。胸部X线片显示多发不透光密度增高影，气管插管位置合适。实验室检查结果显示：乳酸3.8mg/dL，白细胞$18\times10^9$/L，生化全项正常，病毒PCR拭子检测提示SARS-CoV-2阳性。

床旁超声提示左室高动力，轻-中度右室舒张功能障碍。患者在芬太尼和丙泊酚镇静、呼吸机控制呼吸（插管时应用了维库溴铵）状态下$SpO_2$持续下降。上调PEEP导致平台/驱动压升高和低血压，故医生未对呼吸机参数做出调整。患者现在的ABG结果为pH 7.23/$PaO_2$ 51mmHg/$PaCO_2$ 35mmHg/$HCO_3^-$ 14.8mmol/L /$SpO_2$ 89%。会诊的重症医生表示，虽然ICU内有一张空床，但患者的病情严重程度超出了ICU所能提供的支持范围，患者需转院治疗。通过地面运输或直升机转诊至最近具备ECMO的医疗中心分别需要2小时和40分钟。目前，患者的$SpO_2$已降至86%。

**现在该怎么办?**

严重病毒性肺炎（可能伴有继发性细菌感染）和急性呼吸窘迫综合征（ARDS）使患者处于岌岌可危的境地。她符合严重ARDS的所有诊断标准（见第9章和第10章）。急诊医生在合适的时间为该患者进行了气管插管，呼吸机参数设置完全符合循证治疗的要求，也对患者进行了镇静和肌肉松弛治疗以期最大化呼吸机的效能。尽管如此，该患者极为低下的肺顺应性（约20mL/cm$H_2O$）和生理分流已超出了呼吸机进行气体交换的能力。虽然利尿和应用激素在进一步优化患者病情方面是合适的，但该患者低氧血症的严重程度提示这些方法不一定能够及时改善其病情。下一步可紧急进行试验性俯卧位通气（见第10章）。但该患者不断恶化的状态使将其转运至ICU存在一定风险，并且ICU内那张“可用的”病床并未配备足够为患者施行俯卧位通气的人员。

这种情况下，俯卧位通气，或者短暂应用肺血管扩张剂（例如，吸入用依前列醇）是稳定患者病情的最佳方法。俯卧位通气可能需要立即进行，甚至在急诊（可能需要院内ICU团队帮助或有能力接收该患者的医疗中心指导）进行。结合该患者的病情，对其转运也需在俯卧位状态下进行，自2009年流感和最近的COVID-19大流行以来EMS系统已越来越熟悉这一操作。虽已证实吸入药物不能使患者获益（应用一氧化氮甚至可能给某些患者带来伤害），但该方法可用于已准备为严重低氧血症患者实施更确定性治疗前的桥接治疗。然而，如果试验性俯卧位通气不能改善患者病情时该如何应对？此时患者需在有相关资源的三级医疗中心接受评估，决定其是否需要紧急的静脉-静脉体外膜氧合（VV-ECMO）支持。

## 临床和历史背景

严重ARDS并不罕见（且其发病率会随高毒性传染病的全球暴发而升高），但严重、难治性ARDS患者很少出现于急诊。严重ARDS多见于有创机械通气后的数小时到数天内，对其诊断和治疗的延迟会恶化患者预后。VV-ECMO的成功实施往往出现在那些病程早期即接受VV-ECMO支持的患者中，既往体健的单器官系统衰竭的患者可能获得最佳的结局。2009年的CESAR研究充分证实了这一点，在该研究中，重度ARDS患者被随机分为：在当地医院接受

“常规治疗”，以及因考虑进行ECMO支持而转运至ECMO中心[1]。最终，干预组中未接受ECMO治疗的大部分患者只需要在有经验的中心接受呼吸机参数调整，避免了进一步的支持治疗。最近，发表于2018年的EOLIA研究以更直接的方式随机分配所纳入的ARDS患者，明确显示出了VV-ECMO有益于处在病程早期的危重患者的强烈信号[2]。

虽然在COVID-19大流行期间已经早期评估和启动VV-ECMO，但患者的结局和死亡率并未得到改变。接受VV-ECMO的患者死亡率约为40%，治疗中位时间为14~20天。患者的死亡率随接受ECMO前机械通气时间的增加而上升，在不具备ECMO的中心，若患者病情恶化应该尽早被转诊，以考虑和接受ECMO治疗[4]。

## 什么是VV-ECMO和“肺挽救”治疗

第17章也涉及ECMO，但其在临床背景、治疗构成和目标方面与本章存在差异。VV-ECMO是旁路循环（导管、泵和膜氧合器）从股/腔静脉循环中引流循环静脉血，进行气体交换，而后将富含氧气的血液通过右心房送回右心的狭义应用。富含氧气的血液随即流过受损的肺部，而后进入左心，流向全身其他部位（图11.1）。随着患者肺功能的恢复，医疗团队逐步减少旁路血流，将气体交换功能交还给肺/呼吸机。ECMO导管通常以类似于留置中心静脉导管、透析导管或胸管，经皮穿刺连续扩张的方式留置，其直径范围为15~24F。具体选择由患者的身高和体型决定。为达到最大化氧输送的目的，流出导管的输出血流应在经食管超声心动图或透视指引下定位于右心房并正对三尖瓣。

ECMO循环回路建立后，静脉血在泵的作用下通过引流导管被引至逆流膜氧合器，气体、水和血流在后者中相互作用，最大限度实现气体和温度的逆流交换与调节（图11.2）。$CO_2$的清除也在膜氧合器中主要以“冲洗”的方式进行及调节，医疗团队可以调整气体流速以获得目标$PaCO_2$。膜肺中$CO_2$清除与氧合在物理特性间的显著差异导致前者的实现显著易于后者，结果是$CO_2$清除完全依赖于流经氧合器的气体，而氧合完全依赖于流经氧合器的血液（及血红蛋白水平），尽管这种关系给管理那些需要高循环流量患者的团队带去了挑战，但这确实使VV-ECMO成为一种优异的治疗手段，挽救伴有严重高碳酸血症的，重症哮喘或等待移植患者。

离开氧合器的血液$PaO_2$为400~500mmHg，流出或“回流”导管将经过氧合的血液送入右心房。如图11.1所示，此血流与自然循环（腔静脉系统、右心房和肺）血流进行一定程度的混合，从而使最初的外周血$PaO_2$升高到200~300mmHg，血氧饱和度100%。而后，可降低旁路循环流量以确保血液中的氧含量降至正常范围，因ECMO循环完全消除了患者的“呼吸”需求，呼吸机对气体交换作用很小，通常可以将其设置为“肺休息”模式。常见的“肺休息”模式包括非常低的呼吸频率、小潮气量，以及为避免肺不张而设置的适当PEEP。

图11.1描绘了一个双导管系统（一个位于股静脉，一个位于颈内静脉），另一种常见的管路配置方式是在颈部留置双腔单导管。虽然这两种管路配置方式在预后方面似乎并无优劣之分，但双腔“Avalon”导管可能降低再循环（一种来自流出导管的氧合后血液未进入右心，直接被引入流入导管的现象）。无论何种配置方式，VV-ECMO都不能帮助改善心输出量且需正常的心输出量将氧合过的血液输送至体循环[6]。这是此种体外生命支持（ECLS）方式与VA-ECMO（在第17章中讨论）或其他增加心输出量设备的重要区别。严重ARDS患者虽然时常需要血管活性药治疗分布性休克，但也完全适合应用VV-ECMO。

## VV-ECMO的适应证及患者选择

VV-ECMO注册数据显示，有经验［以总病例数达50例和（或）10~20例/年作为判断标准］的医疗中心进行的ECMO支持成功率最高。因此，对大多数医务人员而言，最常见和重要的是在机械支持之前对此类患者进行的初步评估。急诊和ICU医生都应该理解与VV-ECMO救治相关的适应证和注意事项，并致力于尽早识别出需VV-ECMO支持的潜在候选患者。这不仅可使患者避免非必要的转诊，还能确保那些可能需要接受治疗的患者得到早期识别/转诊和干预。部分医疗中心甚至为可能需要紧急ECLS的患者建立了移动置管（即，前往患者所在医院并在现场建立管路）和转诊团队。

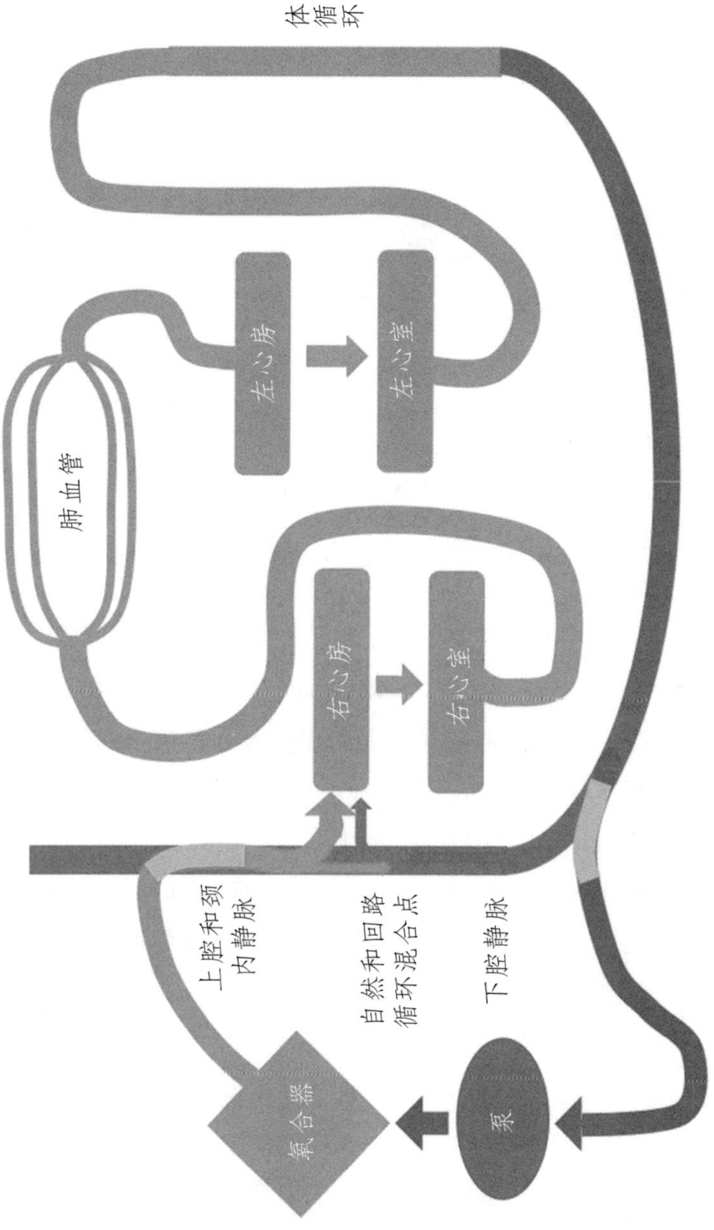


**图11.1** VV-ECMO管路示意图。未氧合的血液（黑色）通过股静脉和流入导管（浅灰）引出体外，并被引至离心泵头，随后，血液被推入膜式氧合器并完全氧合（深灰）。氧合后的血液通过左右心脏，然后进入体循环。在这种双导管配置中，回路和自身循环可能在腔静脉系统中交会，并在较高流量时可能导致再循环。

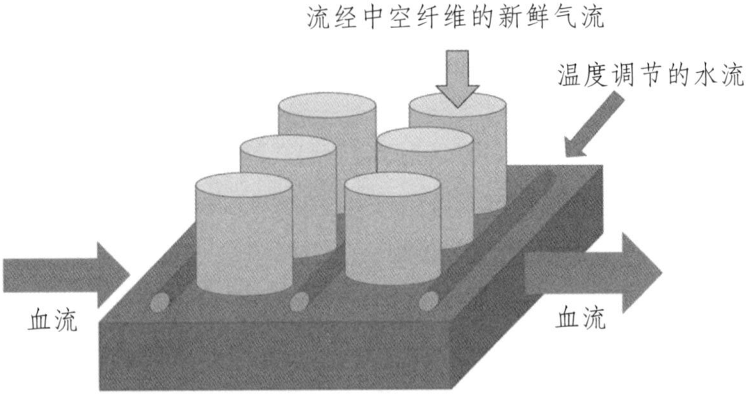


**图11.2** 微观层面的膜式氧合器示意图。气体、经温度调节的水流和血液以相互垂直地通过膜，最大限度地实现温度和逆流气体交换。

本章开篇的场景描述了一例理想的、适合VV-ECMO治疗的患者：几乎没有合并症，年轻，目前为止的疾病进程似乎仍是直接/可逆的。患者没有多器官衰竭，从而进一步提高了VV-ECMO成为合适升级治疗策略的可能。事实上，即使是延迟一天为进行评估而转院，也会增加患者因氧供不足而致多器官缺血和功能障碍的风险，降低VV-ECMO挽救治疗的成功率。当然，临床实践中从来没有完全“理想”的状况，基于医疗中心之间专业水平和经验的差异，高风险病例可能合适或不合适ECMO支持。除框11.1所示的基本适应证和禁忌证外，部分医疗中心还将一些综合评分（如RESP、PRESET或ECMOnet）纳入了患者评估[7]。但是，大多数中心认为这些工具主要是对临床判断的补充。

## 临床预后与总结

严重ARDS的死亡率公认为45%~50%，俯卧位和一些其他治疗方法有助于降低死亡率。在未充分应用前述治疗方法，特别是俯卧位之前，不应进行VV-ECMO。但是，VV-ECMO可能在所有其他措施都失败之后挽救难治性病例，是一种重要的治疗选择。也就是说，临床医生应在降低风险的背景下评估VV-ECMO的获益。即使是风险最低的患者，应用VV-ECMO进行ARDS挽救性治疗仍有25%~35%的死亡率。虽然这已将死亡风险降至低于抛硬币赢得一面的概率，但其绝非灵丹妙药。ECMO仍是患者可耐受的，最具创伤性的生命支持手段之一：ARDS挽救治疗时间平均12~14天（若不进行肺移植，可能需要长达2~3周）的“泵运行”时间、必不可少的长时间镇痛和镇静、有创监测和抗凝。气管切开状态下的长期机械通气和住院治疗及康复过程目前仍是患者脱离ECMO后的常态。虽然这完全适合于某些患者，但初步评估必须在ECMO治疗的有创性及资源高消耗与患者的基础生存质量/健康状态、年龄和治疗目标间进行权衡。与所有生命支持手段相同，ECMO旨在暂时稳定患者的生命体征和桥接确定性治疗，最终使其实现有意义的康复，恢复至可接受的生活质量状态。对于病情可逆、仅限于肺/单器官功能衰竭的年轻患者，迫切需要的是急诊医护人员进行早期识别，以期为患者前往ECMO中心就诊提供转诊咨询。

**框11.1 VV-ECMO的需评估事项总结**

**急诊VV-ECMO的适应证**

严重、难治性ARDS(低氧性呼吸衰竭且Murray评分>3)

- pH≤7.25和$PaCO_2$≥60mmHg,>6h
- $PaO_2$:$FiO_2$<80mmHg,>6h
- $FiO_2$ 1.0且PEEP≥10cmH$_2$O,$PaO_2$<60mmHg,≥3h

难治性哮喘持续状态

难治性气体泄漏综合征(例如,支气管胸膜瘘)

肺移植的桥接①

**VV-ECMO的绝对禁忌证**

近期/活动性颅内出血、大的脑血管意外或颅脑损伤

活动性或高危消化道出血/不能耐受抗凝②

需要高强度心输出量支持③

VV-ECMO的相对禁忌证④

年龄≥65,老年痴呆和(或)日常即处于衰弱状态

BMI≥45和(或)重大的血管通路建立障碍

长时间有创机械通气(>7天)

（待续）

**框11.1（续）**

①已经在接受临终关怀或姑息治疗的患者不适合ECLS。一些能够进行移植评估/计划的高级中心,可以对罹患终末期器官疾病的患者能否接受VV-ECMO进行病例选择评估。

②越来越多的ECMO管路结合了肝素涂层,部分医疗中心可能在启动ECMO时抗凝,而后逐渐减少甚至完全停止抗凝。

③患者接受VV-ECMO治疗时可能需使用血管活性药物,但VA-ECMO或其他设备可能更适合心输出量低下的患者。

④不同的医疗中心因具体病例不同而对这些禁忌证有不同的认识,但所有的禁忌证都与临床结局不佳相关。

## 要点总结

- VV-ECMO是难治性ARDS的一种挽救治疗方法,可以暂时代替肺进行气体交换。
- 在合适的患者选择的基础上,VV-ECMO可降低严重ARDS患者的死亡率。
- 急诊和ICU的医护人员应熟悉VV-ECMO的适应证和禁忌证,并在需要时选择迅速稳定或转诊患者。
- VV-ECMO是一种有创性、资源高消耗的治疗方式,在其治疗过程中常发生不良事件。VV-ECMO可能不适用于有合并症或其他危险因素的患者。

（梁宇鹏 译 边毓尧 校）

# 第3部分

# 血液循环

# 第12章　发热与休克：分布性/感染性休克

Ani Aydin， Kusum S. Mathews

患者，男，65岁，既往有高血压、高脂血症和糖尿病病史，因咳嗽、高热及全身乏力紧急就诊于急诊室。起初，患者因气促发热，呼叫了EMS援助，EMS人员到达后，使用指脉氧仪迅速发现患者存在严重低氧血症（呼吸室内空气下$SpO_2$ 85%），并立即为其佩戴非重复呼吸面罩（NRB）供氧。患者自述近两天来呼吸急促加剧，伴有咳嗽，咳黄痰，且就诊当日体温高达39.4℃，最近一次服用退热药是在就诊前一小时。体格检查中，患者表现出气促、呼吸费力并伴有言语不清，双侧呼吸音显著增强。初测生命体征记录为：血压74/48mmHg，心率132次/分，呼吸频率34次/分，$SpO_2$ 94%（NRB），体温39.1℃。

现在该怎么办?

本病例表现为典型的脓毒性休克，可能由肺炎诱发。脓毒性休克作为一种典型的分布性休克，是急诊科中最为常见的休克类型之一。

休克的核心特征是器官灌注不足，其发病机制多样，包括血管内容量减少（低血容量/失血性休克）、心输出量减少（心源性休克）、泵功能衰竭（梗阻性休克）或血管舒张（分布性休克）。分布性休克，源于动脉或静脉血管的异常舒张，导致血管内组织灌注不足，其诱因包括过敏反应、神经损伤、药物过量和脓毒症等。而脓毒性休克作为其最常见形式，由感染性因素触发，引发血管舒张及组织灌注不足。自古希腊时代，人类就开始对脓毒症有所认知，关于它的定义与治疗方法一直在不断的演变之中进步。

早期目标导向化治疗（EGDT）是一种早期识别和抢救脓毒症患者的治疗策略，其引入后彻底改变了对脓毒症和脓毒性休克的管理。脓毒症和脓毒性休克早期不易识别，常导致诊断延误并带来高死亡率，2001年EGDT试验应运而生，它的设计和开展旨在通过标准化的集束化复苏和质量指标，提升治疗效果[1]。近20年来，通过持续的医疗质量改进和多学科合作，使脓毒症治疗取得了显著成效，相关死亡率明显下降。为促进脓毒症的识别和治疗，该方案在大多数医院已广泛使用，并且方案实施情况亦为质量衡量标准之一。近来，一系列具有里程碑意义的试验（ProCESS、ProMISe、ARISE和PRISM）[2-7]评估了EGDT不同方面的作用。这些试验将EGDT与目前标准或常规治疗进行比较，后者包含了更多目前脓毒症复苏集束化方案。研究结果发现，对比常规治疗，EGDT治疗效果无明显改善，而ICU入住率和费用显著增高，同时有几项与其相关的侵入性操作目前已不再常规使用。

2016年第三次国际共识定义与2021年拯救脓毒症运动（SSC）指南相继更新，为脓毒症及脓毒性休克的分类、诊断及治疗提供了更加明确的指导[10-13]。

脓毒症定义：一种由细菌、病毒、真菌或寄生虫感染引发的、危及生命的疾病状态，伴有器官功能障碍。

脓毒性休克作为脓毒症的严重亚型，特征为循环与细胞代谢严重紊乱，导致终末器官灌注不足，常伴有顽固性低血压及对晶体液复苏反应效果不佳。脓毒症和脓毒性休克充分复苏的目标是逆转灌注不足，从而防止终末器官进一步损伤。SSC就疑似脓毒症患者的诊断评估及治疗提出建议。这些建议基于当前循证依据进行分层，并进行更新，指导对此类危重患者的治疗。2021年SSC指南[10]将以下内容概括为治疗疑似脓毒症或脓毒性休克患者的最佳实践：

- 脓毒症和脓毒性休克是紧急医疗情况，有这些疾病的患者需要立即复苏。
- 在没有休克表现的脓毒症患者中，应该进行快速评估以确定是否有感染性病因。
- 如果适当的抗菌治疗没有明显延迟（<45min），则应在开始使用抗生素前留取培养。
- 对于未确诊的感染，应持续重新评估患者，以寻找感染源或其他诊断。如果证实或怀疑感染以外的其他原因，则应停止经验性抗生素治疗。
- 应尽快控制感染源。
- 耐甲氧西林金黄色葡萄球菌（MRSA）感染的高风险患者应接受适当的抗生素覆盖治疗。
- 抗生素的剂量应根据其药代动力学和药效学特性进行优化。
- 在取得替代血管内通路之后，应移除怀疑为感染来源的血管内通路。
- 作为复苏治疗的一部分，应与患者及其家属讨论治疗目标和预后。必要时应将姑息治疗的某些方面纳入治疗计划。

基于现有文献证据，2021SSC指南还概述了治疗方法，包括强建议和弱建议。强建议包括：

- 建议持续改进脓毒症治疗和标准化治疗流程。
- 评分工具，如快速顺序器官衰竭评分（qSOFA）、顺序器官衰竭评分（SOFA）、国家预警评分（NEWS）和修改预警评分（MEWS）不应作为脓毒症或脓毒性休克的单一筛查工具。
- 理想情况下，应在怀疑脓毒症或脓毒性休克后1h内开始使用抗生素。
- 推荐将晶体液作为液体复苏的一线治疗。

- 对于需使用血管加压药的脓毒性休克患者，初始平均动脉压（MAP）目标应为≥65mmHg。
- 去甲肾上腺素应当用作一线血管加压药。
- 在为这些患者进行复苏时，不应使用淀粉类等胶体溶液。
- 脓毒症诱发急性呼吸窘迫综合征（ARDS）患者：
  1. 推荐小潮气量通气（6~8mL/kg）。
  2. 一般来说，目标平台压应≤30cmH$_2$O，由于一些低氧性呼吸衰竭患者对较高水平的呼气末正压（PEEP）有反应，推荐将个体PEEP滴定至驱动压<15cmH$_2$O。
  3. 不推荐将PEEP递增作为肺复张的方式。
  4. 若情况允许，对中度至重度ARDS患者，应采取每天>12h的俯卧位通气，并且在确定ARDS后应尽早开始俯卧位通气。
- 推荐限制性输血策略，输血以维持血红蛋白水平>7mg/dL。
- 除非有禁忌证，否则应预防静脉血栓栓塞。
- 对于血糖>180mg/dL的患者应开始胰岛素治疗。

在复苏策略中，除了液体管理这一关键环节有共识外，其他方面的争议较大，当前正通过深入研究以寻求最优策略[14-16]。推荐晶体液作为液体复苏的一线治疗方案。输注平衡晶体液是脓毒症和脓毒性休克患者初期复苏的首选和建议方案，因为它能有效避免胶体可能带来的毒性反应、死亡率增加和高昂成本（如白蛋白）。近期，SALT-ED[15]与SMART[16]等临床试验成果显示，与生理盐水相比，平衡晶体液在降低死亡率和发病率方面展现出显著优势。目前，指南推荐在复苏最初3h应至少为患者输注30mL/kg体重的晶体溶液。当前的研究趋势正朝着更为个性化的液体复苏方案迈进，特别是在初始治疗阶段及后续治疗中，针对易发生容量超负荷或第三间隙效应的患者（如充血性心力衰竭、终末期肾衰竭及失代偿性肝衰竭患者）提供了更多定制化选择。

初始液体复苏的核心目标是迅速恢复灌注压，并有效逆转及预防终末器官的进一步损伤。然而，单纯依赖晶体液可能难以实现这一目标，因此，SSC建议，在完成充分的初始液体复苏后，应尽早启动血管加压药的使用。

去甲肾上腺素作为脓毒性休克患者的首选血管加压药，其目标是维持平均动脉压（MAP）不低于65mmHg，或确保合理的终末器官灌注。随着去甲肾上腺素需求量的增加，可适时添加第二种血管加压药，如血管加压素，以达到目标MAP并可能减少去甲肾上腺素的使用量。对于心输出量不足的患者，还可考虑联合使用多巴酚丁胺等正性肌力药物，以达到复苏目标[17,18]。

与液体和血管加压药一样，皮质类固醇在脓毒性休克患者治疗中的应用也历经了数十年的争议与研究。当前共识是，不推荐对所有患者常规使用氢化可的松，但对于那些持续或增加使用血管加压药[例如，去甲肾上腺素≥0.25μg/(kg·min)，持续时间≥4h]、需要添加第二种血管加压药，以及在采取适当的初始治疗措施后仍需持续复苏的患者，应考虑给予应激剂量的氢化可的松。

回顾过去20年，脓毒症与脓毒性休克的治疗策略发生了巨大的变化。早期识别与干预显著地降低了疾病的死亡率。同时，相关术语的标准化，以及对最佳液体与血管加压药的不断评估，促使大多数医院将集束化治疗纳入流程，确保了患者能够获得标准化治疗。尽管早期目标导向化治疗（EGDT）的某些组成部分并未被普遍采纳，但其作为里程碑式的试验研究，无疑在全球范围内推动了脓毒症与脓毒性休克管理模式的变革，并为多学科质量改进及流程优化提供了科学基础。

当前的研究致力于探索更优化的复苏与终末器官灌注靶点，以期实现更为个性化的治疗方案，并借助选择性血管加压药进行精准复苏。尽管我们在过去20年中取得了显著进展，但仍要认识到诊断延误与治疗不足仍是导致此类疾病高死亡率的重要因素。因此，在治疗严重脓毒症与脓毒性休克时，紧跟当前主流标准，是避免死亡与终末器官损伤的关键所在。

## 要点总结

- 休克，作为一种以器官灌注不足为特征的病理状态，原因多样，包括血管内容量减少（低血容量/出血性）、心输出量降低（心源性）、泵衰竭（梗阻性）及血管舒张（分布性）。
- 分布性休克，源于动脉或静脉血管的异常舒张，导致血管内组织灌注不足。其诱因包括过敏反应、神经损伤、药物过量和脓毒症等。
- 脓毒性休克作为脓毒症的严重亚型，特征为循环与细胞代谢严重紊乱，最终导致终末器官灌注不足。
- 得益于流程化与标准化治疗的实施，脓毒症与脓毒性休克患者的复苏效果显著改善，死亡率已大幅降低。

（邓彪　译　边毓尧　校）

码上解锁
参考文献/
延伸阅读

# 第13章 “泵”衰竭：心源性休克状态

Daniel J. Rowan

患者，男，57岁，因呼吸困难、心悸、头晕、尿量减少来急诊科就诊，患者的妻子叙述，他平时走一个街区后才感到气促，但现在即使休息时也会呼吸困难。既往有充血性心力衰竭（射血分数降低）、高血压病史，有饮酒史。平时应用“阿司匹林、卡维地洛、缬沙坦、螺内酯和呋塞米”等药物治疗，但依从性较差。查体：发现房颤，心率133次/分，体温36.8℃，血压90/50mmHg，平均动脉压63mmHg，呼吸频率34次/分，呼吸室内空气下$SpO_2$ 87%，临床表现为焦虑、大汗，讲话时呼吸困难，且辅助呼吸肌参与呼吸，四肢厥冷，毛细血管再充盈时间延迟，可见花斑，并外周水肿。心电图提示快速心房颤动和左室肥厚，无ST段抬高或压低。胸部X线片提示心脏增大，胸腔积液，肺淤血，无局灶性浸润。实验室检查提示急性肾损伤，转氨酶、B型钠尿肽（BNP）和肌钙蛋白升高，以及乳酸酸中毒。

## 现在该怎么办?

因心力衰竭（失代偿）急性加重而至急诊室就诊的患者会表现出一系列病症，包括一些隐匿的和显性的心源性休克症状。从这个病例上我们看到，及时识别和管理这类患者，并给出最佳治疗，是急诊室在抢救这类患者时遇到的难题。通过全面的病史采集和体格检查，实验室、心电图和放射学结果，以及床旁超声（POCUS）的综合评估，可以迅速做出诊断。

心源性休克定义为尽管左室充盈压力正常，但由于心输出量（CO）减少，导致全身灌注不足，组织氧输送障碍。以前通过置入肺动脉导管（PAC）来确诊。肺动脉导管测量有创血流动力学参数，特别是心输出量和肺动脉楔压，通常情况下可以替代左心室舒张末压。由于该操作是有创的，且其对肺动脉导管监测的数据指导意义存在争议，因此在急诊室很难得到推广。

心源性休克可使5%的急性心力衰竭症状复杂化。其中急性冠状动脉综合征（ACS）患者占30%~50%，且死亡率很高。缺血性和非缺血性进展性心肌病患者占30%~40%，而快速性心律失常和严重瓣膜疾病的患者则占比较少。更少见的原因包括应激性心肌病、妊娠相关性心肌病、甲状腺疾病和急性心肌炎。心源性休克的死亡率很高，住院期间为30%~50%，出院后1年接近50%。

无论心源性休克的原因是什么，心功能下降（表现为心输出量下降，随后血压下降）都会导致心脏和全身氧输送受损。大血管中的压力感受器感知到血压下降，释放内源性儿茶酚胺，这使心率和全身血管阻力（SVR）增加。外周血管收缩导致非张力性血容量从外周和内脏循环转移到中心静脉循环，来增加血管内容量。当心率增加时，全身血管张力和前负荷改善血压的同时充盈压和后负荷也会增加，衰竭的心脏负担加重，导致心脏功能进一步下降。

随着病情呈螺旋式进展，心输出量下降与全身血管阻力增加协同作用导致灌注压和氧输送逐渐减少，终末器官灌注进一步受损。这可能出现急性肾衰竭、肝病、肠缺血和乳酸性酸中毒，从而导致代谢性酸中毒不断进展。心功能下降使左室充盈压升高，进而发生肺水肿，引起低氧血症，进一步影响全身氧供。如果氧供持续下降，不能满足外周组织不断增长的需求，就会激活炎症级联反应。此时，患者会出现全身性炎症反应综合征（SIRS）样反应，并转变为血管扩张性休克，加重多器官功能衰竭，且出现弥散性血管内凝血。

患者就诊时可能表现为胸痛、乏力、进行性呼吸困难、外周水肿加重、体重增加、尿量减少、头晕/晕厥、近期不适感、心悸。应注意感染或出血的症状，这可能导致血容量和心脏充盈减少，使稳定型心肌病进展为心源性休克。关注既往充血性心力衰竭（CHF）、冠状动脉疾病（CAD）、心脏骤停、高血压、糖尿病、瓣膜疾病、心律失常、使用药物、肺动脉高压和甲状腺疾病病史。回顾以往的心脏影像学［包括经胸超声心动图（TTE）和冠状动脉造影］以及冠状动脉病史，可识别充血性心力衰竭、心脏瓣膜疾病、肺动脉高压、左室或右室功能障碍。

心源性休克可以表现为低血压，收缩压<90mmHg或平均动脉压（MAP）较基线下降30mmHg，伴有终末器官功能障碍的迹象。重要的是，一些患者表现为“血压正常”或隐匿性心源性休克（血压相对正常，外周灌注不足）。临床表现包括意识改变、心动过速或心律失常、呼吸功增加、出汗、四肢花斑、毛细血管再充盈过缓、脉搏血氧仪波形及血氧饱和度差、少尿、外周水肿和颈静脉怒张。

初步检查重点应排除急性冠状动脉综合征。通过心电图来评估是否存在心律失常、房室传导阻滞、ST段抬高型心肌梗死或类似症状、ST段压低以及T波倒置。胸部X线检查可明确是否存在肺淤血、胸腔积液和心脏扩大。实验室检查包括血常规、含电解质在内的基础代谢指标、肝功能、肌钙蛋白、脑利钠肽和乳酸。肝转氨酶升高和非特异性胃肠道症状（恶心、呕吐、腹痛和腹胀）都可能是心源性休克的临床表现。

床旁超声评估应包括心脏和肺部基础彩超，尤其是有无心包积液、心功能障碍、血管容量状态改变以及肺部病变。经胸超声心动图（TTE）评估左室收缩功能，重点在心尖四腔心和胸骨旁短轴切面是否有射血分数明显降低和局部室壁运动异常。在心尖四腔心切面中右室明显扩张（右室通常小于左室大小的2/3），表明急性或慢性功能障碍。肺部评估能快速识别肺水肿和胸腔积液，这表明左室舒张末压升高。大量或融合B线提示肺水肿。超声辅助下胸腔积液具象化。虽然存在争议，但下腔静脉的绝对直径和随呼吸变异化有助于了解患者容量反应性。床旁超声和经胸超声心动图技术超出了本章范围，不再详细介绍。

心源性休克患者可出现呼吸窘迫和衰竭，因肺水肿的进展以及代谢需求的增加导致分钟通气量增加，随后出现呼吸肌疲劳。吸氧可使血氧饱和度>92%，但应避免氧中毒。早期使用无创通气有助于减少呼吸做功，降低左室舒张末压、心脏后负荷、前负荷和耗氧量。有明显呼吸窘迫、意识改变、休克合并多脏器功能衰竭的患者需要机械通气。接受机械通气的患者会受益于肺保护性通气策略（目标潮气量为6mL/kg理想体重）。

遗憾的是，到目前为止还没有一种用于心源性休克相关低血压的完美升压药物，其他药物都可能增加心肌耗氧、心脏后负荷和心律失常。禁止使用单纯α受体激动剂，如去氧肾上腺素。与去甲肾上腺素相比，多巴胺导致心律失常风险更高，且与不良预后相关。最近的证据表明，与其他血管加压药/扩张剂相比，在心源性休克中使用肾上腺素的死亡率更高。短期应用小剂量的去甲肾上腺素危害最低，它主要表现为α-1受体激动作用，使周围血管收缩，外周血管阻力和平均动脉压升高，而对β-1受体影响轻微并增加心肌收缩力。也可以考虑抗利尿激素，特别是右心衰竭的心源性休克，它对周围血管的主要作用是升高平均动脉压，而不会增加肺血管阻力（PVR）。

像米力农和多巴酚丁胺这样的血管扩张剂，在治疗心源性休克中发挥着更重要的作用。多巴酚丁胺是一种β-1和β-2受体激动剂，可以增加心肌收缩力。其小剂量［2.5~5μg/（kg・min）］时主要作用于β-1受体，可以增加每搏量和心输出量，而较高剂量产生更大的β-2受体激动作用，使外周血管阻力和肺血管阻力降低。因此，较高剂量时可导致全身性低血压和心律失常。米力农是一种磷酸二酯酶-3抑制剂，抑制cAMP的分解，间接导致细胞内钙离子增加，心肌收缩力、变时性增加，外周血管阻力和肺血管阻力降低。缺点是低血压和室性心律失常的发生相对频繁。它起效慢，半衰期较长（肾衰竭患者中半衰期更长），在急诊中极少应用。

低血压的初始治疗应注重结合病史、查体特点和影像学表现。若患者有其他导致体液流失的疾病，并且呈现出心源性或多因素休克的迹象，同时又无明显的容量过负荷证据，可静脉给予250~500mL晶体液。理想情况下，在补液治疗的同时行临床和超声评估，重点关注呼吸、血流动力学和全身灌注。对于低血压，可首先启用去甲肾上腺素，以维持MAP>65mmHg，同时对休克的病因进行动态评估。如果有心源性休克的临床和超声证据，尽管血流动力学有所改善，仍担心存在持续的全身灌注不足，则可以考虑使用低剂量多巴酚丁胺强心。

心源性休克的病因治疗至关重要。由ACS引起的休克，尽早对“罪犯血管”进行经皮冠脉介入治疗，以期进行血运重建，改善患者预后。如果高度怀疑心律失常引起的心肌病导致心源性休克，可进行直流电复律并给予抗心律失常药物治疗。对于患有进展性心肌病导致容量超负荷和灌注不足的患者，利尿剂可以减少心脏前负荷和改善全身氧输送。如果导致心力衰竭恶化为心源性休克的病因是感染或出血，应进行针对性治疗。在休克纠正之前，避免使用慢性心力衰竭常用药物，特别是β-受体阻滞剂、钙离子通道阻滞剂、盐皮质激素拮抗剂、血管紧张素转换酶抑制剂和血管紧张素受体阻滞剂。

对于难治性心源性休克患者，应立即进行专家会诊，评估是否适合使用机械循环支持（MCS）装置，如静脉-动脉体外膜氧合（VA-ECMO），及主动脉内球囊反搏或临时经皮心室辅助装置（VAD），如Impella。尽管这些装置的作用机制不同，但它们的作用目的都是减少心脏做功和耗氧量，同时改善全身灌注。重要的是，MCS设备能否在心脏康复、心脏移植或VAD植入过程中都起到支持作用，这需要在多学科休克/ECMO团队指导下进行决策。

## 要点总结

- 心源性休克表现为心输出量减少导致的全身灌注不足和氧输送障碍，并可能进展为多器官功能衰竭，死亡率高。
- 应用床旁超声和经胸超声心动图进行评估，可以快速识别心输出量降低、左室和右室衰竭、血管内容量状态和肺部病变。
- 早期使用无创通气可能有利于改善心肺功能，对于需要明确气道管理的患者而言，动态评估至关重要。
- 应以临床和影像学指导低血压的初始治疗，对没有X线/超声检查证据提示容量过负荷的患者，考虑静脉给予小剂量晶体液。

- 如果持续低血压需要升压药物，去甲肾上腺素和血管加压素对心血管危害最小，而多巴酚丁胺可以增强心肌收缩力，增加患者的心输出量。
- 治疗心源性休克的根本原因非常重要，特别是急性冠状动脉综合征，以及对难治性心源性休克尽早进行MCS评估。

（张丽欣 译 王博 校）

码上解锁

参考文献/
延伸阅读

# 第14章 植入LVAD替代心泵功能患者的出血处理

Alexandra June Gordon， Andrew W. Phillips

患者，男，55岁，解鲜红色血便一天，并感到头晕。既往有高血压、高脂血症和严重左心衰竭病史，一年前植入左心室辅助装置（LVAD），服用阿司匹林、美托洛尔、赖诺普利和华法林。体格检查：神志清楚，定向力正常，感疲乏无力，胸部可以听到蜂鸣声；腹软；驱动线出口位置清洁、干燥且无破损；无发热，心率110次/分，呼吸频率12次/分。患者无脉，自动袖带血压无法测量。

## 现在该怎么办？

在本案例中，一例LVAD患者出现了胃肠道（GI）出血。LVAD是持续工作的机械泵，可增强或替代严重左心衰竭患者的左心室（LV）功能，它由泵体、左心室流入管、主动脉流出管、经皮驱动线和外部组件（控制器和两个电池）组成。右心室辅助装置（RVAD）非常少见，完全机械心脏也非常少见，不在本章的讨论范围之内。

LVAD患者长期使用华法林抗凝，并且经常使用阿司匹林进行抗血小板治疗（尽管新的治疗模式已不再推荐抗血小板治疗）以尽量降低血栓和栓塞风险，因此，出血并不少见。此外，LVAD患者常会因使用设备本身导致的获得性血管性血友病因子缺乏而出现凝血病，这是由LVAD的持续血流造成的剪切力和ADAMTS-13过度裂解血管性血友病多聚体所引起[1-3]。LVAD的非脉动性血流也容易让患者发生动静脉畸形和胃肠道血管发育不良，其原因尚不完全清楚[4]。故而，非手术性出血是LVAD患者到急诊室就诊的最常见原因[5]。

对LVAD患者的评估与一般患者没有区别，但初始评估需要一些特殊的数据。首先，必须评估气道，该患者已经做了气道保护；此外，他的双侧呼吸音正常，没有呼吸功的增加。其次，必须评估循环。尽管患者意识清楚且定向力正常，但他无脉，也无血压（自动袖带）。因为左心室辅助装置有恒定的血流，所以通常没有明显的脉搏。可以通过多普勒和手动袖带在肱动脉处测量血压。此时，听到血流时的血压被称为平均动脉压（MAP）。如果患者确实有脉压，第一个压力严格来讲是收缩压，但对于LVAD患者，它仍然被统一记录为MAP。也可以使用彩超来完成。一旦获得数据，医生就能更真实地了解患者是否稳定。LVAD患者的正常MAP（60~80mmHg）与一般人群不同，因为泵对后负荷非常敏感[6,7]。如果其他方法都失败了，也可以考虑放宽留置动脉导管的指征，特别是对于病情严重的LVAD患者。

除了ABCs之外，LVAD患者评估的另一个部分是针对设备本身，就像评估呼吸机回路一样。首先，听心前或上腹部蜂鸣声，如能听到则让人放心，说明泵在运作，没有故障。听诊后，检查控制器及其各部件（从患者到控制器之间的驱动线、控制器到两个电源）。检查驱动线部位，通常在腹部（在欧洲有时是耳后），查看是否有感染的迹象。目前，市场上所有型号LVAD的控制器中也有一些重要的信息值得关注。控制器显示电池寿命、泵转速（RPM）、流量（L/min）和功率（瓦）。警报也在这里显示，并根据严重程度用颜色编码（绿色，黄色，红色；红色=危及生命）。Heartmate LVAD还显示脉搏指数（PI），是一种专有的算法，它可以反映LVAD的总体表现。由于患者之间的差异，PI作为生命体征的替代作用较小，但在反映趋势方面更有用，会诊医师可能会想知道PI。患者大多知道他们的基线数据，有时他们会写在控制器的背面，所以需要将控制器从袋子中拿出查看是否有记录。每个植入LVAD的机构都有LVAD协调员和（或）LVAD团队。如果所在的医疗机构没有专门的LVAD协调员和（或）LVAD团队，患者应该有他们的信息，或者可以随时致电厂商，这些信息一般印在控制器上。

伴有消化道出血的LVAD患者和其他有消化道出血的患者一样需要大口径静脉通路。首选在肘窝或以上放置两个18号或更大口径的外周留置针。在对LVAD患者进行任何急诊评估时，应做心电图，并送血检。除了常规的全血细胞计数，完整生化和乳酸外，LVAD患者还应做凝血、肝功能、心肌酶、脑钠肽（BNP）或NT-pro BNP以及乳酸脱氢酶（LDH）检测[8]。BNP有助于确定心房的伸展程度和容积状态，这和在普通患者中是一样的。LDH升高可能是溶血：水平为正常上限的2~3倍提示有泵血栓。胸片可以辅助评估肺部并确认LVAD在胸腔内的实际位置，床边超声在一定程度上可以评估瓣膜问题和了解右心功能情况。

复苏LVAD患者很棘手，因为他们除了依赖前负荷之外还是晚期心力衰竭患者。对于有胃肠道出血的LVAD患者，其胃肠道出血的处理方法与其他出血患者类似，只是需要更加谨慎。医生应按照通常的标准进行复苏，即血红蛋白>8g/dL（视情况而定，也可能>7g/dL）和MAP>60mmHg。如果可以，谨慎输注交叉配型血，因为这些患者一般正在等待心脏移植，医生也不会希望让患者体内有多位献血者的抗体。鉴于即使在LVAD增强后，他们基础的心脏功能依然不佳，因此建议谨慎地进行容量复苏。还要记住，虽然左心有机械支持，但右心没有，所以右心的液体超载可能是致命的。同样，低血容量性休克继发的低灌注也可能是致命的，这是一条微妙的临界线。

此时，停止抗凝和停用抗血小板药物是明智之举，但是否逆转抗凝治疗的决定不能草率。考虑到这些患者的血栓风险，最好设置一个非常高的逆转治疗阈值，并将其在立即危及生命的出血患者身上使用。泵血栓是一种非常危险的并发症，在首次血栓形成后复发的风险非常高。这些患者还存在其他血栓栓塞事件的风险，这就是他们抗凝的首要原因[9]。治疗决定应该与所在医院的心室辅助装置（VAD）或机械循环支持（MCS）团队一同做出。与VAD团队协商后给予维生素K（如果患者使用维生素K拮抗剂）和血小板（如果患者使用抗血小板药物）应该是可取的。如果团队决定逆转患者的抗凝，那么，VAD团队将不得不改变设备的设置以调整治疗。但是，这一点必须强调：逆转LVAD患者的抗凝治疗本质上只是一种抢救措施，仅适用于患者处于即将停搏或因出血而停搏的情况。即使用快速输液器（例如，Level 1、Belmont）为这些心力衰竭患者输血，通常也优于逆转抗凝。

伴有消化道出血的LVAD患者应像其他消化道出血患者一样接受内镜检查。如果患者有肝功能异常，可给予质子泵抑制剂（PPI）治疗，并考虑使用奥曲肽和抗生素。如果出血不能定位或不能通过胃肠道治疗，需考虑CT血管造影（CTA）。对于有消化道出血的LVAD患者，ICU的收治指征应该放宽。

### 要点总结

- 评估LVAD患者的方式与评估其他患者(ABCs)一样,但要记住,需要彩超或多普勒测量血压;此数值就是MAP。
- 非手术性出血是LVAD患者至急诊室就诊最常见的原因,因为他们既有抗凝治疗又有凝血障碍。
- LVAD既依赖于前负荷,又对后负荷敏感。
- 不必畏惧设备。检查所有的连接,寻找警报来源。
- 与所在医院或患者主要就诊医疗机构的LVAD协调员或LVAD/晚期心力衰竭团队保持联系。

（顾晓峰　译　王博　校）

码上解锁

参考文献/
延伸阅读

# 第15章 另类心力衰竭：肺动脉高压和右心室功能不全

John C. Greenwood

患者，男，38岁，既往体健，因发热和气促就诊于急诊科。这位患者的症状在过去两到三天进行性加重，并伴有全身关节及肌肉疼痛、干咳等不适，病容憔悴。患者双肺呼吸音粗，生命体征：体温39°C，心率128次/分，律齐，血压86/56mmHg，呼吸频率28次/分，$SpO_2$ 84%（$FiO_2$ 100%）。经验性静脉输注晶体液，并因低氧性呼吸衰竭紧急插管。插管后的胸片显示双肺片状浸润，符合急性呼吸窘迫综合征（ARDS）表现。插管10min后，护士呼叫，因为患者心率更快了，血压为71/58mmHg，颈静脉怒张。

## 现在该怎么办？

患者诊断为肺动脉高压和右心（RV）衰竭，由ARDS引发的肺源性心脏病所致。20%~30%重症患者会出现气管插管后低血压，这与较高的并发症发生率和病死率相关[1]。患者的插管前休克指数（HR/SBP）>0.9，需要立即处理，否则他在插管后心肺功能受损的风险很高[2]。必须快速甄别确定休克类型，并采取高效干预措施。初步鉴别诊断应包括脓毒症或快速序贯诱导插管（RSI）药物引起的严重血管麻痹性休克、单纯低血容量，急性肺动脉高压引发阻塞性生理障碍导致的右心衰竭、张力性气胸，或者脓毒性心肌病引起的急性左心（LV）衰竭。

即时床旁超声是患者心脏功能的最佳初始诊断性检查，还可揭示诊断结果（图15.1）。该图像的定性评估显示RV显著扩张，四腔视图中RV：LV舒张末期内径≥1。其他发现可能还包括RV应变的其他迹象，严重的三尖瓣反流，室间隔在舒张期变平（通常称为D征），室间隔在收缩期向左心室移位，下腔静脉扩张且无呼吸变异。定量评估RV功能也可以通过使用超声的M模式测量三尖瓣环平面收缩期位移（TAPSE）来支持诊断[3]。TAPSE≤1.0cm表明右心室功能严重受损。

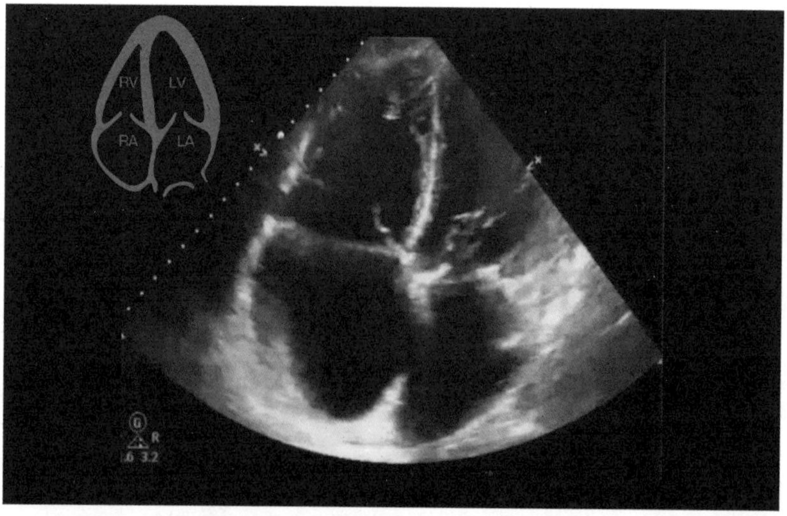


**图15.1** 心尖四腔（A4C）视图显示右心室扩张（右心室>左心室直径），并伴随着收缩期病理性室间隔偏移。左上角显示了A4C视图期间正常心脏结构的图示。

对于危重患者一般会送常规的实验室检查，但大多数检查在评估急性肺动脉高压和右心室衰竭方面是非特异性的。特别要注意肌钙蛋白（提示心肌缺血）或B型利钠肽的升高，这两者都与并发症发生率和死亡率的增加有关[4]。肝功能、乳酸和凝血检查结果升高可反映肝淤血，预后不良。

诊断性检查证实该患者有急性右心衰竭伴肺心病体征。应启动综合治疗策略，包括指南推荐的ARDS治疗和针对右心衰竭病理生理机制的干预措施。对于该患者，他的急性肺动脉高压很可能是由严重的缺氧性肺血管收缩导致。肺血管阻力（PVR）增加的其他可逆原因包括机械通气设置不当导致的与呼吸相关的过度肺通气和酸中毒加重。在患者复苏初期，需要支持右心功能。临床医生应关注改善右心室功能，提升患者的血压以确保足够的冠状动脉灌注，并降低PVR和改善右心室后负荷。

改善全身氧合和优化机械通气应该是减少RV后负荷和PVR的第一步。一般而言，共识是提供辅助供氧以维持$SpO_2$>90%[5]。应进行动脉血气分析，确保初始$SpO_2$目标与适当的$PaO_2$相关。如果$PaO_2$<60mmHg，PVR会加速恶化。如果决定开始机械通气，如本例所示，应给患者保护RV的呼吸机设置。首先，维持低气道压以减少正压通气对胸膜腔内压的影响，这一点很重要。可以实施肺保护性通气策略，目标潮气量是6~8mL/kg（理想体重）。对于这位ARDS患者，可能需要更低潮气量以维持平台压≤30mmHg[6]。或许需要避免“允许性高碳酸血症”策略，因为严重的酸中毒导致PVR恶化并进一步损害RV功能[7]。优化呼气末正压（PEEP），将驱动压力（$P_{plat}$−PEEP）降低至≤15mmHg，应该也有利于最大限度地减少向肺部输送的机械功，改善氧合，并减少肺部过度充气或充气不足对PVR的有害影响[8,9]。

在严重的情况下，RV后负荷也可通过吸入性肺血管扩张剂使其降低。吸入依前列醇或一氧化氮引起局部平滑肌扩张，从而降低肺动脉压。这两种药物都可以通过面罩、经鼻高流量或气管插管给药，改善患者的血流动力学[10]。表15.1总结了该患者可能需要的药物干预。

表15.1 肺动脉高压和右心室衰竭的药物治疗

| 目标 | 药物，剂量 | 说明 |
| --- | --- | --- |
| RV收缩功能障碍 | 多巴酚丁胺剂量：2~20μg/（kg·min） | 谨防剂量>10μg/（kg·min），因为心律失常风险较高 |
| | 米力农剂量：0.125~0.75μg/（kg·min） | 高剂量会引起低血压。也会降低PVR |
| 右冠状动脉灌注不良 | 去甲肾上腺素剂量：0.05~0.5μg/（kg·min）<br>加压素剂量：0.01~0.06IU/min<br>肾上腺素剂量：0.05~0.5μg/（kg·min） | 避免使用多巴胺和去氧肾上腺素 |
| RV后负荷增加 | 吸入依前列醇剂量：50ng/（kg·min）<br>吸入一氧化氮剂量：20~80ppm | 吸入疗法仅限于对肺循环的血管舒张 |

对于该患者的低血压，应立即开始血管活性药物治疗，以使平均动脉压≥65mmHg。由于右冠状动脉（RCA）侧支血流有限，RV特别容易缺血，因此其低血压耐受性差。关于哪种血管加压药最适合该患者，基于少量的循证意见，去甲肾上腺素输注是合理的［从0.05μg/（kg·min）开始］。现已发现，加压素可改善全身血管阻力而不增加PVR[11]，而肾上腺素输注也可改善RV收缩功能。一旦达到稳定的平均动脉压，可能需要使用血管扩张剂以改善RV功能并降低RV后负荷。可选多巴酚丁胺（β-1/β-2激动剂）或米力农（磷酸二酯酶-3抑制剂）。除增加RV每搏输出量和改善全身灌注外，扩张剂治疗还能够有效降低PVR。

一般而言，对于ARDS和RV功能障碍患者，最好避免大量液体复苏，因为这种情况下RV衰竭的原因是PVR显著增加。在该患者身上，给予过量液体可导致RV扩张恶化、室间隔向LV移位、肺水肿、LV充盈和组织灌注超负荷。RV扩张加剧也会增加游离壁张力，导致需氧量增加和RCA血流减少，继而减少RV灌注。注意容量反应性可能存在假阳性，因为该患者患有RV衰竭，这造成大多数预测工具无效[12]。这些患者通常需要利尿，而不是容量复苏。

患有ARDS或RV衰竭的患者病情危重，需要入住ICU，因为他们的预期恢复过程通常是数天至数周。重症监护室可能需要对严重低氧血症的患者进行进一步干预，如俯卧位治疗，持续肌松，甚至体外膜肺氧合[13-15]。

## 要点总结

- 肺动脉高压患者的管理目标是优化前负荷和容量状态，维持RV功能，预防RCA灌注不良，降低RV后负荷，并尽可能逆转潜在病因。
- 右心衰竭是失代偿性肺动脉高压患者的标志性表现。
- 床旁超声心动图是评估肺动脉高压和疑似右心衰竭患者的不可或缺的工具。
- 肺动脉高压患者应避免无监测的持续补液，因为这通常会导致右心压力超负荷。
- 调整机械通气设置，以避免过度高碳酸血症，使 $SpO_2$>90%，并优化肺复张，以避免胸膜腔内压过度升高。

（蒋杰　译　王博　校）

# 第16章　血管加压药“鸡尾酒”（我们都有用药方面的短板）

John C. Greenwood

患者，男，28岁，有静脉吸毒史，因发热和呼吸急促前往急诊室就诊。其症状近一周逐渐加重，伴有全身不适、肌痛和左臂皮疹加重。病态容貌，查体双肺呼吸音清，可闻及（心脏）收缩期微弱杂音；生命体征：体温38.5℃，心率122次/分，律齐，血压98/32mmHg［平均动脉压（MAP）54mmHg］，呼吸频率26次/分，鼻导管吸氧4L/min时$SpO_2$ 94%。查体：左臂上有多个注射孔，左肘前窝有一块4cm×4cm的红肿硬结区域。在静脉输注抗生素同时，给予患者1L的液体复苏。胸部X线片显示双肺斑片状浸润影，初始血气结果为pH 7.15、$pO_2$ 86mmHg、$pCO_2$ 14mmHg、$HCO_3^-$ 9mmol/L、乳酸（Lac）6mmol/dL。患者仍呈低血压状态，目前血压为96/38mmHg。

## 现在该怎么办？

本例急诊重症患者疑是脓毒症休克临床综合征，且有多种潜在感染源。最初的感染源可能来自他臂上注射部位的蜂窝织炎，但他很可能还有其他更难处理的感染源，包括血管周围脓肿、菌血症、心内膜炎、骨髓炎或其他导致继发血行播散的感染源。早期、恰当的抗生素治疗和感染源控制至关重要，随后需鉴别该患者的休克类型并快速复苏。

可通过床旁超声快速确定血流动力学表型，例如，经胸超声心动图重点观察心功能，以及通过观察下腔静脉直径和变异度估测中心静脉压。如果左心室（LV）高动力状态，且下腔静脉扁平提示高排（高心输出量）低阻（低SVR）状态。更进一步的客观评估，包括可量化患者每搏输出量（SV）的左室流出道速度时间积分（LVOT-VTI）。随后，该数据可用于计算心输出量（CO），这对难以确定射血分数或射血分数降低的患者特别有用。

早期复苏的目标是实现循证性的大循环终点指标。血管加压药（表16.1）和正性肌力药（表16.2）是复苏期间的关键。在实现大循环指标后，我们需要进一步评估血流动力学改变是否改善了组织灌注。

大循环指标常可在床旁快速测量。该患者明显低MAP、高脉压差。应首先排除脓毒症引起的血管麻痹，但也不应漏诊主动脉瓣赘生物引起的新发主动脉瓣关闭不全。可以考虑进一步液体复苏，然而对于该患者可能更需要早期使用血管加压药。因为该患者的舒张压<40mmHg，表明SVR极低，此时液体复苏不太可能改善MAP[1]。本案例脓毒症患者的首选血管加压药是去甲肾上腺素，该药可以改善患者的血管麻痹（α受体兴奋效应）、增加静脉回流并改善心输出量（β受体兴奋效应）。

肾上腺素[2]、去氧肾上腺素[3]、血管加压素[4]不是脓毒性休克患者的一线推荐用药，但可考虑作为二线用药，因为它们都可以增加患者的SVR[5]。如果患者出现快速心律失常伴左心室高动力，用去氧肾上腺素替代去甲肾上腺素可能有效，因为去氧肾上腺素无任何β受体激动作用。如果去甲肾上腺素用量快速增加，为改善MAP，也可以考虑联合应用血管加压素。血管紧张素Ⅱ（ATⅡ）最近已投入临床应用，并有学者研究其对儿茶酚胺难治性血管麻痹性休克的作用[6]。如果有条件使用ATⅡ，可考虑将其作为去甲肾上腺素治疗脓

表16.1 循环性休克时使用血管加压药的注意事项(目标:MAP≥65mmHg)

| 药物 | 机制、效应、剂量[12] | 说明 |
|---|---|---|
| 去甲肾上腺素 | 机制:<br>•$\alpha_1$: ↑SVR<br>•$\beta_1$: ↑HR、SV、CO<br>•$\beta_2$: ↑舒张部分器官血管的平滑肌<br>剂量:0.05~0.5μg/(kg·min) | •拯救脓毒症运动:一线血管加压药[8]<br>•如舒张压<40mmHg,则考虑早期应用<br>•α效应大于β效应 |
| 肾上腺素 | 机制:<br>•受体:$\alpha_1$、$\beta_1$、$\beta_2$<br>剂量:<br>0.05~0.5μg/(kg·min) | •拯救脓毒症运动:二线血管加压药[8]<br>•在心指数(CI)下降的患者中考虑应用<br>•α和β效应相当 |
| 血管加压素 | 机制:<br>•$V_1$: ↑血管平滑肌张力<br>•$V_2$: 肾脏抗利尿作用<br>剂量:<br>•固定剂量:0.03U/min<br>•滴定剂量范围:<br>0.02~0.04U/min | •拯救脓毒症运动:二线血管加压药,剂量固定[8]<br>•不影响CO或HR |
| 去氧肾上腺素 | 机制:<br>•$\alpha_1$: ↑SVR<br>剂量:<br>0.1~10μg/(kg·min) | •对CO或HR无直接影响;可能会因后负荷增加而继发性降低CO和HR |
| 血管紧张素Ⅱ(ATⅡ) | 机制:<br>•ATⅡ:↑SVR,肾脏抗利尿作用<br>剂量:<br>5~40ng/(kg·min) | •儿茶酚胺难治性血管麻痹的新疗法<br>•常规使用可能为时尚早,不建议 |

注:以上剂量为一般性建议。

SVR,全身血管阻力;HR,心率;SV,每搏输出量;CO,心输出量。

毒性休克的辅助药物。已不再推荐使用多巴胺[7,8]。

常见脓毒症引起的心功能障碍,会导致左心室SV减少和心功能受损。高达60%的脓毒性休克患者会出现心肌抑制[9]。多种微创和无创方法可用于评估脓毒性休克患者的心输出量,例如,市售的脉搏轮廓分析设备或聚焦超声心动图,后者可通过脉冲多普勒定量测量心输出量和心指数[10]。

表16.2　循环性休克时强心药的注意事项[目标：心指数(CI) > 2.2L/(min·m²)]

| 药物 | 机制、效应、剂量[12] | 说明 |
|---|---|---|
| 肾上腺素 | 机制：<br>•受体：$\alpha_1$、$\beta_1$、$\beta_2$<br>剂量：0.01~0.5μg/（kg·min） | •在不显著降低SVR的情况下增加CO |
| 多巴酚丁胺 | 机制：<br>•$\beta_1$：↑HR、SV、CO<br>•$\beta_2$：↑血管平滑肌舒张；↓SVR<br>剂量：2~20μg/（kg·min） | •较高剂量会导致快速性心律失常<br>•可因SVR降低而下降血压 |
| 米力农 | 机制：<br>•抑制磷酸二酯酶-3：↑SV/CO<br>•血管平滑肌：↓SVR<br>剂量：0.125~0.75μg/（kg·min） | •可因SVR降低而下降血压 |

注：以上剂量为一般性建议。

如果患者持续心输出量低［心指数<2.2L/（min·m²）］，且伴有组织灌注不良的证据，那么有理由加用正性肌力药。多巴酚丁胺是脓毒症心肌抑制的首选用药，心室充盈良好且MAP正常的患者，起始剂量为2.5μg/（kg·min）[8]。另外，低剂量［0.1μg/（kg·min）］肾上腺素也可提供足够的正性肌力支持而没有多巴酚丁胺激活$\beta_2$受体引起的舒血管作用，是另一选择[11]。如果选择肾上腺素，千万记住：使用肾上腺素时，其引起的有氧糖酵解会生成乳酸，因此，可能降低乳酸清除率的监测价值。

为患者启动去甲肾上腺素治疗后，再次评估发现组织灌注有改善迹象，包括乳酸正常和毛细血管再充盈时间恢复正常。当天晚些时候完善了全面的超声心动图检查，结果显示患者主动脉根部中度脓肿伴微量主动脉瓣反流。主动脉根部脓肿可进展至急性重症心力衰竭、主动脉瓣关闭不全、传导阻滞、瘘管形成，通常需手术治疗，因此，有必要探讨其他干预措施。肾上腺素有显著的$\beta_1$活性，可用于暂时控制传导阻滞，与此同时准备紧急经静脉放置起搏器。

严重或进行性恶化的二尖瓣或主动脉瓣关闭不全患者可能表现出复杂的、难以诊断或治疗的临床症状。心源性肺水肿加重可能难以与肺炎或急性呼吸窘迫综合征（ARDS）区分。重度三尖瓣反流可表现为充血性肝病引起的急性肝衰竭。通常，应用超声心动图可诊断急性瓣膜功能不全。治疗这类急性瓣膜功能不全，不能完全照搬传统治疗血管麻痹性休克的方案，为尽量改善患者的反流，从而优化心输出量，通常血管加压药需联合具有降低外周阻力效应的正性肌力药（见表16.2）。

最后，当下的指南旨在为临床医生提供特定休克状态的一般性、简化的诊疗建议。虽然患者初始表现常为一种大循环休克状态（低血容量/出血性、梗阻性、心源性、神经源性或血管麻痹性休克），但随着时间推移，持续的组织灌注不良会导致多器官功能障碍和复合性休克状态。对于复合性休克患者，应进行有创血流动力学监测，以选择合适的血管活性药物，从而恰当地应对多种相互矛盾的病理生理机制，该休克的治疗可能需要平衡的、多模式（联合用药）的血管活性用药方案。

遗憾的是，目前尚无针对复合性休克患者血管加压药应用的指南。应考虑患者个体生理学特点，由临床医生选择合适的血管活性药物组合。例如，同时存在血管麻痹（低SVR）和低心输出量（指数<2.2L/（min · $m^2$）的患者，可能需要同时使用血管加压药（去甲肾上腺素或去氧肾上腺素）和正性肌力药（肾上腺素或多巴酚丁胺）支持。创伤性失血性休克的患者可有心脏收缩功能障碍。在病因控制和平衡性血容量复苏时，为改善SV并预防心源性肺水肿，可能需要多巴酚丁胺临时强心治疗。了解每种血管活性药的不良反应也至关重要。多巴酚丁胺会降低创伤性失血性休克患者的SVR，这显然不是一种理想的用药效果。低剂量的α受体激动剂（如去氧肾上腺素）可能会抵消这种不良效应。

了解每种血管活性药物的主要作用以及预期的副作用，对所有复苏医生都至关重要。2011年，美国去甲肾上腺素严重短缺，那年脓毒性休克患者的死亡率增加了4%。那时，作为替代药物，临床医生常用去氧肾上腺素或血管加压素来实现目标MAP，死亡率增加可能与这种药物的应用改变有关，因为无论去氧肾上腺素还是血管加压素，均缺乏去甲肾上腺素支持心脏作用的、微弱的β受体激动效应。（首选）药物严重短缺时，多模式血管活性药物治疗常可弥补单一药物替代治疗的不足。

## 要点总结

- 对脓毒症性血管麻痹休克患者，推荐去甲肾上腺素为首选血管加压药。
- 选择血管加压药和正性肌力药时，应考虑患者个体生理学特点，因为休克通常是多病因的。
- 血管加压药和正性肌力药治疗应旨在改善大循环指标，但为改善组织灌注，也应根据血乳酸水平、毛细血管再充盈时间和其他灌注指标来调整药物。
- 床旁超声心动图是早期识别脓毒症心血管并发症的重要工具。
- 常见的血管加压药包括去甲肾上腺素、肾上腺素、去氧肾上腺素和血管加压素——这些药物的临床效果略有不同，临床医生必须熟悉这些药物，并准备好应对它们的不同效应。

（赵鹏　译　吴燕妮　刘岗　校）

码上解锁
参考文献/
延伸阅读

# 第17章　心脏停搏与急诊体外生命支持/体外心肺复苏

Katrina Augustin and Torben Becker

患者，男，55岁，因心脏停搏被送入急诊科。急救人员报告他们接到胸痛的求救电话，到达现场时发现患者出汗较多，主诉胸骨中部疼痛，并向下颌部放射。当时，他正在搬家具到女儿的大学宿舍，突然疼痛开始。患者最初血压偏低，为88/56mmHg，心率90次/分，随后诉胸部压迫感加重，而后失去意识。监护仪显示患者出现心室颤动（VF），急救人员根据标准高级心脏生命支持（ACLS）流程进行电除颤、使用肾上腺素并实施持续心肺复苏（CPR）。在转运过程中予气管插管。急救转运时间为12min，心脏停搏以来的总CPR时间约为20min。到达急诊科时，患者仍处于室颤状态，根据ACLS流程再次进行电除颤、肾上腺素和胺碘酮治疗，但仍未恢复自主循环（ROSC）。患者妻子到达后补充病史：患者既往有高血压和高脂血症病史，除此之外身体健康，他是一名全职工程师。从心脏停搏至现在，抢救已持续大约25min，患者仍未恢复自主循环。

## 现在该怎么办？

这一病例代表了大多数急诊医生在职业生涯中经常会遇到的经典难题。在常规ACLS治疗无效的顽固性心脏停搏病例中，体外生命支持（ECLS）可以实现早期稳定，为诊断和可能的抢救措施争取时间，否则患者可能无法存活。ECLS是一种新兴的治疗方法，经过专业的理论与技能培训，急诊医生可以实施这一治疗操作。

ECLS能够通过提供循环支持和（或）气体交换，暂时替代心肺功能，是通向康复或更多长期治疗的桥梁。ECLS的主要模式包括静脉-动脉（VA）、静脉-静脉（VV）和静脉-动脉-静脉（VAV）模式。VA ECLS为心肺衰竭患者提供心脏功能支持及心肺联合支持。VV ECLS为严重低氧血症但心脏功能保留的患者提供气体交换。混合型VAV ECLS为特定患者的心肺联合支持提供额外选择。这些术语极易混淆，如体外膜肺氧合（ECMO）和ECLS通常是可以互换使用的，指的是同一过程。体外心肺复苏（ECPR）指的是在心脏停搏患者中启动ECLS。

对于急诊医生而言，在ECLS启动中更具挑战性的一点是确定哪些患者能从中受益。由于这些患者病情危重，且通常缺乏足够病史信息，急诊医生很难判断该患者是否适合启动ECLS/ECPR。虽然这一问题并无定论，但普遍接受的适应证包括急性心力衰竭和（或）呼吸衰竭，且病因是可逆的或可以通过ECLS过渡到最终针对病因的治疗。急性冠状动脉闭塞导致的顽固性心脏停搏是ECPR的经典适应证之一。在这些患者中，ECPR可以实现早期稳定，并为进行心导管检查和经皮冠状动脉介入治疗（PCI）赢得时间，后者可能是拯救生命的关键措施。大面积肺栓塞引发的循环骤停或顽固性休克是另一种典型适应证，在这种情况下，ECPR可以暂时稳定患者，为溶栓治疗、外科血栓切除术甚至血栓自溶争取时间。VA ECLS的其他潜在适应证包括心源性休克、心脏抑制药物过量、电解质紊乱、低温伴血流动力学不稳定时的复温治疗、稳定创伤患者实施损伤控制手术，以及主动脉夹层引起的房室结构破坏和心包压塞。导致严重低氧血症的情况，如哮喘持续状态、溺水、创伤导致的严重肺挫伤、急性呼吸窘迫综合征（ARDS）、过敏反应致通气衰竭、异物阻塞、脂肪/空气/羊水栓塞等，均可能从VV ECLS中获益。

虽然绝对禁忌证很少，但某些情况下ECLS/ECPR的获益是有限的，包括无目击者的心脏停搏（无血流时间不明）、无血流时间较长且几乎没有完整神经功能存活机会的患者（如长时间无心肺复苏的情况）、存在无法存活的情况、有终末期心脏或肺部疾病且不适合移植或长期机械支持的患者，以及晚期恶性肿瘤且预期寿命有限的患者。其他可能的相对禁忌，但需根据个体情况评估的因素包括高龄、既往颅内出血或其他无法压迫部位的出血，以及因血管异常或既往手术干预导致的解剖学限制，以至于无法成功插管的情况。随着ECPR技术的进步，其适应证已扩大，后续研究表明，曾被认为不适合ECPR治疗的患者，其ECPR并发症风险并未增加。此外，尽管研究表明具有可电击节律的心脏停搏患者神经功能完好的存活率更高，但无脉电活动（PEA）和心搏停止不再被视为ECPR的绝对禁忌证。相比于最初有可电击节律或PEA的患者，初始节律为心搏停止的患者，其完整神经功能存活的机会最低。

随着ECLS/ECPR的不断进步，越来越多的医疗机构发展急诊科ECMO项目。项目的建立需要多学科专家协作，包括心胸外科、心内科、呼吸内科、急诊医学、药学和体外循环团队等。虽然一直以来，大多数ECLS/ECPR置管是由心胸外科医生完成的，但急诊医生可以通过专业培训掌握所需技能。由于ECLS需要一个拥有专业知识和大量资源的多学科团队，可能并非所有机构都具备实施的条件，尤其是非教学医院或偏远地区医疗机构。因此，可能需要将某些有ECLS指征的患者转运至具备ECLS资源的机构，或让移动ECLS团队前往患者所在机构提供支持。

急诊科ECPR启动中最具挑战性的环节是在持续CPR的同时建立血管通路。可通过多种途径建立血管通路，包括经皮置管、手术切开以及半切开。目前，经皮插管已成为多数医疗机构首选的置管方法——与手术切开相比，它的出血风险更低，可以更好地保持远端肢体的灌注（因为避免了血管结扎），并且感染风险也降低。然而，与手术切开相比，经皮置管存在较高的血管损伤风险，然而动态超声引导可降低这种风险，超声可以显示血管的大小、位置及任何血管异常情况。ECLS的插管部位因ECLS类型而异。股动脉和股静脉是VA和VV ECLS中常用的插管部位，而右侧颈内静脉也是VV和VAV ECLS中常用的插管部位。除了本章节描述的是外周ECLS，也有中心置管ECLS；然而，这种技术需要外科医生的专业技能，超出了急诊医生的执业范围。

在VA ECMO中，通过体外循环的血流由动脉循环逆行至主动脉弓，从而为下半身以及上肢和头部提供氧合血。在具有残余心脏功能的患者中，这种情况会稍显微妙，因为他们的上肢和头部通常由通过其原生心脏和肺顺行的血液灌注。这种顺行的血流会在主动脉的更远端与从ECLS回路逆行流入的氧合血混合。在这种情况下，ECLS回路血流仅灌注身体的下半部分，这在肺功能良好的患者中可能是足够的。然而，对于肺功能衰竭的患者，通过心/肺顺行的血液通常未能充分氧合，因此需要额外的静脉回流（VAV模式），ECLS回路分流部分氧合血通过右心房向头部和上肢供氧。顽固性低氧血症患者行VV ECLS时，通常经股静脉从下腔静脉引流缺氧的血液，然后通过对侧股静脉（回流导管的位置比引流导管更高，两者均在下腔静脉中）或右颈内静脉将氧合血回流到体内。VV ECLS还有一种置管策略，即在右颈内静脉置入经心房双腔导管，但这种方法最好在荧光透视等成像技术的辅助下进行，以确保导管正确放置（图17.1）。

在成功置管后，将患者与体外循环系统连接，该系统包含一个离心泵、膜式氧合器和内置热交换器。在启动ECLS后，管理措施包括抗凝、调整血流量以满足氧合需求和维持血流动力学稳定，以及通过调节氧合器的气流输送来维持正常的二氧化碳水平。抗凝对于防止血栓形成非常重要；然而新型回路可能有肝素涂层，从而减少对全身抗凝的需求。肝素是最常用的抗凝剂，不过，新一代直接凝血酶抑制剂，如阿加曲班或比伐卢定，在ECLS中使用越来越广泛，其优点是可以避免肝素诱导的血小板减少症（HIT），当患者血小板数量下降时，可将HIT排除在鉴别诊断之外。通过调节血流速和适度调节供气的氧浓度（$FiO_2$），可最大化循环中的氧合水平。在有原发性肺病的患者中，应注意进行肺保护性通气，以防止气压伤，并让肺部休息。对于外周置管的患者，理想情况下应在右上肢放置动脉导管，以便最接近地监测上半身和大脑的血流氧合情况。动脉导管的放置还可用于动态监测平均动脉压（MAP）和左心室（LV）搏动性，以评估左心室功能。搏动性增加提示左心室功能改善；相反，

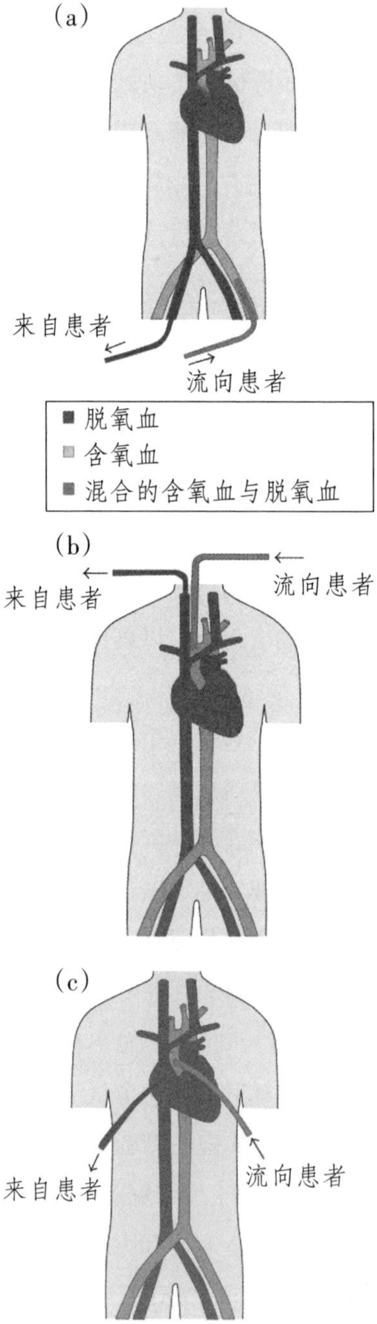


**图17.1** VA-ECMO置管示意图。图（a）表示股静脉-股动脉外周置管。来自股动脉插管的逆行血流与从左心室射出的顺行心输出量竞争。肺功能差会导致左心室射出的血液缺氧，这些血液与来自ECMO的氧合后的血液混合。氧合血液与缺氧血液的混合程度随患者的心脏功能和ECMO流量而变化。在股静脉-股动脉ECMO置管中，肺功能差但心功能良好可能会导致上半身缺氧。图（b）表示颈内静脉-颈动脉外周置管。图（c）表示右心房-升主动脉中央置管。[Chung M, Shiloh AL, Carlese A. Monitoring of the adult patient on venoarterial extracorporeal membrane oxygenation. Scientific World Journal. 2014; 2014: 393258; open access article distributed under the Creative Commons Attribution License（https://creativecommons. org/licenses/by/3.0/legalcode）]

搏动性的减少提示左心室功能恶化，血液停滞和左心室血栓的风险增加。

尽管ECLS能够拯救生命，但也可能伴随许多并发症。置管可能导致大血管损伤、心脏损伤和出血。为了减少这些并发症，可以使用超声评估血管情况，以选择合适的导管型号，并引导置管操作。此外，透视成像也可用于引导导丝和确定导管位置。ECLS的其他并发症包括继发于抗凝的出血、系统性纤溶和凝血病、血栓栓塞、空气栓塞、导管内凝血、溶血、远端肢体缺血、左心室扩张、肺水肿、感染和设备故障等。在置管时或出现远端血流障碍临床迹象时，放置远端灌注导管可改善肢体缺血。对于因抗凝引起的出血并发症，可以通过降低高风险患者全身抗凝的目标水平，或使用肝素涂层的体外循管路而非全身抗凝来最小化出血风险。当然，这两种方法的代价是增加了回路血栓的可能性。VA ECLS可能导致左心室扩张和肺水肿，特别是在自主心脏功能较差的患者中，这会导致肺动脉压力升高、左心室血液停滞以及心肌恢复受损。如果强心药物和利尿治疗无效，可能需要其他支持治疗以实现左心室减压，如主动脉内球囊反搏、临时左心室辅助装置或房间隔造口术，以此血液可通过静脉引流导管引出。

关于ECPR/ECLS预后研究的结果是鼓舞人心的。研究分析了在医院内心脏停搏和顽固性室颤患者接受ECPR与传统CPR治疗的结果，显示前者神经功能完好的存活率有所提高。初步研究表明，这些结果在医院内发生心脏停搏的患者和顽固性室颤的患者中最为显著。两项初步的随机对照试验（RCT），ARREST和Prague OHCA，支持ECPR与标准ACLS/传统CPR相比能提高神经功能完好的存活率。然而在随后的RCT研究INCEPTION中未显示出显著差异。ARREST研究是在一个经验丰富，且对潜在患者有明确院前流程的单中心进行的，而INCEPTION研究则是一个多中心研究，涉及的医院对ECPR经验有限，且没有明确的院前救治路径。因此，目前的证据表明，ECPR在经验丰富且有组织的医疗系统中最为有效。这仍然是一个活跃的研究领域，越来越多的医院系统正在创建ECPR项目。

现已有多种评分系统预测接受ECLS的心脏停搏患者的生存情况，其中，SAVE评分或改良SAVE评分（SAVE评分+血乳酸水平）是预测VA ECLS的急诊患者院内生存率的有效工具。

对于满足某些特定标准的心脏停搏患者，紧急ECLS是一种越来越重要的治疗手段，不仅挽救患者生命，还可能实现神经功能完好保存的目标，使患者早期稳定，从而为诊断和施行关键抢救措施争取时间。急诊医生在这一治疗环节中所起到的作用愈加重要。

### 要点总结

- 对于顽固性心脏停搏患者，ECPR/ECLS可以实现早期稳定，为诊断和施行关键抢救措施争取时间。
- ECLS的常见适应证包括可逆性病因引起的急性心力衰竭和(或)呼吸衰竭，例如，需要经皮冠状动脉介入治疗的急性冠状动脉闭塞病或需要溶栓治疗的大面积肺栓塞。
- 经过专业培训，急诊医生可以掌握进行ECLS置管所需的技能。
- 对于没有条件实施ECLS的机构，可能需要将符合条件的患者转运至具备ECLS资源的机构救治。
- 结果令人备受鼓舞，许多研究表明，与传统CPR相比，接受ECPR治疗的患者神经功能完好的存活率更高。

（陈娇 译 吴燕妮 校）

码上解锁

参考文献/
延伸阅读

# 第18章　心跳太慢，心脏无法工作：症状性心动过缓

Tyler VanDyck，　Scott Simpson

患者，男，58岁，一周前因出现头晕到急诊科就诊，既往有高血压病、高脂血症及冠心病病史。患者在轻微活动时症状加重，休息后有所缓解。入院时查体未见异常，血流灌注良好。生命体征显示血压146/67mmHg，心率39次/分，体温37.5℃，呼吸频率18次/分，呼吸室内空气下$SpO_2$97%。心电图检查显示三度房室传导阻滞。实验室检查提示肌钙蛋白水平正常，胸片未见异常。护士报告患者再次出现头晕，此时，请心脏科会诊并安排患者入院。再次检查后发现患者面色苍白、皮肤湿冷，心率降至24次/分，血压降至79/42mmHg。

## 现在该怎么办?

症状性心动过缓可能危及生命，且治疗十分困难。对于有症状的患者，需迅速做出决策并进行干预，以防止其进展为心脏停搏。本章具体讨论了心动过缓在什么情况下需要治疗、治疗可使用的药物、经皮和经静脉起搏的适应证和操作方法，以及临时起搏器的合理应用。

在对心动过缓患者进行初步评估时，医护人员需根据组织灌注判断当前心率是否稳定。可通过测量血压及临床检查（如毛细血管再充盈时间、皮肤温度及皮肤花斑）进行客观的评估，也可通过胸痛、呼吸困难和意识状态改变等症状进行主观判断。对于不稳定型心动过缓，需立即采取干预措施，以防止病情进一步恶化。对于稳定型心动过缓，医护人员可选择寻求专家会诊，但也应做好预案以应对可能出现的血流动力学不稳定的情况。

治疗症状性心动过缓的首选药物为阿托品（0.5mg静脉注射），该药在大多数心脏停搏复苏急救车中均有配备。阿托品作用于房室结，通过抗胆碱能的药理作用来提高心率。在部分病例中，尤其是房室结以下或完全性房室传导阻滞的情况下，阿托品可能无效。阿托品通常需每3~5min重新给一次药（最多3mg）。正性肌力药物如肾上腺素［0.02~0.2μg/（kg · min）静脉注射］和多巴胺［5~10μg/（kg · min）静脉注射］可作为二线药物，根据需要逐渐调整剂量，以达到理想的心率和血压。然而，这些药物的配置需要时间，且其作用仅为暂时性的，并且同样可能达不到疗效。对阿托品治疗无效的不稳定患者，应立即行起搏治疗，包括经皮和经静脉起搏。

现在大多数除颤仪均具备经皮起搏的功能。医护人员应熟悉其所在医院的设备，以及厂商关于电极板放置和起搏器功能的具体说明。部分型号需将一组单独的心电图电极连接到设备，以检测患者自身心律（即“感知”），而其他型号则将此功能集成到电极板中。激活起搏器后，医护人员需设定合适的起搏心率及输出电流，起搏心率为80~100次/分，输出电流为10mA。然后再以10mA/次的间隔逐渐增加起搏器电流，同时应监测患者的电夺获及机械夺获。电夺获在心电图上表现为起搏信号后出现宽大畸形的QRS波，提示电传导的发生。电夺获必须同机械夺获相关联，机械夺获即每次起搏所产生的有效灌注脉搏。需注意避免将肌肉的刺激性收缩误认为是电夺获或机械夺获。机械夺获可通过触诊脉搏进行验证，或同经皮血氧饱和度或动脉血压波形进行对应。夺获阈值（产生夺获所需的最小电流）可能因体型及电极板位置的不同而有所差异，通常为40~80mA。应设置起搏电流在阈值以上5~10mA，以避免心电夺获的丢失。存在电活动但无机械活动的情况下，即所谓电机械分离或无脉性电活动，应立即按照标准生命支持指南考虑非电性因素。对于清醒患者，经皮起搏可能使患者感到疼痛，建议在患者血流动力学允许的情况下，使用镇痛药和（或）镇静药。

心肺复苏场景时，在确实需要植入永久性起搏器之前，通过应用经皮起搏作为临时性的过渡。如预估潜在心脏节律紊乱持续存在，则在可植入永久起搏器之前，经静脉临时起搏器应作为最佳选择。放置经静脉导管之前，首先需在中心静脉内置入一个小的引导导管（通常为6F,但因制造商不同可能存在差异），随后将起搏电极（“漂流”）插入。穿刺部位首选右侧颈内静脉，其次为左侧锁骨下静脉，基于解剖结构，该位置更便于起搏电极进入右心室。导管的置入，应遵循标准的Seldinger穿刺法进行中心静脉导管插入术。

在置入引导导管后，可准备起搏导管的置入。起搏导管尖端通常有一个1.5mL的球囊以便于置入。在插入前必须用附带的注射器给球囊充气，以检查球囊的密闭性。在插入前还必须将导管鞘套于起搏导管上，以便于防止无菌区受污染，需要继续插入导管时，能保持部分外部起搏导管无菌。导管的非无菌端（包含球囊充气口和电极连接部分）可交给助手，助手将导丝连接到起搏器上，并根据主刀医生的要求给球囊充气/放气。起搏导管插入的深度为15cm时，让助手打开起搏器并对其进行设置。

在紧急情况下，起搏器应设置为DOO/VOO或VVI模式。DOO和VOO为非同步起搏模式，即无论患者本身是否存在心电活动，起搏器均会提供起搏支持。而VVI模式是一种按需同步起搏模式，起搏器会检测患者原有的心电活动，仅在设定的起搏频率高于患者原有心率时提供起搏。按需同步起搏模式比非同步起搏模式更具有优势，理论上可减少R-on-T现象的风险和因起搏器在心室复极化期间释放电流而诱发室颤的风险。尽管VVI模式更为安全，但需要医护人员对起搏器的“感知”功能和敏感性有一定理解。起搏器通过电极电压检测患者的心脏活动。只有当心脏本身电压高于起搏器的感知电压设定值时，才会被识别为一个心跳。如果敏感性被设置得过高（即低mV设定），较低电压的干扰可能被误认为是心脏本身的活动，从而抑制起搏器释放电流，这种现象被称为“过度感知”。反之，若敏感性设置过低（即高mV设定），则起搏器无法识别心脏本身的活动，将始终提供起搏支持，这种情况称为“感知不足”。在功能上，感知不足的VVI模式类似于非同步起搏模式。更进一步来说，其他的初始设置还包括5~20mA的输出（较高的输出可增加早期夺获的可能性，但电极放置位置可能不理想），3mV的心室感知度，和80~100次/分的起搏频率。操作人员应熟悉具体设备厂商的使用说明书，如本书内容与厂商说明书不一致，应遵循厂商的指导。

在导管插入15cm后，打开起搏器，操作人员应观察心电监护上的起搏信号。如果起搏信号未出现，可能需重新调整心电监护仪以使其能检测起搏信号，或者增加输出电流。在检测到起搏信号后，则向气囊充气，并在推进导管的同时监测患者心电图，观察是否出现电夺获。电夺获表现为每次起搏信号后随之出现的宽大畸形的QRS波。导管尖端的理想位置是右心室心尖部。如导管位置过浅，且仍存在部分原有心电传导，可能出现心房起搏，表现为起搏信号后紧跟的窄QRS波。如果在操作中或操作完成后需撤出导管，应将气囊放气，以避免损伤心脏瓣膜结构。与经皮起搏一样，电活动必须与机械活动相对应。在心电夺获出现后，应逐步减少电流的输出直到夺获丢失，以确定夺获阈值。为避免因电极移动导致夺获丢失，起搏器的输出应设为夺获阈值的2.5倍。理想的夺获阈值应<1mA。若夺获阈值偏高，需考虑请专家会诊和（或）重新定位。应通过胸片确认导管是否正确置于右心室内。如在导管漂浮过程中使用了非同步起搏模式（DOO/VOO），则需考虑重新设定为同步模式（VVI），以降低发生R-on-T现象的风险。起搏导线应在体外环绕并固定牢固，以防止移位。

作为盲插的替代方案，可从剑突下使用实时超声引导，以便在导管置入过程中观察导管尖端以确定合适位置。另一种方法是将起搏电极连接至心电监护仪的胸前导联，进行心腔内心电图监测，利用QRS波的变化来判断电极在心脏中的位置（参考本章章末的“延伸阅读”）。此方法要求在导管置入过程中禁止使用起搏器，以便通过对心肌自身QRS波形的解读来确定导管位置；当导管位置合适后，再使用起搏器。常见的经静脉起搏紧急故障的排查方法见表18.1。

表18.1 **起搏器常见故障及处理**

| 常见问题 | 可能原因 | 解决方法 |
|---|---|---|
| 起搏失败 | • 心脏自身心率低于起搏器设置的心率，心电图上不能看到起搏信号<br>• 过度感知 | • 检查连接<br>• 降低灵敏度（调高mV使其不易感应） |
| 夺获失败 | • 能看到起搏信号但其后没有宽大的QRS波（在心室起搏模式中）或者没有P波（在房室顺序性双腔起搏模式中） | • 增加输出（调高mA）能量 |
| 无法感知 | • 起搏器未检测到自身心肌活动<br>• 有或没有夺获，起搏信号同心脏自身节律无关<br>• 注意：R-on-T现象可能导致扭转型室性心动过速 | • 提高灵敏度（调低mV使其更容易感应） |
| 不适当/过度感知 | • 骨骼肌活动被误判，或者P波或T波被误判为QRS波群<br>• 心动过缓持续存在 | • 降低灵敏度（调高mV使其不易感应） |
| **适用于所有情况**<br>• 检查患者与起搏器之间的连接<br>• 检查起搏器的电池<br>• 检查导线的连接<br>• 检查心外膜导线放置的时间（术后放置时间越长，心肌内导线插入处的纤维化越严重）<br>• 检查胸部X线片，以确定在右心室心肌内尖端/球囊的位置<br>• 检查是否有电解质紊乱 | | |

在成功放置起搏器且患者病情稳定后，医护人员应继续进行标准的评估，评估包括药物用量、心肌缺血，以及严重的电解质紊乱如高钾血症等情况。在β受体阻滞剂、钙通道阻滞剂和洋地黄中毒的情况下，解毒治疗可能是有效的。应请心脏病专家和（或）心脏电生理学家会诊，以便对起搏器进行持续管理。

## 要点总结

- 在心动过缓的患者中，在对心律稳定性进行评估后，可将需要立即干预的患者和尚可继续观察的患者区分开来。
- 右侧颈内静脉是经静脉植入起搏器的首选部位。
- 在拔出起搏器导管和尝试重新置入之前，必须将导管上的球囊放气。
- 起搏器的电夺获必须与机械夺获相关联，以验证起搏成功。
- 心动过缓的常见病因包括药物过量、急性冠状动脉缺血，以及电解质紊乱(如高钾血症)。

(贾庆东 译 胡才宝 校)

码上解锁
参考文献/
延伸阅读

# 第19章　透不过气来了：心脏压塞

Josh Krieger，Ashika Jain

患者，男，76岁。既往右上肺叶腺癌史，目前姑息化疗中，近两天因呼吸困难加重而前往急诊就诊。他有慢性呼吸困难，但过去两天内呼吸困难明显恶化，如今即使轻微活动也感到呼吸急促。生命体征：心率106次/分，血压85/68mmHg，呼吸频率28次/分，呼吸室内空气下$SpO_2$ 92%，无发热。肺部检查显示右前肺野呼吸音减弱，其余肺野听诊清晰。患者坐位且上半身后仰30°时，可见颈静脉怒张至下颌角。遗憾的是，此时同事正使用唯一的超声机。胸部X线片显示右肺上叶有一固定肿块样不透光区，心脏轮廓较前增大，为新增表现，无气胸或纵隔移位征象。

## 现在该怎么办？

已知，该老年男性患者患有非小细胞肺癌，目前慢性呼吸困难急性加重，同时伴有低血压、心动过速、呼吸急促和颈静脉怒张，除肿块所在部位呼吸音减弱这一预期表现外，肺部其余检查均正常。影像学检查显示新发心脏轮廓扩大。

该患者呼吸困难的鉴别诊断可能包括恶性肿瘤进展、肺栓塞、气胸、化疗肺毒性、新发心力衰竭、急性贫血、肺部感染和心脏压塞。若条件允许，应立即行心脏床旁超声［以评估是否有积液（图19.1）和心脏压塞的生理学证据］，及胸部增强CT（以评估肺实质并排查肺栓塞）。其胸片无明显气胸征象，但通过观察肺滑动征，超声检查可进一步评估是否有气胸。

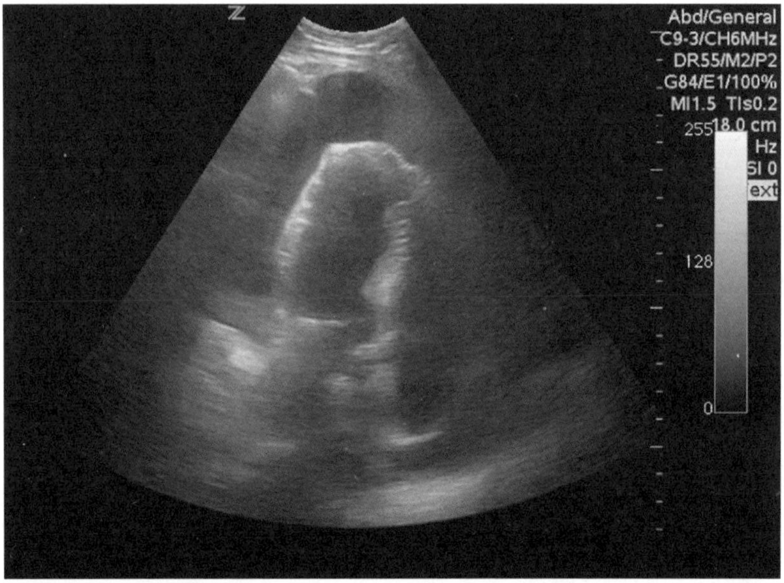


**图19.1** 心脏超声心尖四腔（A4C）切面显示重度心包积液。

其新发心脏轮廓扩大，应警惕心包积液。床旁超声心动图显示重度心包积液，右心室舒张期塌陷，提示可能心脏压塞。CT检查未显示肺栓塞，右上肺叶有一个固定的肿块，多个肺部的转移灶略增大。

无论是胸/腹部穿透性损伤致血性心包积液，还是累及主动脉根部的主动脉夹层或放置中心静脉导管损伤右心房，或是慢性积液缓慢增长，都可能出现急性心脏压塞。慢性积液的病因可能为恶性肿瘤、风湿病、容量过载、尿毒症或感染等。心脏压塞会造成梗阻性休克，其右心室舒张期无法充盈，导致血液反流到静脉循环中（表现为颈静脉怒张）及左心室前负荷下降（导致低血压）。若肺部听诊音清晰[①]，表明左心室前向血流仍正常[②]。贝克氏经典三联征之一的心音低钝，就是心包内液体遮盖心音所致。

恶性肿瘤患者尸检中，高达20%的患者存在心包受累。无论是肿瘤直接侵犯或转移，还是化疗或放疗的并发症，都可能导致心包积液。累及心包最常见的恶性肿瘤是肺癌。已知一些较老的化疗药物、酪氨酸激酶抑制剂和新型免疫检查点抑制剂等药物均可引起心包积液和心脏压塞。

确诊内科患者心包积液后，应检查炎症标志物，如C反应蛋白和红细胞沉降率（ESR）。心电图可能显示窦性心动过速、全导联QRS波群低电压、PQ段压低或电交替现象（即心搏期间QRS波幅交替变化，反映了心搏期间心脏在大量心包积液中摆动）。胸部X线片可能显示心脏轮廓增大。体格检查预计会显示符合右心室每搏输出量降低的体征，而慢性积液还会出现中心静脉压升高的体征（包括四肢冰冷和潜在水肿，但无肺水肿）。

经胸超声心动图应是确认积液并评估血流动力学受累的首选影像学检查。因右心房是心脏中压力最低的腔室，故在超声心动图上，心脏压塞的最早迹象是右心房收缩期塌陷。右心房在整个心动周期中塌陷时间越长，表明心脏压塞越严重。心脏压塞时，随着心包内压升高，右心室不仅会像早期心包压塞中那样在呼气相（和收缩期）塌陷[③]，（吸气相和）舒张期也会塌陷。剑突下切面观察右心室最佳，若剑突下切面观察困难，次选胸骨旁长轴切面。急性出血性心包积液中，因体循环静脉压未代偿性增加，而心包内压迅速上升，故相对较少的积液量可迅速导致心源性休克。而慢性心包积液则不同，随时间推移，为维持静脉——心房压力梯度，体循环静脉压会代偿性升高，

---

① 即无异常的湿啰音或哮鸣音，这通常表明肺部无液体积聚。

② 通常意味着左心室未受到心脏压塞的直接影响，左心室的收缩功能和泵血能力仍正常，这是评估心脏压塞患者病情的一个重要指标。

③ 因为呼气时胸腔内压增加，进一步加剧心脏舒张期的充盈障碍。

——刘岗注。

故在引起心脏压塞前，慢性心包积液的量常更多。

心脏压塞，依据其对右心充盈和右心室每搏量的影响，有个从轻度到重度的连续过程。随心包腔内液体积聚，心包内压上升。当心包内压接近并最终超过中心静脉压时，右心房充盈受限，从而限制了右心室的前负荷和每搏量。通过心动过速、呼吸急促和颈静脉压升高和奇脉（吸气时收缩压下降超过10mmHg），可判断其严重程度。

一旦疑诊内科性心脏压塞，应立即请介入心脏病专家会诊并行紧急正式超声心动图检查。在引流积液前，应采取临时措施，包括补液以提高中心静脉压，使其高于右房压。应评估二尖瓣和三尖瓣血流速度及肝静脉脉冲波多普勒随呼吸的变化，有些病例，应在床旁超声引导下引流积液。而其他病例则更适合在心脏导管室穿刺引流或手术引流，创伤性心脏压塞最好采用开胸和心包切开术。在无法紧急手术的医疗机构中，床旁心包穿刺术是医护人员最后的治疗手段，但应认识到这只是种临时性措施。经典的肋下盲法心包穿刺术风险相当大，在高级创伤生命支持课程中也不再做要求。

**要点总结**

- 必须对心脏压塞有足够的警惕才不至于漏诊。
- 心脏压塞表现为心动过速、呼吸急促和中心静脉压升高。
- 心包积液的最佳评估方法是超声心动图，心脏压塞的最早证据是右心房塌陷。

（刘岗 译 王印华 校）

码上解锁

参考文献/延伸阅读

# 第4部分

# 各个器官

# 第20章　脑袋“着火”了：癫痫持续状态

Michael Bux，Matthew T. Niehaus

患者，女性，28岁，在杂货店突然倒地并出现抽搐，后送至急诊室。围观者说，在救护车到达前她的抽搐已持续大约4min。当急救人员到达现场时，患者正痛苦地发出呻吟。在前往急诊室的途中，她再次出现全身僵硬，随后是四肢有节律的抽搐。到达急诊室时，尽管已给予4mg劳拉西泮，但仍可观察到患者持续的节律性肌阵挛发作。患者对语言呼唤或疼痛刺激无反应。家属未在场，无法获得更多病史。生命体征：心率82次/分，血压112/60mmHg，呼吸频率10次/分，呼吸室内空气下$SpO_2$为96%。简单的体格检查发现，该患者为身体基本正常的成年女性，左眼侧方凝视，双侧瞳孔直径3mm，上、下肢均出现对称性肌阵挛发作。

## 现在该怎么办？

## 诊断过程

2016年，美国癫痫学会指南（American Epilepsy Society Guidelines）将癫痫持续状态（SE）定义为持续时间>30min的发作（惊厥或非惊厥），或者发作两次或两次以上，每次发作之间意识没有完全恢复。然而，最近专家们提出了一个更为简化的定义，将SE定义为任何持续时间>5min的癫痫发作或在5min内多次发作而没有恢复到惊厥前的神经功能基线的癫痫发作[1]。此新定义旨在广泛覆盖症状，以避免延误救治。当癫痫发作在充分一线和二线药物治疗后仍持续存在时，则称之为难治性癫痫持续状态（RSE）[2]。

进行详尽的病史询问和体格检查对于SE的诊断至关重要。虽然癫痫病史有帮助，但必须意识到，大多数SE发病的患者没有任何癫痫病史，也并非由原发性癫痫发作障碍引起[3]。SE的继发性原因见框20.1，急诊医护人员需要迅速地评估每位SE患者，以确定这些病因并提供适当的治疗和护理。

**框20.1　SE的继发性原因**

药物(抗癫痫)依从性差
急性酒精戒断
药物毒性
原发性中枢神经系统疾病(肿瘤、卒中、脑膜炎、脑炎)
创伤
缺氧性脑损伤
低血糖
原发性癫痫发作障碍(罕见)
心因性非癫痫样发作(以前称为“假性癫痫发作”)

疑诊SE的体征，例如，突然的和无法解释的意识丧失、重复的身体运动、尿失禁。体格检查发现舌咬伤、脑膜刺激征伴发热、眼球侧方凝视，以及强直后瘫软。

临床医生必须对SE保持警惕，因为SE的表现多样。SE可分为三类：惊厥性、非惊厥性和部分性。①惊厥性SE是持续性或反复的全身性强直阵挛发作，反复发作之间有持续的发作后阶段；②非惊厥性SE是意识水平持续性或波动性的受抑制；③部分性SE是自发性规律或不规律的阵挛性肌肉抽动，有时会因运动或感觉刺激而加重，或是功能（语言）障碍但不伴有意识的变化[4]。

## 治疗

一旦确诊SE，应立即开始药物治疗。已有研究表明，癫痫发作持续时间越长，对治疗的耐药性就越强[5]。因此，快速识别SE、开始并行序贯疗法的流程在SE的治疗中十分重要，应当遵循。美国癫痫学会根据癫痫发作的持续时间将治疗分为不同阶段（框20.2）。一旦癫痫发作在治疗过程中得到控制，即停止药物治疗并转为支持治疗。

表20.1中的治疗流程来自美国癫痫学会发表的文献资料[4]。

| 框20.2 SE的各阶段 | |
|---|---|
| 0~5min | 稳定阶段 |
| 5~20min | 初始治疗阶段 |
| 20~40min | 第二治疗阶段 |
| 40~60min | 第三治疗阶段 |

表20.1 SE治疗流程

| 抽搐时长 | 治疗阶段 | 处理措施 |
|---|---|---|
| 0~5min | 稳定阶段 | •初步检查：ABCs（气道-呼吸系统-循环系统-意识水平-环境暴露）<br>•监测氧合并根据需要提供补充性氧合<br>•建立静脉通路，将患者连接至监护仪，并对癫痫发作计时<br>•如有必要，行气管插管保护气道<br>•实验室检查：手指末梢血血糖、电解质、全血细胞计数、毒物筛查、抗癫痫药物浓度（如有条件）<br>•如果血糖值<60mg/dL，予以纠正 |
| 5~20min | 初始治疗阶段 | •初始用药：苯二氮䓬类药物<br>▲从以下选项中选择一个：<br>○静脉注射治疗<br>■劳拉西泮：单次0.1mg/kg（单次最大剂量4mg）<br>→妊娠女性首选* |

（待续）

表20.1（续表）

| 抽搐时长 | 治疗阶段 | 处理措施 |
|---|---|---|
| | | ■地西泮：单次0.15~0.20mg/kg（单次最大剂量10mg）<br>○如果没有静脉通路，肌内注射咪达唑仑：体重>40kg给予10mg；体重13~40kg给予5mg<br>▲给予劳拉西泮或地西泮后，若癫痫持续发作，可重复给药一次。不要重复使用咪达唑仑<br>•如果这三种治疗方法都不可行，替代疗法如下：<br>▲静脉注射苯巴比妥：单次15mg/kg<br>▲地西泮直肠给药：0.2~0.5mg/kg（单次最大剂量20mg） |
| 20~40min | 第二治疗阶段 | •单剂服用下列药物之一：<br>▲静脉注射磷苯妥英：20mg/kg（单次最大剂量1500mg）<br>○因有QT间期延长和心律失常的风险，应进行心脏监测*<br>○妊娠期首选对照治疗*<br>▲静脉注射丙戊酸：40mg/kg（单次最大剂量3000mg）<br>○由于肝毒性的风险，避免用于年龄<2岁的幼儿*<br>▲静脉注射左乙拉西坦：60mg/kg（单次最大剂量4500mg）<br>○妊娠期首选二线药物<br>•如果这三种选择均不可用，替代疗法包括静脉注射苯巴比妥：单次15mg/kg（仅在初始治疗阶段未用过的情况下） |
| 40~60min | 第三治疗阶段 | •从以下选项中任选其一：<br>▲重复二线治疗<br>▲丙泊酚：负荷剂量1~2mg/kg；初始维持20μg/（kg·min），结合观察脑电图，滴定至30~200μg/（kg·min）<br>○儿科患者：避免剂量>65μg/（kg·min）；幼儿禁用丙泊酚<br>▲戊巴比妥：负荷剂量5~15mg/kg；维持剂量0.5~5mg/（kg·h）<br>▲硫喷妥钠：负荷剂量2~7mg/kg，给药速率<50mg/min；维持剂量0.5~5mg/（kg·h）<br>▲咪达唑仑：负荷剂量0.2mg/kg，给药速率2mg/min；维持剂量0.05~2mg/（kg·h）<br>•如果之前没有气管插管，立即进行插管<br>•开始持续的脑电图监测 |

*参考Brophy et al., 2012 (参考文献2).

## 特殊人群

### 妊娠

针对妊娠女性选择药物和计算剂量时需要谨慎考虑。因循环血容量（即分布容积）和药物清除率均有所增加，故可能需要调整剂量。如果可用，妊娠女性应使用劳拉西泮、磷苯妥英和左乙拉西坦。对待妊娠患者必须积极而认真，因为胎儿的结局取决于对妊娠女性的癫痫的快速控制。晚期妊娠还需考虑与子痫的鉴别诊断，此时应给予6mg硫酸镁推注，并请产科医生会诊评估，为紧急分娩做准备。在为妊娠女性进行血液检查时，考虑送检维生素$B_6$（吡哆醇）水平，因为与异烟肼中毒的患者类似，吡哆醇缺乏可导致癫痫发作[2]。

### 儿科

表20.1列出的治疗流程对于任何年龄的患者都是适用的。经证明，对于儿科人群所有的一线药物都是有效的。遗憾的是，关于在儿童中使用二线和三线药物的数据不足[4]。除治疗方案中的抗癫痫药物外，对幼儿均应给予静脉注射吡哆醇的药物治疗[4]。

### 预后

与短暂癫痫发作相比，癫痫持续状态（SE）患者的发病率和死亡率较高。其总体预后受癫痫发作的病因、SE持续时间和患者年龄的影响。据估计，成人的死亡率可能高达30%。所幸，儿科人群的死亡率较低，通常认为<3%[4]。快速识别、稳定病情和启动抗癫痫药物治疗有助于降低发病率和死亡率。

## 要点总结

- SE是指持续时间>5min的癫痫发作。
- SE可分为三类：惊厥性、非惊厥性或部分性癫痫发作。
- 开始的5min：检查ABCs(气道–呼吸系统–循环系统–意识水平–环境暴露)，监测氧合并根据需要提供补充性氧合。将患者连接至监护仪、建立静脉通路、检查血糖并送检实验室样本。
- 5min之后：开始用药。首选苯二氮䓬类药物。可重复给予劳拉西泮或地西泮。
- 20min之后：给予第二阶段治疗。
- 40min之后：给予第三阶段治疗。
- 所有的药物使用剂量，应根据推荐的每千克体重需要量×体重，进行计算。
- 安排所有的插管患者入住配有连续脑电监测的重症监护室(ICU)。

（闫伟敏　译　王印华　校）

码上解锁
参考文献/
延伸阅读

# 第21章　压力“山”大：创伤性脑损伤和颅内压增高

Jesse Shriki，Wan-Tsu Wendy Chang

患者，男，28岁，被朋友发现倒地后经EMS送至急诊。朋友诉在患者外出吸烟后（具体时间不详）忽然听到“砰”的一声，上前见患者仰卧摔倒在地，无应答。因无法确认患者是否有脉搏，故对其进行了心肺复苏。EMS到达后发现患者有脉搏，初始格拉斯哥昏迷量表（GCS）评分5分（E1V1M3），急救人员使用氯胺酮气管插管并放置颈托后将患者送入诊室。查体：无发热，HR 82次/分，BP 91/70mmHg，呼吸机最大通气设置下血氧饱和度82%。GCS评分为3T，双瞳等大，直径约为8mm，反应迟钝。唯一创伤迹象是枕部血肿，CT示弥漫性轴索损伤。双肺呼吸音粗，可闻及干啰音。

## 现在该怎么办？

创伤性颅脑损伤（TBI），可根据损伤机制、损伤模式和临床严重程度进行分类。严重颅脑损伤（sTBI）的定义为GCS评分3~8分的TBI[1]，其发病率和死亡率均较高，仅2014年全美急诊就诊人次就达250万[2]。总体而言，与TBI相关的死亡占美国总死亡人数的2.2%，特别是GCS评分≤6的患者[3]。GCS评分3分的脑损伤最为严重，死亡率高达76%[4]。因此，急诊医生应熟悉sTBI患者的早期治疗。

临床上虽无法消除脑的原发性损伤，但防止受损大脑的进一步（继发性）恶化是TBI早期治疗的重点。应避免低血压和低氧这一致命的“二重奏”。由于颅脑损伤时脑的自主调节可能受损，因此血压控制至关重要。通常平均动脉压（MAP）在50~150mmHg时可维持大脑血流恒定。sTBI可使这种自主调节机制变弱甚至完全破坏，使脑缺血或充血的风险增加，二者均会使脑水肿加重。此外，尽管低碳酸血症可被用作治疗脑疝，但它仍是有害的，因为碱中毒是脑血管收缩的强诱因。

坚硬的颅骨内只能容纳固定容积的脑组织、血液和脑脊液，它们产生的压力即为颅内压（ICP）。当占位性病变（出血或水肿）导致内容物容积增加时，ICP就会升高。由于脑灌注压（CPP）=MAP-ICP，故ICP升高会使脑灌注减少，所以颅内压升高是继发性损伤的一个重要原因。但除ICP值的大小外，压力升高持续的时间或“ICP剂量”同样不容忽视[5]。尽管指南推荐将ICP维持在<22mmHg，CPP维持在>60mmHg，但许多医院仍将20mmHg作为ICP的阈值。颅内压升高时查体可见动态GCS评分降低>2、瞳孔反射消失、双瞳不等大且>2mm、新发局灶性运动障碍或脑疝综合征等。高血压、心动过缓和呼吸不规则等经典的“库欣三联征”是颅内压升高的晚期表现。出现该体征时应立即针对ICP升高进行经验性治疗，即使没有ICP监测，也应复查神经系统影像[6,7]。

各指南中ICP监测的适应证都很广泛。对所有可抢救的sTBI和因临床查体而行颅脑CT检查但结果异常的患者都应监测ICP。颅脑CT异常包括血肿、挫伤、水肿、压迫基底池或脑疝等。表现为“正常”的颅脑CT（如弥漫性轴索损伤），若存在直立性低血压或收缩压（SBP）<90mmHg，也应监测ICP。急诊医

生还应注意可能影响神经系统检查的其他情况。如药物过量（特别是巴氯芬及其他镇静催眠药）、脓毒症、癫痫发作和脑卒中等都可能被误诊为sTBI。

为了优化颅脑损伤患者的治疗，共识提出了颅内高压和脑疝的分级诊疗（图21.1）[1,8,9]。分级系统从0级开始，共分4级，对各级TBI分别行基本护理和最积极的治疗。由于多数sTBI患者不会到一级创伤中心就诊，因此，非常有必要了解医疗系统的能力和局限性，以便快速提供适当的治疗。在某些情况下，关键的干预措施可能是将患者转移到三级医疗中心，以便尽快对这些危重患者进行手术干预。

分级系统从0级开始，即在任何机构或任何级别的治疗中都应对sTBI患者进行的基本护理。颅内压增高和脑疝的0级治疗包括一般临床治疗，这些是基本的干预措施，包括将床头抬高>30°，保持头部位于正中以利于脑静脉引流，以及预防发热等。建议对GCS评分<10、皮质挫伤、颅骨凹陷性骨折、硬膜

0级

- 收入ICU
- 避免发热
- 镇静避免焦虑
- Hgb>7
- 气道管理
- 避免IJ Acces
- $O_2$>94%
- 避免低钠血症
- HOB 35~40℃
- 放置动脉导管
- $ETCO_2$监测
- 连续的神经系统检查
- 镇痛
- 预防癫痫发作
- 保持头部位于正中

1级

- CPP目标值60~70
- $PaCO_2$ 35~38
- 放置EVD
- 加强镇痛
- 甘露醇（0.5~1g/kg）
- CSF引流
- 加强镇静
- 3%高渗盐水
- EEG监测

2级

- $PaCO_2$ 32~35
- 瘫痪
- 血管加压药，或静脉推注药物升高CPP并降低ICP

3级

- 巴比妥类药物滴定ICP
- 去骨瓣减压术
- 亚低温（35~36℃）

**图21.1** ICP的分级诊疗。

下血肿、硬膜外血肿、脑内血肿、穿透性头部伤口和受伤后24h内癫痫发作的患者进行癫痫预防[10]。关于苯妥英钠的研究最多，但鉴于给药方便且不需要药物监测，左乙拉西坦作为替代药物逐渐被接受[11]。其他0级的基本原则包括将接受ICP监测患者的CPP维持在60mmHg、血红蛋白>7g/dL和$SpO_2$>94%。为避免多次喉镜介入发生缺氧、高碳酸血症或ICP升高，应由最有经验的操作者插管[4]。此外，由于可能出现低血压，即使是<10min的短暂发作，也可能使死亡率增加，因此，指南建议将MAP维持在>80mmHg，SBP维持在>100mmHg，同时不允许15~69岁患者的收缩压降至<90mmHg，不允许>70岁患者的收缩压降至110mmHg[1,4]。

若经一般临床治疗及优化生理学指标后颅内压仍高，可开始按1级治疗原则处置。可经外周静脉输注甘露醇（0.5~1g/kg）或高渗盐水（2.5~5mL/kg 3%溶液）等进行高渗治疗。浓度>3%的高渗盐水（HTS）应经中心静脉或骨内通路给药。甘露醇和高渗盐水并无优劣之分，临床医生可根据患者的容量状态、钠浓度和肾功能选择使用。此外应优化镇痛和镇静。若已放置脑室外引流管（EVD）监测ICP，可考虑脑脊液引流。在进行正式治疗的同时可将过度通气（$PaCO_2$ 30~35mmHg）作为临时措施。但由于存在脑血管收缩缺血的风险，不建议长时间过度通气（$PaCO_2$<25mmHg）。

若1级干预后ICP仍升高，可进行2级治疗。尽管可给予额外的高渗治疗，但需注意，甘露醇治疗的上限是血清渗透压为320mOsm/kg或渗透压间隙为15~20mOsm/kg，而高渗盐水的血清渗透压为血清钠155mmol/L。可用丙泊酚镇静以减少脑代谢需求，从而降低ICP。需注意维持CPP>60mmHg，可根据患者实际心功能状态补液、推注血管加压药或正性肌力药。充分镇静的患者也应考虑使用肌肉松弛药。

最后，若ICP持续升高可考虑手术减压。为容纳受伤水肿的大脑膨胀，可考虑去骨瓣减压术（DC）暂时切除大块颅骨。相比单独的药物治疗，两项关于DC治疗顽固性颅内高压的主要临床研究（DECRA和RESCUEicp）发现，2级干预失败后行DC治疗可降低6个月时的死亡率。但不建议进行早期或预防性DC。其他的3级干预措施还有32~34℃的亚低温和巴比妥类药物昏迷。虽然初级医院的急诊科可能不熟悉巴比妥类药物治疗或没有神经外科医生做此类手术，但大多数初级医院的急诊科都熟悉降温治疗。降温治疗是一种简单且效果显著的干预措施，即使在最偏远的医疗机构也能实施。需要强调的是，巴比妥类药物昏迷只能在有相关治疗经验的医疗中心并在连续脑电图监测下使用。3级干预措施提供了有效的挽救性治疗，但也伴随着较高的不良反应风险。

由于CRASH研究显示皮质类固醇增加死亡风险，故TBI的初始治疗不再推荐皮质类固醇。颈托虽已广泛应用于创伤治疗，但sTBI患者应慎用，因为坚硬的颈托（特别是放置不当时）可能阻碍脑静脉血流而使ICP升高。液体复苏也应慎重。首选生理盐水，因为它是等渗液的。高渗盐水可用于容量复苏和颅内压增高时的治疗。sTBI患者复苏不应使用白蛋白，因为它与生理盐水相比可增加死亡率[16]。

如本案例所示，sTBI可导致全身并发症。sTBI患者急性呼吸窘迫综合征（ARDS）的发生率高达30%，可能与误吸、儿茶酚胺激增或全身炎症有关[17]。由于sTBI患者可能无法耐受允许性高碳酸血症和较低的$PaO_2$目标值，因此，ARDS的治疗更为复杂。本章不对sTBI的呼吸治疗进行深入讨论，但仍需强调，维持大脑与肺保护之间的平衡尤为重要。监测ICP和CPP时应小心、缓慢地使用6~8mL/kg的小潮气量通气和高呼气末正压等策略，以观察$PaCO_2$和胸膜腔内压对脑的生理学影响[18]。若有先进的神经监测技术如脑组织氧合等，可直接用于监测脑缺氧。传统的通气策略失败可考虑体外膜肺氧合（ECMO）。ECMO能改善氧合与通气，但也可能因管路抗凝及血小板功能障碍或耗竭而导致出血，故应谨慎使用ECMO。选择恰当的患者是该治疗策略成功实施的命门所在。

总结本案例，患者颅脑CT存在非移位的颅骨基底部骨折及脑室出血所致的弥漫性脑水肿。查体未见其他创伤迹象。鉴于该sTBI存在颅内高压的影像学依据，故将床头抬高，予左乙拉西坦预防癫痫发作，并优化了氧合。请神经外科医生会诊并放置了EVD以监测ICP。在等待进入ICU期间患者的低氧进一步加重，胸部X线片显示双肺浸润。虽然给予了恰当的呼吸机治疗（包括小潮气量通气、优化PEEP及$FiO_2$ 100%等），但较长一段时间内患者$SpO_2$仍低，低于70%，故决定紧急为患者插管并进行ECMO。患者的ICP也显著升高，通过分级疗法继续治疗，未行去骨瓣减压术。最终患者移除管路，清醒，可遵医嘱，转至神经康复中心接受后续治疗。

### 要点总结

- sTBI治疗的关键在于预防继发性损伤。
- 由于脑自主调节受损以及$PaO_2$和$PaCO_2$对脑血流的影响，低血压、缺氧和低碳酸血症均会使sTBI预后不佳。
- 高血压、心动过缓和呼吸不规则的"库欣三联征"是颅内压增高和脑疝的晚期表现。
- 应对颅内压增高和脑疝进行分级诊疗，应从基本措施开始，例如，抬高床头并保持头部位于正中以促进脑静脉引流。
- ICP升高的治疗包括优化生理参数、高渗液体、CSF引流、镇痛、镇静和手术减压。
- 过度通气虽可有效防止ICP升高，但由于有造成脑缺血的风险，故只能作为确定性治疗前的临时措施。
- 早期转诊至高级别医疗中心为患者施行神经外科手术，对良好的预后至关重要。

（杨梅　译　王印华　校）

码上解锁

参考文献/
延伸阅读

# 第22章　脑血管病：缺血性卒中还是出血性卒中

Skyler Lentz， Evie Marcolini

EMS电话："接诊一例45岁男性患者，在健身房锻炼时突发右侧无力，言语不清，目前FAST-ED评分为3分（面瘫1分、上肢无力1分、言语不清1分），其血压200/110mmHg，心率60次/分，$SaO_2$ 98%。未服药，也无其他病史。"

## 现在该怎么办？

该年轻患者症状表现为卒中，但需要广泛鉴别，包括中毒综合征、癫痫、类卒中等。若病因是卒中，仍需区分是缺血性还是出血性卒中、前循环还是后循环卒中。

为达最佳预后，急诊干预必须迅速（图22.1）。为排除出血性卒中，评估和处理的第一步是获得准确的病史并检查神经系统、血糖和颅脑CT。一旦确诊，缺血性卒中的潜在治疗选择包括全身溶栓［如使用组织纤溶酶原激活剂（tPA）、替奈普酶溶栓］或转诊行神经介入取栓术。对出血性卒中患者需逆转抗凝、管理血压，必要时考虑神经外科干预。因床位不足和偏远地区医疗条件所限，在需要转院但转院被延误时，急诊医生还必须在入院最初的几小时后熟悉如何监护缺血性和出血性卒中患者。

## 初步评估、演示和治疗

初始评估时，急诊医生必须确定最后一次看到患者处于基线状态（即最后所知状态良好）的时间，记录生命体征，检查神经系统，并测量即时血糖。该患者的美国国立卫生研究院卒中量表（NIHSS）评分为7分（面神经麻痹2分，右上肢无力1分，右下肢无力1分，右下肢共济失调1分，失语症1分，构音障碍1分）。NIHSS评分（表22.1）是确定病情严重程度和治疗选项的有用工具，并有利于急诊医生与会诊的神经病学团队沟通检查结果时保持一致[1]。然而，应注意的是，该工具不一定有助于诊断后循环卒中。

非增强颅脑CT是确定患者是否有出血迹象的第一步。该患者的CT无出血迹象，所以剩下的可能就是（前循环或后循环）缺血性卒中或类缺血性卒中。类缺血性卒中（例如，复杂性偏头痛、转换障碍①、Todd瘫痪②）较常见，诊断为缺血性卒中的病例中可能1/3是类缺血性卒中。类缺血性卒中相关的因素

① 转换障碍也称为功能性神经症状障碍，症状可能包括瘫痪、失明、言语丧失、吞咽困难、身体无力等，特点是患者的身体症状不能自主控制，且不能用神经性疾病或其他医学状况来解释。

② Todd瘫痪是癫痫患者的一种神经系统异常现象，即癫痫发作后短暂瘫痪，可局部也可全身，但通常只发生在身体的一侧。它最常见于全身强直阵挛发作之后，可能持续几个小时，偶尔持续数天。

——刘岗注。

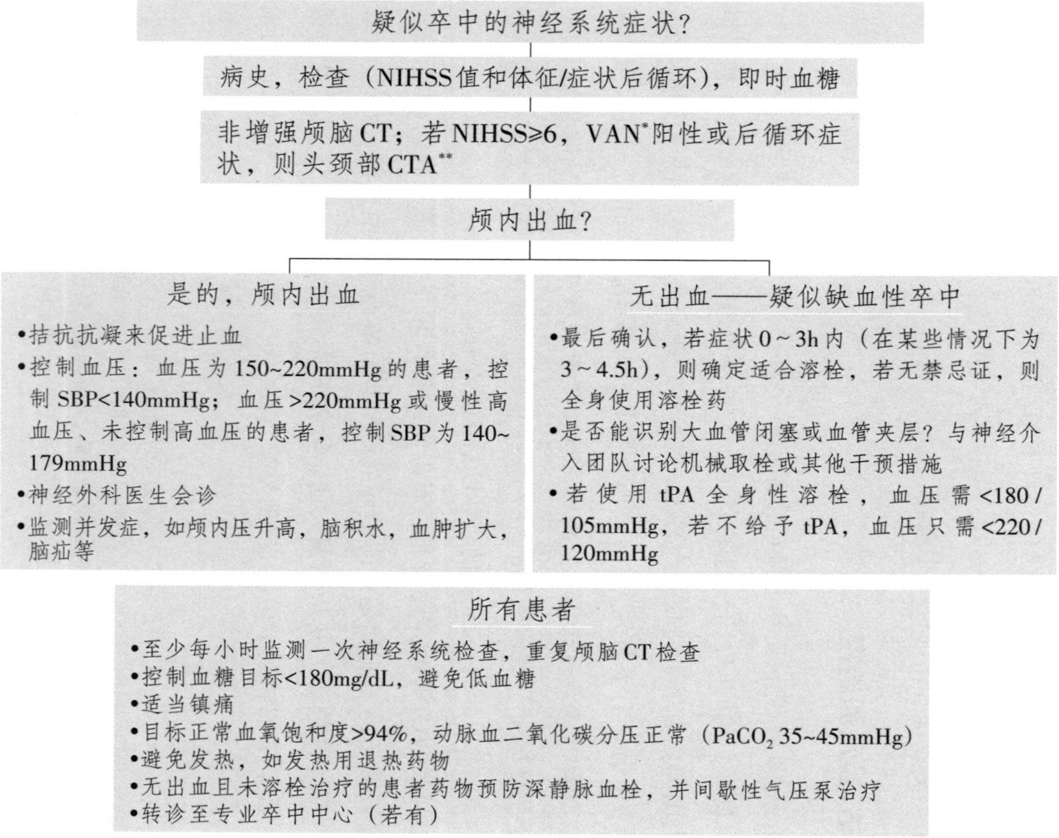


此图为对有神经系统症状和疑似卒中患者的推荐流程。

*VAN是评估大血管闭塞的筛查工具。若肢体无力加之视觉障碍（或失语症或忽视综合征），则VAN阳性；若没有无力或仅有无力，则VAN阴性。

**可能需要MRI来诊断后颅窝缺血性卒中。CTA有助于评估基底血栓或血管夹层。

图22.1 有神经系统症状和疑似卒中的患者——治疗流程。

包括年纪轻、轻微症状和缺乏心血管危险因素[2]。后来，该患者实验室检查结果显示无毒理学或代谢异常的证据，其他实验室检查结果也同样无明显异常。指尖血糖是110mg/dL，钠和其他电解质都正常。若影像学检查排除出血，指尖血糖检查排除低血糖（血糖是溶栓前唯一需要的实验室检查项），病史和体格检查也未发现其他可能诊断，则临床疑诊缺血性卒中。如确认症状发作在3～4.5h内且无禁忌证，则建议全身溶栓。应明确溶栓的适应证和禁忌证（框22.1）——建议使用禁忌证一览表排查。常见的绝对禁忌证包括活动性出血、已知出血倾向、急性或既往颅内出血和非控制性高血压（SBP>180mmHg或DBP>110mmHg）。特定情况下［即，年龄≤80岁，NIHSS评分≤25分，缺血影像学表现未超过大脑中动脉（MCA）1/3供血区，且无糖尿病和既往卒中病史］，溶栓时间窗可延长至4.5h[1]。对超溶栓时间窗的患者仍可考虑机械取栓。

表22.1 美国国立卫生研究院卒中量表（NIHSS）

| 这是为疑似缺血性卒中患者推荐的神经系统检查[1] | | |
|---|---|---|
| 1A | 意识水平 | 0-清醒，反应灵敏 |
| | | 1-不清醒，但给予很小的刺激能唤醒患者完成指令、回答问题或做出反应 |
| | | 2-不清醒，需要反复刺激才有反应，或反应迟钝并需要强烈或疼痛刺激才能做出动作（非刻板的） |
| | | 3-仅有反射活动或自发反应，或完全无反应、松弛性瘫痪、无反射 |
| 1B | 意识-提问（2） | 0-正确回答 |
| | | 1-正确回答1个 |
| | | 2-两个都不正确 |
| 1C | 意识-命令（2） | 0-正确执行2项任务 |
| | | 1-正确执行1项任务 |
| | | 2-两项任务都不能正确执行 |
| 2 | 注视 | 0-正常 |
| | | 1-部分注视麻痹，一只或两只眼睛的注视异常，但不存在强迫偏离或完全注视麻痹 |
| | | 2-强迫偏离或完全注视麻痹且不能被头眼反射克服 |
| 3 | 视野 | 0-无视野缺失 |
| | | 1-部分偏盲 |
| | | 2-完全偏盲 |
| | | 3-双侧偏盲（包括皮质盲） |

（待续）

表22.1（续表）

| | | |
|---|---|---|
| 4 | 面瘫 | 0–正常对称运动<br>1–轻微麻痹（鼻唇沟变浅，微笑时不对称）<br>2–部分瘫痪（下面部完全或接近完全瘫痪）<br>3–完全单侧瘫痪（上下面部均无面部运动） |
| 5 | 上肢运动<br>a.左上肢<br>b.右上肢 | 0–上肢于要求位置坚持10s，无掉落<br>1–上肢能抬起，但不能坚持10s，下落时不撞击床或其他支持物<br>2–上肢不能达到或维持坐位90°或卧位45°，掉落到床上，但经努力可对抗重力<br>3–不能抵抗重力，上肢坠落<br>4–无运动 |
| 6 | 运动功能(下肢)<br>a.左下肢<br>b.右下肢 | 0–于要求位置坚持5 s，不掉落<br>1–在5s末期下落，不撞击床<br>2–5s内下落到床上，但可抗重力<br>3–不能抗重力，腿立即落到床上<br>4–无运动 |
| 7 | 肢体共济失调 | 0–无共济失调<br>1–一侧肢体有<br>2–两侧肢体有 |
| 8 | 感觉 | 0–正常，无感觉缺失<br>1–轻中度感觉缺失，患者感觉患侧针刺不尖锐或钝；或针刺后表面疼痛消失，但患者意识到被触摸<br>2–重度至完全感觉丧失，患者不知道面部、上肢和腿部被触摸 |
| 9 | 语言 | 0–正常<br>1–轻度失语：流利程度或理解能力明显下降，但表达想法或表达形式无明显受限；言语或理解力的减少会使对话变得困难或不可能。例如，在所提供材料的交流中，检查者可以通过患者的反应来识别图片或命名卡片内容<br>2–重度失语：所有的交流表达都是碎片化的，听者需推理、询问、猜测，能交换的信息范围有限，交流困难，检查者不能通过患者的反应来识别所提供的材料<br>3–完全失语：哑或完全失语，不能讲或无法理解 |
| 10 | 构音 | 0–正常<br>1–轻中度构音障碍，能发一些含糊不清的词，虽有困难但能被理解<br>2–重度构音障碍，患者言语含糊不清难以理解，或者是哑/无声 |
| 11 | 忽视和未注意 | 0–无异常<br>1–双侧同时给予刺激（视觉、触觉、听觉、空间）之一时，患者未注意、或对一侧忽视<br>2–对以上超过一种感知的严重偏侧忽视或未注意，不认识自己的手或仅定向到一侧空间 |

**框22.1 静脉溶栓最常见的绝对和相对禁忌证**

**绝对禁忌证**

症状出现时间已超出3～4.5h时间窗

急性颅内出血或既往有颅内出血

CT提示广泛缺血性损伤的广泛性低衰减

3月内缺血性卒中

3月内严重头部创伤

急性颅脑损伤

颅内肿瘤

3月内颅内或椎管内手术

蛛网膜下腔出血或提示性症状

21天内胃肠道出血或已知胃肠道恶性肿瘤

凝血病（血小板<100 000/$mm^3$；INR>1.7；aPTT>40s；PT>15s；24h内给予治疗剂量低分子肝素；48h内用过直接凝血酶抑制剂或直接Xa因子抑制剂）

疑似感染性心内膜炎或脓毒性血栓

确诊或疑似主动脉夹层

未控制的高血压，>185/110mmHg

**相对禁忌证**

个别既往有残疾、痴呆或预后不良的全身性恶性肿瘤患者

7天内有过腰椎穿刺

发病时癫痫发作（除非怀疑癫痫发作是由缺血性卒中本身引起，而非缺血性卒中后状态）

7天内有过动脉穿刺

过去14天内有过重大创伤或大型手术

月经量过多史

颅内小动脉瘤（<10mm）

颅内动脉夹层

颅内血管畸形

颅外肿瘤（如脑膜瘤）

妊娠

急性心包炎，伴缺血性卒中所致的轻度残疾

若有相对禁忌证，相对禁忌证应因人而异[1]。

后循环卒中的体征和症状可能是非特异性的，如整体精神状态抑制或嗜睡。重要的是要在非增强颅脑CT上寻找基底动脉支配区高密度的证据，同时要记住，这种成像模式不能充分显示后循环区域[3]。病史和体格检查可能有助于指导进一步的影像学检查。若患者有头晕或眩晕、单侧肢体无力、构音障碍、头痛、波动性神经系统症状、共济失调、构音障碍、眼球震颤、眼球异常、四肢轻瘫、意识水平下降等后循环卒中的体征或症状，那么适当成像是明智的。一个经验法则——若神经系统检查与成像不符，当可行时，我们需行CT血管造影（CTA）或MRI进一步评估基底动脉血栓或后循环梗死。

血管成像可评估大血管闭塞（LVO）、血管夹层或严重颈动脉狭窄。确定是否（在CT平扫时）立即行CTA检查的一种方法是VAN卒中评估工具（Vision，视力；Aphasia，失语；Neglect，忽略）（表22.2）[4]。NIHSS评分≥6分也与LVO相关（敏感性87%，特异性52%），但VAN工具更具特异性[5]。FAST-ED评分（对面神经麻痹、上肢无力、言语变化、时间、眼球偏斜和否认/忽视评分）可用于现场分级LVO风险，评分较高的患者更可能发生LVO[6]。这些评估工具或NIHSS将确定LVO可能性的大小，接下来，通过获取血管成像、神经介入资源，以及尽早转运患者实现更有效的治疗。

一般而言，若患者卒中前功能状态接近正常，颈内动脉或MCA近端M1段闭塞，NIHSS评分≥6，ASPECTS评分（Alberta卒中项目早期CT评分）≥6，年龄>18岁，且可在症状发作后6h内取栓，那么应考虑机械取栓[1]。ASPECTS评分用颅脑CT来确定早期MCA区域缺血的可能性变化——较低的分数预示功能预后较差（http：//www.aspe ctsi nstr oke.com/）[7]。根据当地治疗方案和患者特征，6h取栓窗口期可能会延长至24h[8]。由于预后不良，也可延长基底动脉闭塞患者的取栓窗口期——每例基底动脉闭塞病例都应紧急与参与会诊的卒中和神经介入团队讨论。

表22.2 **VAN卒中评估工具和FAST-ED评分**

| VAN | 研究结果 | FAST-ED评分 | 分值 |
|---|---|---|---|
| 无力：能否抬起双臂？ | 没有无力（VAN阴性） | 面瘫 | |
| | 轻度无力（轻微掉落） | 正常或轻度瘫痪 | 0 |
| | 中度无力（严重掉落，触及或几乎触及地面） | 部分或完全瘫痪 | 1 |
| | 严重无力（松弛） | | |
| 视觉干扰 | 视野分割（测试4个象限） | 上肢无力 | |
| | 复视（评估不均匀或异常的眼外运动） | 没有掉落 | 0 |
| | 新出现失明 | 有掉落但能部分抵抗重力 | 1 |
| | 无 | 不能对抗重力或不能活动 | 2 |
| 失语 | 表现力（不能说话或不重复或命名两个物体） | 语言变化 | |
| | 接受（不理解或不遵循命令） | 无 | 0 |
| | 都有 | 轻中度 | 1 |
| | 无 | 重度、完全失语或缄默 | 2 |
| 忽视 | 被迫凝视或无法跟踪一侧 | 眼球偏斜 | |
| | | 无 | 0 |
| | | 部分 | 1 |
| | 无法同时感觉到两侧或无法识别自己的手臂 | 强制偏斜 | 2 |
| | 忽略一侧 | | |
| | 无 | | |
| | | 否认/忽视 | |
| | | 无 | 0 |
| | | 仅一种感觉在双侧同时刺激时出现忽视 | 1 |
| | | 一侧手失认或方向失认 | 2 |

这些工具可用于评估LVO的可能性，以及是否需要初步血管成像或调配神经介入资源。

如无力加上视觉障碍、失语或忽视中任一情况，VAN阳性。已发现筛查对LVO敏感性100%、特异性90%[4]。VAN阴性的后循环症状患者，仍可能需要CTA评估基底动脉血栓状况。

Fast-ED评分越高，LVO可能性越大：0或1分，LVO可能性<15%；2或3分，LVO可能性30%；≥4分，LVO的可能性≥60%[6]。

From references 4 and 6.

根据VAN卒中评估，该患者有无力和失语症，因此，他在CT平扫的同时接受了CTA。结果显示左侧MCA近端M1段闭塞。

## 治疗的第一个小时

### 缺血性卒中

患者所在医院的急诊室规模较小，其左侧MCA区域急性缺血性卒中，近端M1段（MCA的近端水平分支）闭塞。他无溶栓禁忌证，因为他距最后一次确认已知健康的时间在3h时间窗内，因此推荐溶栓治疗。M1近端闭塞也有利于患者取栓[1]。如果他发病时间超出溶栓时间窗（3h或4.5h），他仍可能适合取栓（通常6h内，但特殊情况下也可延长至24h）。

下一步就是紧急转诊至神经介入，但并非每位患者都有此机会。等待转诊期间（比如，突发暴风雪阻止转诊）我们必须准备好在急性期后管理这位急性缺血性卒中患者（表22.3）。其血压明显升高，血压升高尤其对于一例年轻健康男性，可能代表了机体通过升高血压灌注大脑缺血半暗带，从而促进侧支循环的先天尝试。这种情况下，需小心平衡灌注与高血压所致的风险。了解增加灌注是缺血性卒中代偿的关键，我们将缓慢降低血压，降低幅度≤15%（视情况而定，也可能≤20%）。溶栓治疗时，建议控制BP<180/105mmHg。如果不溶栓治疗，则允许血压在前24h内升高，最高控制可达<220/120mmHg[1]。降压的首要考虑因素是镇痛或缓解焦虑，镇痛降压温和，如需要，也可使用小剂量的苯二氮䓬类药物缓解焦虑。针对性的抗高血压药物治疗可能带来过度降压（尤其年纪轻的、未药物治疗过的患者中），并可能有扩大缺血区域或转化为梗死区的风险。如给镇痛/抗焦虑药后收缩压仍增高，则首选可滴定药物，如尼卡地平、拉贝洛尔或氯维地平。为避免升高颅内压，建议避免使用血管扩张剂（如硝普钠或硝酸甘油）降压。

表22.3 **基础和高级监护目标**

| | |
|---|---|
| 血糖 | 目标<180mg/dL<br>高血糖和低血糖都与卒中后不良预后相关 |
| 血压 | **缺血性卒中**<br>如果全身溶栓，<180/105mmHg<br>如果不进行全身溶栓，则<220/120mmHg<br>**颅内出血**<br>血压150～220mmHg间的患者，SBP<140mmHg<br>抵达医院时血压>220mmHg的患者或之前未经治疗的高血压患者，收缩压目标为140～179mmHg是合理的 |
| 重复影像检查 | 当出现检查变化、严重症状时，或溶栓后24h内 |
| 预防深静脉血栓 | 使用间歇式气动压缩装置（如有）<br>如果溶栓或脑出血，则暂停药物（如肝素、依诺肝素）预防<br>药物预防可用于未溶栓且无出血的缺血性卒中患者 |
| 脑水肿或小脑水肿 | 最初72h内，大脑中动脉供血区的大面积卒中可能导致恶性脑水肿和脑疝。特定病例，可选手术去骨瓣减压。可将渗透疗法（输注甘露醇或高渗盐水）视为一种临时治疗方法。<br>大面积小脑梗死可能导致水肿、梗阻性脑积水和脑疝；可考虑进行的干预措施包括脑室造口术和（或）去骨瓣减压术 |
| 神经系统检查 | 应该每小时一次 |
| 高热 | 评估发热源，用退热疗法控制温度 |
| 呼吸支持 | 无法保护气道的患者应气管插管。一旦插管，目标应该是血氧饱和度>94%，$PaCO_2$ 35～45mmHg |

From references 1 and 11.

为该患者重复神经系统检查无比重要，因为溶栓治疗，所以缺血/梗死实质有转化为出血的风险（缺血区域越大，风险越高）。重复神经系统检查是最好的即时随访方法，检查发现的任何变化都需重复非增强颅脑CT。一旦该患者转入具有介入能力的三级医疗中心，其卒中进展也可对其是否适合机械取栓产生影响。应密切关注血糖水平，因为葡萄糖是大脑急性时期最重要的营养素。静脉补液有助于缓解血流动力学不稳定性。

缺血性卒中的一个罕见病因是脑血管夹层。现在需要确认患者是否有颈部动脉（即颈动脉或椎动脉）夹层的放射学证据和急性缺血性卒中的临床证据。夹层是血管壁分层，导致动脉管腔狭窄，并可能导致血栓性闭塞和随后的下游栓塞。对于此类卒中，为防止血栓和（或）栓塞进一步扩散并导致缺血，首要的治疗是使用肝素或抗血小板药物[1,9]。此类卒中的确定性治疗取决于许多因素——完全还是部分闭塞、闭塞时长（大致由症状发生的时间确定）、缺血（或梗死）区域的严重度及患者先前就有的危险因素。神经介入会诊是关键，将决定下一个治疗方案，可能植入支架、结扎或观察。与此同时，肝素化或抗血小板治疗是公认的标准治疗，不过如果在时间窗内，又无禁忌证，对一些患者初始治疗会选择溶栓。血压管理，血管夹层患者与缺血性卒中患者相同，维持足够的灌注压需较高血压，而最大限度地降低进一步夹层或出血风险需较低血压，两者间的平衡不易掌握，需要仔细地把控。

## 出血性卒中

现在要排除本案例患者在初次颅脑CT是否显示自发性脑内出血（ICH）。非常类似缺血性卒中，ICH致残率和致死率都高。最常见的病因是未控制的高血压，其他病因包括血管畸形和脑淀粉样血管病[10]。出血引起的占位效应和颅内压升高都会造成脑损伤。除评估气道和呼吸外，对自发性出血患者还需控制血压、检查神经系统观察是否恶化，以及为促进止血而逆转和避免使用抗凝药。

理想的血压目标尚有争议，但美国心脏协会/美国卒中协会指南建议，血压150～220mmHg的患者，将收缩压急性降至<140mmHg是合理的[11]。而收缩压>220mmHg的患者，血压目标尚不清楚，但根据指南，类似的<140mmHg的目标是合理的。然而，积极控制血压有脑缺血风险，对于血压非常高（即>220mmHg）或已知既往未经治疗的高血压患者，应考虑更宽松的收缩压目标（140～179mmHg）[12]。

纠正凝血功能障碍对于止血很重要。对服用维生素K拮抗剂（即华法林）的患者，推荐使用四因子凝血酶原复合物浓缩物（PCC）和静脉注射5～10mg维生素K[11,13]。对服用Xa抑制剂（例如，利伐沙班、阿哌沙班）的患者，应采用四因子PCC或andexanet治疗（andexanet与四因子PCC，哪一种更优尚不清楚）[14,15]。直接凝血酶抑制剂达比加群，有特异性逆转剂——依达赛珠单抗[13]。对于血小板减少症患者或神经外科手术（如脑室引流术或开颅术）的患者应考虑输注血小板，但对于单纯服用抗血小板治疗药物的患者不建议常规输注血小板。

对于ICH患者应每小时检查一次神经系统，并在神经系统变化时重复影像学检查。他们面临着因脑积水、颅内压升高、脑疝和血肿扩大而恶化的风险。对有颅内压升高、脑室内出血、小脑幕切迹疝、神经系统检查恶化或脑积水证据的患者，可能需要神经外科手术（如脑室外引流）[11]。因梗阻性脑积水和脑干受压，小脑出血者恶化风险高，应考虑手术减压[11]。手术清除幕上脑出血有争议，无论面对面的会诊还是远程会诊，是否手术应由神经外科医生决定。有并发症或小脑出血迹象患者应紧急转诊到神经外科中心。可临时性输注甘露醇或高渗盐水，治疗水肿、颅内压升高或脑疝的症状。

## 结论

无论缺血性还是出血性卒中，为获得最佳预后，急诊医生的干预必须迅速。鉴于床位可能不足和偏远地区医疗条件所限，在最初发病几个小时后，急诊医生还必须熟悉缺血性和出血性卒中患者“下一步”如何监护、治疗。建议参考治疗流程图22.1，高级监护目标如表22.3所示。

（潘彩飞 译　刘岗 校）

码上解锁
参考文献/
延伸阅读

# 第23章　一生中最可怕的头痛：蛛网膜下腔出血

Roderick W. Fontenette， Andrew J. Branting

患者，女，54岁，既往高血压史，因头痛2小时来急诊。在办公桌前工作时，她突发剧烈、持续的10/10级头痛，几乎立即达峰。患者自诉既往有头痛，头痛既无缓解也无加重，未被诊断为偏头痛，也从未如此严重。她否认近期外伤，她的同事也证明她未发生过意识丧失或晕厥。患者自诉有颈部疼痛僵硬伴恶心、呕吐一次。她自诉不吸烟，不吸毒，血压173/94mmHg，心率83次/分，律齐，无发热。神经系统检查未发现脑膜炎征象，无脑神经/局部感觉丧失和运动障碍。她能自行走入房间，无大脑特定区域病变导致的步态异常、眩晕或急性视觉变化。

## 现在该怎么办?

头痛，一种常见主诉，占年度急诊就诊主诉的1%～2%。急性头痛患者中，约有1%是自发性蛛网膜下腔出血（SAH），该疾病相对来说比较罕见。值得注意的是，最常见的蛛网膜下腔出血是钝性头部创伤导致的创伤性SAH，而不是自发性动脉瘤性SAH。创伤性SAH的管理重点是避免二次伤害并将患者转移到区域性创伤中心（非本章重点，不予详述）。

动脉瘤破裂是SAH最常见的病因，占所有病例的80%～85%，动脉瘤性SAH占卒中的3%～5%。据估计，普通人群的颅内动脉瘤年破裂率为每10万人中8～10例[1]，每50人中就有1人有颅内动脉瘤，这些个体中，每5人中又有1人有多个动脉瘤。动脉瘤破裂的高危因素包括大的动脉瘤、多发性动脉瘤、后循环动脉瘤、既往动脉瘤破裂史、精神性药物（可卡因、烟草、酒精）滥用、高血压、SAH家族史以及女性。

动脉瘤性SAH相关的致残率和致死率很高，有10%～15%的患者院前死亡。而那些到达医院的患者中，也有50%无法存活出院。高达1/3的幸存者仍存在功能依赖，20%有显著的神经认知障碍。急诊室就诊的急性SAH患者，约有1/20漏诊，导致治疗延迟，死亡率增至80%。漏诊最常见原因是未行颅脑CT检查[2-4]。这凸显了急性SAH的诊断和管理中，要重视适当的临床评估和逐步处理[5]。医务人员可使用Hunt和Hess临床分级量表来协助评估动脉瘤破裂后的预后（表23.1）[6]。

非动脉瘤性SAH有多种病因。中脑周围的SAH占所有SAH约5%，占非动脉瘤性SAH的1/3[7]。非创伤性、非动脉瘤性SAH的病因包括动静脉畸形、凝血病、硬脑膜内脑动脉夹层、脑血管炎、垂体卒中、镰状细胞病、脑淀粉样血管病和滥用可卡因或兴奋剂。

## 临床表现

患者就诊时最初的主诉通常是一种弥漫性、突然剧烈的“雷击样”头痛，大约80%患者是这种“经典”头痛，多达50%的患者在几秒至几分钟内头痛程度达峰。据报道，20%～50%的患者在严重持续性头痛前几天会经历一次前哨性头痛[8,9]。劳累性头痛是病史中另一种应疑诊SAH的典型疾病，另一种较

表23.1 Hunt和Hess临床分级量表

| 等级 | 标准 | 围术期死亡率百分比（%） |
| --- | --- | --- |
| 0 | 动脉瘤未破裂 | 0～5 |
| Ⅰ | 无症状或有轻微头痛和轻度颈部僵硬 | 0～5 |
| Ⅱ | 中重度头痛，颈部僵硬，除脑神经麻痹外无其他神经功能障碍 | 2～10 |
| Ⅲ | 昏睡，意识模糊，中等程度的局部神经功能障碍 | 10～15 |
| Ⅳ | 昏迷，偏瘫中等或严重，可能早期去大脑强直，植物性神经紊乱 | 60～70 |
| Ⅴ | 深昏迷，去大脑强直，濒死状态 | 70～100 |

Crespo J. Anesthesia for the surgery of intracranial aneurysms: Part II. *Internet J Anesthesiol.* 1997; 2（2）.

少见的临床表现是患者醒后急性头痛，伴随症状各异，可能包括恶心和呕吐、畏光、脑神经麻痹、脑膜刺激征、意识状态下降或混乱、局部神经功能缺陷。大约5%的患者在动脉瘤破裂时会经历一次癫痫发作，20%患者院前有癫痫发作，另5%～10%的患者入院后有癫痫发作[10-12]。

## 诊断

为确认有无明确的气道管理临床指征，对急性动脉瘤性SAH高危患者的初步评估应始于ABCs（气道–呼吸系统–循环系统–意识水平–环境暴露）。神经影像学是诊断的基石，首先行非增强颅脑CT，急性出血会表现为高信号（图23.1）。定位积血有助于区分SAH的类型（图23.2）：①外伤性SAH通常发生在周边皮质（最常位于外侧裂）；②动脉瘤性SAH常发生在Willis环周围（动脉瘤位于动脉分叉处）。Perry等人证明，如果严格满足标准（包括症状发作后6h内的颅脑CT无蛛网膜下腔出血表现和血细胞比容>30%），可排除急性SAH（敏感性100%）[13]。如未满足这些标准，且CT是在6h后进行的，腰椎穿刺（LP）通常是诊断评估的下一步操作。

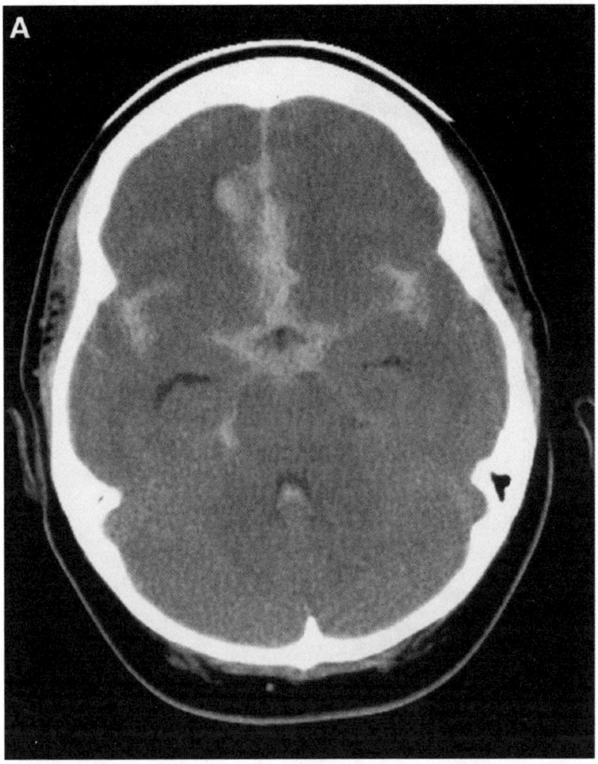


图23.1　动脉瘤性SAH。[With permission from Flemming， Kelly D.， Tia Chakraborty， and Jennifer E. Fugate （ed.）， ‘Nontraumatic Subarachnoid Hemorrhage’ in Kelly D. Flemming （ed.）， *Mayo Clinic Neurology Board Review*， 2 edn （New York， 2021; online edn， Oxford Academic， 1 Nov. 2021）， https:// doi.org/ 10.1093/ med/ 978019 7512 166.003.0058， accessed 16 Aug. 2022]

腰椎穿刺（LP）是为了评估脑脊液（CSF）中是否有血液和黄变症，黄变症是血红蛋白分解成氧合血红蛋白再分解成胆红素的结果。黄变症有时间依赖性，6h内20%的样本阳性，12h时为100%。认识到这点很关键，因为发病12h内的“正常”样本可能呈假阴性，这就会影响医生和患者的判断。大约30%的LP是创伤性的或“血性”穿刺，这使得结果难以解释。另一项回顾性分析中，Perry团队发现，行创伤性LP时，如果最终管中无黄变现象，且红细胞计数<$2.0\times10^9$L，那么，阴性预测值为100%（95%置信区间为99.2%～100%），这就排除了SAH[14]。LP的潜在并发症包括头痛（高达40%的患者会发生）、

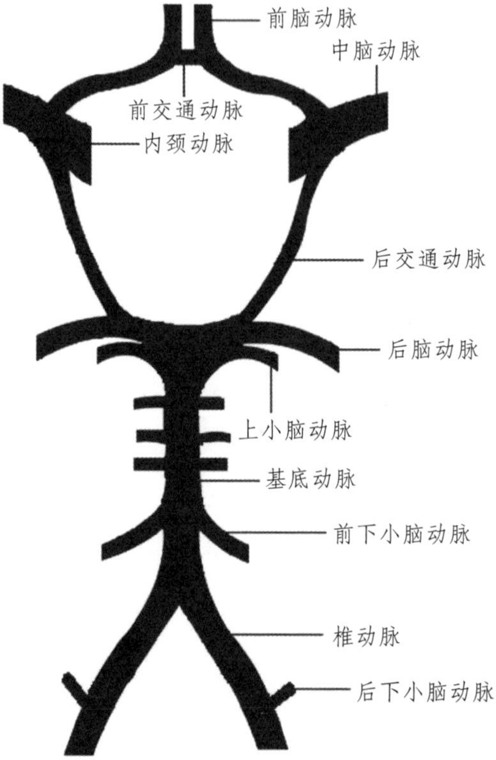


**图23.2** 大脑动脉解剖。

感染和出血（发生率远低于头痛）。如LP结果不明确或患者拒绝穿刺，还可选择CT血管造影（CTA）。

CTA常用于检测是否有脑内动脉瘤，并被多个学会认为是在充分告知和共同决策基础上替代LP的合理方法[15]。CTA检查并非没有缺陷：已发现它可能遗漏≤3mm大小的动脉瘤，这就是问题，因为证明即使是2mm大小的动脉瘤也会引起严重并发症。CTA还会增加患者辐射暴露和接触造影剂的风险。磁共振成像/磁共振血管造影（MRI/MRA）是另一种评估动脉瘤性SAH的影像学方法，但由于完成检查所需时间较长，以及该设备资源常有限，因此通常不用于急性工作。

## 治疗

管理动脉瘤性SAH应优先考虑限制继发性脑损伤和预防再出血。据报道，再出血的发生率为4%～17%，最常发生在最初的72h内，且会增加致残率和致死率，尤其诊断延迟时更明显[16]。总体而言，管理包括气道管理、血压和血流动力学优化、治疗/预防癫痫发作、发热管理、疼痛控制/抗焦虑、监测急性神经功能下降，以及预防脑血管痉挛[17]。不论哪类医疗机构，神经外科尽早会诊很重要，如有动脉瘤应在24h内安全处理。强烈建议患者转诊到高规模、综合性的卒中中心，并最终将患者安置在ICU。

决定是否放置高级气道工具取决于患者的精神状态和气道保护能力，这属于一种临床判断。做出该决定时，还应考虑转运需要。气道管理目标应专注于维持通气和避免低氧血症。为减少刺激和减少操作失败次数，从而避免颅内压（ICP）激增和降低再出血风险，建议由最熟练的操作者放置。

应彻底评估和治疗凝血功能障碍。正服用维生素K拮抗剂且国际标准化比值（INR）>14的患者应考虑静脉注射维生素K和凝血酶原复合物浓缩物（PCC），如PCC不可用，次选新鲜冷冻血浆（FFP）[18]。对于正服用Xa因子和直接凝血酶抑制剂的患者，请参考当地的逆转治疗方案。现认为，服用抗血小板药物的患者有更高的严重出血事件风险及神经外科手术并发症发生率，因此，建议（但也只建议）拟行神经外科手术的患者输注血小板[18]。使用去氨加压素（DDAVP）前，应权衡利弊并考虑个体情况。对于因全身性疾病/状况引起的血小板减少症（血小板计数<100 000）的患者，可考虑输血。关于如何/是否使用抗纤维蛋白溶解剂，建议与神经外科主治医生讨论。再出血风险在发病12～24h内最大，Hillman等专家发现，24h内先给予氨甲环酸（TXA），再行确定性治疗，出血可减少80%，因此，可考虑短期使用抗凝血药，但确定性治疗仍是首要任务，不能因此延误[19]。

SAH的血压控制建议只是基于一些低质量的证据，但当前的主要指南推荐在安全处理动脉瘤前治疗高血压。管理目标是通过减少再出血风险来改善预后，但必须平衡卒中和维持脑灌注压的风险。目标血压有争议，且因机构而异。多数机构建议使用作用时间短、易调节剂量的药物，如静脉注射的克利维定（clelvidipine）或尼卡地平（nicardipine），目标是维持收缩压（SBP）≤160mmHg或平均动脉压（MAP）≤100mmHg。

考虑最佳血压管理时，应充分治疗疼痛、焦虑和恶心/呕吐。镇痛（用短效静脉阿片类镇痛药）和抗焦虑（用小剂量间歇性苯二氮䓬类药物），可能有助于控制血压，而无须持续输注前述的控制血压药物。急性期镇痛应避免使用含非甾体抗炎药（NSAID）和咖啡因的药物组合，对既往无肝脏疾病或已知过敏史的患者，可选对乙酰氨基酚。为最小化再出血风险，应通过积极治疗恶心/呕吐，来控制因咳嗽、干呕和用力而暂时增加的颅内压。应避免过度镇静，因为它会掩盖神经状态的变化，但也不应快速解除镇静状态，因为突然激动和可能诱发的癫痫发作或许导致再出血。

动脉瘤性SAH中，癫痫发作并非罕见，治疗正在发作的癫痫发作应遵循标准的癫痫发作治疗流程。预防癫痫发作则不那么明确，也无标准化方案，但许多专家主张（尤其主张在处理动脉瘤前）短期使用预防性抗癫痫发作药物。最终是否预防癫痫发作由医生决定，但如果需要使用抗癫痫发作药物，强烈不推荐苯妥英，因为已证明苯妥英会恶化SAH后的神经和认知预后[20]。

危重患者中，高质量的、细致的护理必不可少。每小时一次神经系统检查（特别注意意识水平、瞳孔变化、异常凝视和局灶性神经系统缺陷），对追踪患者病程和识别病情早期恶化迹象至关重要，这些恶化可能是由发展中的脑积水或脑血管痉挛引起的。为避免ICP激增，护士应抬高患者床头30°，并尝试间断性地护理，同时考虑在护理前使用药物预防ICP增加。护士主导的电解质管理方案也有助于预防和治疗低钠血症，而低钠血症与血管痉挛的发生率增加有关。类似的方案也可以监测血糖控制，目标是<200mg/dL（11.11mmo/l），同时注意避免低血糖，因为低血糖可能增加并发症。严格记录入/出量有助于维持正常的血容量和避免高血容量，高血容量与急性期未安全处理期间的再出血增加和总住院时间延长有关。最后，在完成适当的吞咽筛查（并确认患者无吞咽异常）前，患者应禁食（NPO）。

通过外科手术放置夹子或使用带有线圈的血管内栓塞术，可完成颅内动脉瘤的确定性管理。选择哪种方法受多个关键因素的影响，且因机构而异。手术治疗通常用于大型和复杂的、基底较宽的动脉瘤，以及大脑中动脉的动脉瘤。放置线圈用于后循环动脉瘤和不太适合手术（例如，有高级别动脉瘤及血流动力学不稳定）的患者。国际蛛网膜下腔出血研究（ISAT）发现，在适当的情况下，当血管内栓塞术和夹闭术对患者来说都可以用的时候，血管内栓塞术是更安全的[21]。美国心脏协会/美国卒中协会已认可线圈栓塞术[22]。

确定性治疗后，动脉瘤性SAH最常见的并发症是脑血管痉挛。高达70%的患者会发生，目前认为是颅内动脉血管平滑肌细胞内$Ca^{2+}$增加所致。脑血管痉挛常发生在出血后3～14天，并与延迟性脑缺血（DCI）相关，20%～30%的动脉瘤性SAH患者会发生DCI，增加神经功能受损并使死亡率升高。首选药物尼莫地平是二氢吡啶类钙通道阻滞剂，已证明早期给药（理想情况下在发病24h内）可改善预后，能降低DCI和功能障碍的发生率[23]，尼莫地平的确切神经保护机制尚不清楚，但推测作用于细胞水平，因为血管造影结果未证明它会改善血管痉挛。还有，其他钙通道阻滞剂未发现临床神经保护效应。血管造影显示的血管痉挛的治疗可能包括动脉内血管扩张剂、球囊血管成形术或提升血压，并且主治医生应与神经外科医生和（或）血管内神经介入专家联合治疗。改良Fisher分级量表用于评估临床上显著血管痉挛和DCI的可能性，等级越高，血管痉挛的风险越大（表23.2）。

表23.2 **改良Fisher分级量表**

| 等级 | SAH | 脑室内出血 | 脑血管痉挛风险 |
|---|---|---|---|
| Ⅰ | 未见出血或最小量出血 | - | 24% |
| Ⅱ | 最小量出血 | + | 33% |
| Ⅲ | 弥漫性局灶性SAH或SAH增厚 | - | 33% |
| Ⅳ | 弥漫性局灶性SAH或SAH增厚 | + | 40% |

Reference: Frontera JA， Claassen J， Schmidt JM， et al. Prediction of symptomatic vasospasms after subarachnoid hemorrhage: The Modified Fisher Scale. *Neurosurgery*. 2006;59（1）:21–27.

SAH破裂后的其他并发症包括梗阻性脑积水、神经源性发热、呼吸衰竭和心脏并发症。脑积水是由脑室间CSF流动受阻或蛛网膜颗粒重吸收受损导致的，通常在破裂后48～72h内发生。如脑积水出现症状，需通过脑室外引流分流CSF，既可治疗ICP升高，也是监测手段。应积极采取措施避免发热，目标是维持正常体温，如有必要，则须采取积极的降温措施，并应制订抗寒战方案。神经源性发热较常见，医务人员应警惕感染、药物反应以及其他发热原因，并始终在诊断神经源性发热前充分评估。

神经源性肺水肿和应激性心肌病是另两种众所周知的并发症，常需机械通气支持。肺炎和肺实质病变分别是急性和慢性误吸的潜在并发症。此外，文献中已记录了SAH中导致血流动力学不稳定的心脏功能障碍，以及心电图变化，包括T波倒置（神经源性T波）、QTc间期延长和ST段抬高。通常其病理生理机制是由急性颅内出血导致儿茶酚胺激增，而非斑块破裂引起的冠状动脉原发闭塞。

**要点总结**

- 动脉瘤性SAH的病死率约为50%，若诊断延迟，可上升至80%。
- 应在24h内通过夹闭或线圈栓塞术对引发出血的动脉瘤行确定性治疗。考虑尽早将患者转移到能处理大量动脉瘤病例的综合性卒中中心，因为已证明这可以改善预后。具体的血压管理目标因机构而异，但根据大多数建议，应控制收缩压(SBP)<160mmHg。
- 如发病6h内，并且满足所有检查标准，非增强CT平扫排除SAH的敏感性接近100%。第一天敏感性降至90%，第五天降至60%～85%，一周时降至50%。
- 非增强颅脑CT检查结果阴性后，根据机构具体情况决定LP还是CTA，并应和患者共同决策。
- 遵循当地医疗机构对SBP(或MAP)的管理目标，尽量达成动脉血氧分压($PaO_2$)和动脉血二氧化碳分压($PaCO_2$)管理目标，逆转凝血病，适时适当预防癫痫发作，积极治疗疼痛/焦虑。

**颅内动脉瘤的常见部位和发生率**

| 部位 | 发现动脉瘤的百分比 |
|---|---|
| 胼周动脉（前脑动脉远端） | 4% |
| 前交通动脉 | 30% |
| 中脑动脉 | 20% |
| 颈内动脉分叉 | 7.5% |
| 后交通动脉 | 25% |
| 基底动脉顶端 | 7% |
| 小脑后下动脉 | 3% |
| 其他/混杂性的部位 | 3.5% |

Brisman JL, Song JK, Newell DW. Cerebral Aneurysms. *N Engl J Med.* August 31, 2006;355:9.

（边毓尧 译　刘岗 校）

# 第24章　乏力：肌无力还是神经肌肉急症

Charles M. Andrews

患者，女，36岁，服务员，因“进展性、恶化性乏力数月”前往急诊就诊。自述其乏力长时间工作后尤甚，甚至下班后夜间看电视时无法睁眼，视物困难。她自诉有2型糖尿病和高血压病史，且认为自己最近可能得了“感冒”。生命体征：心率92次/分，血压148/72mmHg，体温37℃，呼吸频率22次/分，$SpO_2$ 95%。体格检查时，发现患者左眼上睑下垂和上视受限，她不断试图清咽，且只用简短语句交流。其余脑神经检查无异常，颈部屈曲受限，但四肢肌力正常。

## 现在该怎么办？

## 鉴别诊断和临床表现

接诊肌无力患者，应评估是否符合急性缺血性卒中导致的局部性肌无力，因为急性缺血性卒中在诊断、影像和潜在的治疗获益方面存在时间窗。若肌无力非局部性或不符合脑血管性肌无力，为进一步诊断和鉴别诊断，需进一步采集病史和更详细地检查神经系统。尽管该患者神经系统检查有某些阳性发现，但这些发现都不是局部性的，也不符合卒中表现。

接诊非特异性肌无力患者之初，应放宽鉴别诊断的思路，因为病因和病变会有很多。除神经学发现外，其他的关键初步线索还包括：肌无力的突然性、易疲劳性、近期疾病史以及伴随症状。神经肌肉问题的患者常在病程晚期才就诊，或就诊时无法立即确诊，常需多次重复诊疗。

重症肌无力（MG）和Lambert-Eaton肌无力综合征（LEMS）是神经肌肉接头疾病（NMJ）中的两种主要疾病。MG由突触后乙酰胆碱（Ach）受体存在抗体引起的；而LEMS，抗体与突触前电压门控钙通道反应，抑制Ach释放。最近发现了其他可导致MG的抗体，如参与NMJ信号传导的MuSK和LRP4蛋白。根据抗体分类（有的病例尽管做了大量检测，但血清检验仍未发现抗体）、早发还是晚发、是否有胸腺瘤、是否有眼部症状，MG可表现为几种亚型。虽有不同的临床表现和亚型，但这些患者还是有一个共同特征：突触前神经元向肌肉传递信号失败，最终导致肌无力。

MG多累及眼部导致复视和上睑下垂，常不对称，即一侧更明显。除眼部症状外，肌无力对称，多累及上半身的近端肌肉。MG典型症状是易疲劳，即重复肌肉活动或运动后肌无力明显，一天中逐渐明显。该患者眼部受累明显，且症状在工作后的夜间加重，影响视力。随症状进展，MG患者也会出现吞咽困难或清除分泌物困难。而LEMS患者常表现为远端无力，随病情进展至近端肌无力，症状可随着运动而改善（NMJ释放更多的Ach），且LEMS常与恶性肿瘤相关。

另一些NMJ疾病，如肉毒中毒和有机磷中毒，罕见但可治疗。这两种疾病虽也表现出肌无力症状，但通过进一步询问病史，常可发现有食用自制罐头或使用杀虫剂的经历及其他症状。肉毒中毒常有瞳孔扩张、上睑下垂和复视，引起从上（头）至下（足）的肌无力，食源性肉毒中毒可引起恶心、呕吐、绞痛和腹泻。婴儿肉毒中毒和伤口肉毒中毒也是肉毒中毒的亚型。鉴别诊断还应包括有机磷中毒，但如今大多数病例都与接触杀虫剂有关。

吉兰-巴雷综合征（GBS）表现为快速地、由低向较高部位进展的（上升性）肌无力，最终瘫痪。该病程通常持续几周，也可能短至数天。除肌无力，还可能出现受累部位反射消失，并可能有感觉改变。神经功能损害常伴自主神经功能障碍和背痛。患者常会自述近期有病毒或细菌感染，最常涉及的病原体是弯曲菌，其通过分子模拟刺激免疫反应，导致自身免疫性神经系统疾病。引起轴突病变的抗体常与神经节苷脂相互作用，导致脱髓鞘，但也可与轴突蛋白直接相互作用，从而延长病程、加重病情。经报道，GBS有许多亚型，有的表现为孤立的运动疾病，有的有运动和感觉症状，肌无力的表现也有不同（如Miller-Fisher GBS是从头部到足部的肌无力）。较难区分蜱麻痹与GBS，蜱麻痹可能只能通过实际发现并移除蜱虫，同时症状改善才能明确。蜱麻痹较常见于儿童和体重较小的个体。在美国西北部/西南部和澳大利亚，应考虑蜱麻痹的可能，因为这些地区是Dermacentor/Ixodes蜱虫的流行区。

虽相对罕见，但脊髓缺血和脊髓压迫也可表现为全身性无力。大部分脊髓梗死源于脊髓前动脉病变，并常伴随某些血管畸形。临床表现取决于受累区域，通常包括受累平面的运动丧失和疼痛，以及丧失（受累平面以下的）痛觉和温度觉。横贯性脊髓炎、肿瘤相关性脊髓压迫、脊柱炎性脊髓病，甚至硬膜外脓肿，都可表现为迅速进展的瘫痪，难以与GBS鉴别。

## 诊断检查

鉴于许多病变可表现为急性肌无力，检查和诊断急性肌无力时，还应同时评估常规的ABCs，并应关注一些注意事项。正如所指出的，肌无力的描述是诊断的关键。肌无力是急性、亚急性还是快速进展的？是否对称？是从下肢进展至颅脑，还是相反的方向？肌无力是否持续加重，还是一天中都在变化（即易疲劳性如何变化）。是否有其他的病史，比如近期有无病毒或细菌性疾病感染？是否有疼痛？是否有肌无力以外的其他相关症状？

对神经肌肉疾病和肌无力患者，急诊人员应迅速评估呼吸质量。正如所指出的，很多神经肌肉疾病的患者在病情进展到紧急的呼吸衰竭之前，无法识别或不会前来就诊。不能自行清除分泌物、不能说完整的句子、声音改变，或伴有动用辅助呼吸肌的腹肌呼吸，这些是患者即将发生呼吸衰竭的明确危险信号。若患者有这些表现，不要分析ABG，因为即使ABG正常也不能放心，这是由于呼吸代偿，高碳酸血症和低氧血症已是晚期表现。20/30/40法则［即，肺活量<20mL/kg（完全吸气后充分呼气）、最大吸气压力>-30cmH$_2$O和最大呼气压力<40cmH$_2$O］是床旁肺功能检查得到的、预测神经肌肉急症是否需要气管插管的阈值，出现以上任一项都表明需要气管插管，但这些检查高度依赖患者的用力程度和依从性，故在即将需要插管的患者中使用此法则可能有难度。

根据该病例描述，最符合的疾病就是NMJ，很可能是MG。通过病史采集，如患者未食用自制罐头、工作中未接触杀虫剂、瞳孔无变化、无消化道症状且无明显的生命体征异常，则可排除肉毒中毒和有机磷中毒。MG的实验室检查包括血清Ach受体抗体以及MuSK和PR4抗体。若疑诊LEMS，血清送检还应检查电压门控钙通道受体，并完善病史和肿瘤筛查。最后，神经科医生可行肌电图（EMG）检查来评估动作电位传导，但在住院患者中很难实行，在急诊中也难以实施。获得EMG检查受限，实际上大多数实验室检查分析需外送数天才能返回结果，所以常基于临床症状和床边诊断启动治疗。

GBS的诊断本质上是基于临床表现和症状。辅助检查可能有助于诊断，但未有特定的血清学或CSF实验室结果可作为确诊依据。腰穿获取的CSF细胞计数常无显著改变，但蛋白水平明显升高，在出现症状后4~6周达到峰值。因此，若患者因病程进展迅速而早期就行腰穿检查，则脑脊液蛋白也许不会显著升高，可能基本正常。此外，其他与运动变异型GBS相关的抗聚糖抗体有GM1、GD1a、GalNAc-GD1a和GM1b。也可送检GQ1b抗体，因其在GBS亚型——Miller－Fisher中常呈阳性。肌电图也可能显示肌肉动作电位振幅降低，但疾病早期可能表现正常，且院内危重患者难以获得肌电图检查。鉴于脊髓病变和脊髓压迫病变患病率的数值不低，为不漏诊这类疾病，应行颈椎MRI检查。

## 治疗

对于神经肌肉疾病患者的呼吸衰竭必须特殊管理。当明确患者即将发生呼吸衰竭，而临床医生可能还不知道神经肌肉肌无力的真正病因时，必须考虑以下几点：①无论是治疗还是插管前预氧合，负压机械通气（NPV）常用于清醒、警觉，但呼吸做功增加的患者；②MG患者（尤其轻症患者）可能对NPV反应良好，但无助于清除分泌物，一旦患者因吞咽困难无法清除分泌物，就会恶化通气；③GBS患者，禁忌NPV，因为其病程往往比其他神经肌肉疾病更长，需气管插管更多时候还需气管切开；④如MG患者插管，应特别注意麻醉药物的剂量和种类。由于下调和减少功能性ACh受体，去极化神经肌肉阻滞剂（NMB）琥珀酰胆碱需更高剂量。而抗胆碱酯酶药物治疗的患者，琥珀酰胆碱的分解代谢减少，导致肌松延长，因此，应避免使用该药。使用非去极化的NMB，应首选罗库溴铵，但患者常对该药敏感，通常只需常规剂量的1/4，舒更葡糖可以（迅速）逆转罗库溴铵，因此，罗库溴铵是最安全的选择。

内科治疗MG主要使用两类药物：抗胆碱酯酶药和免疫抑制剂。肌无力危象伴呼吸衰竭患者，可能需血浆置换（PLEX）或静脉使用丙种球蛋白（IVIG）。溴吡斯的明是最常用于症状管理的抗胆碱酯酶药物，通常每6h给药1次。过量应用该药可能出现胆碱能危象，可表现为肌无力，可伴随毒蕈样效应（恶心、呕吐、出汗、流涎、支气管分泌物增多、腹泻、瞳孔缩小以及心动过缓）。虽着重强调要鉴别肌无力和胆碱能危象，但胆碱能危象一般极少发生，如有大量用药史和（用药后）新发的症状，则可以确诊。皮质激素常用于MG症状恶化，除非明显肌无力和呼吸衰竭，否则泼尼松起始剂量通常为20mg/d，若起始剂量（40~60mg）较高，可能加重肌无力，甚至导致呼吸衰竭。其他可使用的免疫抑制剂有硫唑嘌呤、麦考酚酯和利妥昔单抗，然而，这些药物多由神经科医生开具，用于门诊患者的慢性治疗。

在症状严重的患者中，已证明PLEX和IVIG可改善症状。对全身性肌无力患者，两种治疗的疗效相当，应根据患者的特点和每种治疗的可行性来选择治疗方式（PLEX还是IVIG）。PLEX需要透析回路和肾病科医生（通常只有工作日白天才能在场）的支持，但在MuSK抗体阳性病例中，PLEX是种更有效的治疗方法。IVIG在眼型MG亚型和较轻症患者中的效果较差，且不能用于肾衰竭的患者。急诊不会启动这些治疗，然而急诊科医生应该识别有指征的患者，并将其收住至能提供这些治疗的ICU中。

PLEX和IVIG同时也是GBS的主要治疗方法。识别和诊断GBS后，治疗的关键在于达到治疗平台，即症状不再加重且实际上缓慢改善。虽无证据证明IVIG优于PLEX，但因IVIG更易实施，临床上更多选择IVIG作为一线治疗。不同于MG，无证据表明皮质类固醇有益于GBS的治疗，因此不应使用。GBS患者常存在多种疾病，如家族性自主神经功能异常、麻痹性肠梗阻、抗利尿激素分泌异常综合征（SIADH）和严重疼痛，建议将这类患者转入ICU中重症监护。鉴于神经重症监护单元增加，严重病例应考虑转至专科重症病房治疗。

### 要点总结

- MG的常见表现：脑神经支配肌的非对称性肌无力（眼球运动、上睑下垂）及头部以下对称性肌无力。
- GBS的经典表现为从双下肢开始、由低向较高部位进展的（上升性）肌无力、反射消失和感觉改变，但临床表现变异较大。
- 早期识别神经肌肉疾病至关重要，因为未经诊断的神经肌肉疾病可导致呼吸衰竭，而早期诊断有助于预防呼吸衰竭。
- 肉毒中毒的临床表现可能类似MG。罕见，可治疗，需注意鉴别。
- 免疫抑制疗法（包括PLEX或IVIG）常用于治疗MG和GBS患者，建议将患者转诊至能提供相应治疗的医学中心。
- 不要等到$PaO_2$或$PaCO_2$变化再行气管插管，$PaO_2$或$PaCO_2$变化意味干预太迟！

（吴燕妮 译 刘岗 校）

码上解锁
参考文献/
延伸阅读

# 第25章 遏止出血：控制出血的重要环节

Mark M. Ramzy

患者，男，74岁，因鼻出血至急诊室就诊。患者妻子表示，在急救人员到达前，患者双侧鼻孔出血约15分钟。急救人员指出，尽管已尝试直接压迫患者鼻翼但仍持续出血，患者前倾姿势下，流出的鼻血浸透了多块纱布。患者有高血压病史，尽管服用了多种药物，但血压控制仍不理想。患者曾多次鼻出血，但都自行缓解，从未至急诊室就医。患者心率110次/分，血压194/110mmHg，呼吸室内空气下血氧饱和度良好，神志清，思维清晰，定向力正常。患者焦虑状态，前倾坐位，手持数块浸透血液的纱布，未见明显外伤。进一步检查患者口咽部，发现大量血凝块并仍然出血。

## 现在该怎么办?

无论是处理鼻出血还是血透瘘管出血，急诊医生的职业生涯中经常遇到需要止血的情况。对所有急诊医生来说，止血是必须掌握的一项基本技能。为妥善处理这些患者并防止病情恶化，制订一套详尽的治疗计划和应急预案至关重要。所有方案都应从评估患者气道的通畅性和自我保护能力开始。优先建立多个大口径静脉通路，以便在需要时快速输液。然后迅速判断出血点，并尝试直接压迫止血，同时纠正凝血功能障碍，并在必要时使用止血药物或止血设备。

本例患者，口咽部虽积血严重，但仍能正常交流、遵循指令并配合治疗所需体位，这使我们确信患者目前的气道和意识状态是稳定的。然而，考虑到他有多次自行缓解的鼻出血病史，病情恶化的风险仍然较高，需紧急处理。应立即为患者建立两条18G静脉通路，一旦出现血流动力学不稳定就可以迅速进行气道管理及液体复苏。明确出血点对于指导进一步治疗和评估患者的预后至关重要。可使用鼻出血治疗套件中的Frazier尖端吸引导管，以助我们更详细、直接地检查鼻咽部。

首先，指导患者轻轻擤鼻，以清除鼻腔内的血块，随后可适当应用局部血管收缩剂，如氧甲唑啉或去氧肾上腺素。治疗过程中，患者应保持身体前倾，用手指按压出血侧鼻翼或捏紧双侧鼻翼10～15min。如果出血仍未停止，且出血点清晰可见，可考虑用硝酸银化学烧灼。对本例患者来说，出血似乎来自两侧鼻孔，不宜在明确出血点前用硝酸银烧灼，更重要的是，为减少鼻中隔穿孔风险，禁止在鼻中隔两侧同时烧灼。

如果继续出血，如有相关材料，可考虑应用促凝血泡沫和凝胶。例如，氧化纤维素和明胶基质（商品名：Gelfoam、Surgicel或FloSeal）是可生物降解且可吸收的止血剂，能够直接应用于出血部位以实现有效止血[1]。此外，注射用氨甲环酸（tXA）也是一种有效的止血药物[2]。尽管其应用方式尚未标准化，但文献描述了多种应用方法。例如，将200mg的tXA雾化直接喷入鼻腔，或将浸泡500mgtXA的棉条填塞进出血鼻腔[3,4]。

持续出血时，也可以尝试使用鼻棉条或海绵（如市售的Merocel海绵）。这种压缩脱水的聚醋酸乙烯酯材料在接触生理盐水后会膨胀，有助于控制前鼻腔或后鼻腔出血[5]。最后，对已知难控制的前鼻腔出血，强烈推荐使用前鼻腔球囊止血装置，如RapidRhino。这些设备长度各异，表面通常涂有促进血小板聚集的纤维素。重要的是，为降低球囊破裂或误吸风险，应按照产品说明书的规定，使用空气而非生理盐水充盈球囊。

如果实施了直接压迫、局部血管收缩剂治疗和鼻腔填塞等措施后，仍持续出血，这强烈提示急诊医生，出血源可能位于后鼻咽部，特别需要考虑蝶腭动脉或者其分支。在本案例中，尽管持续压迫，但仍出血不止，未发现明显的前鼻腔出血迹象，加上患者年龄较大、血压高，这些因素均提示出血可能来自后鼻腔。对这类患者，为同时压迫前后鼻腔，推荐使用一种特殊的双气囊导管。经观察，这些导管大小各异，充气量也有所区别（详见产品说明书），不过，通常前气囊的充气量约为30mL，而后气囊约为10mL。如果无这种特殊的双气囊导管，也可使用切除导管尖端的14F Foley导管，因为导管尖端有时会引起患者的咽反射。

出血控制后，前鼻腔填塞患者应在急诊科密切监测并发症和血流动力学稳定性，至少1h。患者出院前，应提供指导，教会他们如何预防和处理可能的再次出血，明确告知患者如出血复发需立即返回急诊室，在48~72h内耳鼻喉科随访。为更密切监测可能出现的并发症（如心动过缓、压力性坏死、缺氧和心律失常等），填塞后鼻腔的患者，需要住院[5]。

类似鼻出血，身体其他部位的出血也需要一个详尽的、分步骤的治疗计划。在本例咯血中，也要有所警惕出血可能源自食管或其他上消化道部位。对疑似大量咯血的患者，应迅速保护气道。此外，熟悉放置Sengstaken-Blakemore双气囊管或Minnesota三气囊管的技术对控制出血点和防止血流动力学进一步恶化非常关键。框25.1概述了Minnesota管放置的关键步骤。

处理创伤性撕裂伤患者，第一步就是直接精准压迫活动性出血部位。这需要确定出血的具体位置，仅在出血区域施加最大压力。如果精准压迫后仍出血，可使用局部止血剂，例如，使用含高岭土、沸石或壳聚糖的止血纱布（市面上的常见对应品牌为QuikClot、Combat Gauze和ChitoGauze）进行压迫，这些材料能够加速人体自身的凝血级联反应和血小板聚集[6]。对于难以控制的创伤性出血，建议受伤后1h内静脉给予1g氨甲环酸，将其溶解在100mL生理盐水中，10min内输注完，如超过了1h，最迟也必须在受伤后的3h内完成[7]。

院前应用旋压式止血带处理肢体外伤出血越来越普遍[8]。在低血容量性休克发生前尽早使用止血带，可提高生存率到94%[9]。止血带的正确使用方法是在伤口近心端大约2英寸（约5cm）处进行绑扎，收紧至止血带压大于动脉压，以患者远端脉搏消失为标志，必要时可能还需再使用一条止血带。目前，虽未明确拆除止血带的安全时机，但在患者到手术室并得到有效治疗之前，不应拆除止血带。长时间使用止血带取下后可能产生不利影响，因为严重酸中毒的肢体会释放大量$K^+$、乳酸和肌红蛋白进入血液循环[7]。

**框25.1 置入Minnesota管的操作流程**

1. 放置任何胃肠道球囊压迫管前，先对患者气管插管和液体复苏。
2. 确保所有物品于床旁备好：包括止血钳、测压计、连接到吸引口和充气口的两套注射器，以及用于填充气囊的灭菌水。通过气囊完全充气后完全放气，检查气囊是否漏气。如果有必要，可以将气囊浸入水中检查是否泄漏。
3. 完全排空食管气囊和胃气囊内的气体，并用管夹（止血钳）夹紧充气口，或将塑料塞插入管腔中。
4. 患者取仰卧位，床头抬高至45°，通过测量鼻尖到剑突的距离来估计导管置入的深度。
5. 润滑导管前端及远端气囊表面，可能便于置管。
6. 喉镜辅助下，使用McGill钳将导管插入口腔和食管，直至约50cm标记处。
7. 完全充盈胃气囊前，应先行X线检查，以确保球囊未误入气道内，之前就有误入的病例，这也强调了置入球囊前气管插管的重要性。
8. 向胃气囊中注入约50mL的液体，然后胸部X线摄片，确保球囊位于胃内而非食管。
9. 确认位置正确后，逐步充盈胃气囊，每次增加10~50mL，每次充液后检查压力计压强，压强增量应不超过15mmhg，若压强增量>15mmhg提示球囊可能误置于食管内。
10. 胃气囊完全充盈后，应夹闭充气和压力监测口。为避免损伤导管，不建议使用未包裹的金属止血钳直接夹持，可将纱布置于止血钳和导管之间以保护导管。

（待续）

框25.1（续）

11. 缓慢向外退管，直至遇到轻微阻力，这表示气囊已抵住胃底部，此位置通常在40cm左右。
12. 使用牵引力固定导管，最好使用专门的固定装置（如气管插管固定装置），1L液体袋可提供相当于1~2磅(0.45~0.91kg)的牵引力。
13. 施加牵引力后，立即持续吸引，尽量清空胃内容物，并通过食管端口吸引食管内容物。如果胃气囊充气后出血仍未停止，可通过增加1L液体袋再提供1~2磅牵引力。
14. 如果出血仍未停止（例如，从端口或口咽部继续出血），应在压力计监测下将食管或上部气囊充气至约30~40mmHg，但最大不应超过45mmhg。当食管气囊完全膨胀后，应在食管充气口处用两个夹子双重夹闭，然后复查胸部X线片。

在处理不能压迫的创伤性躯干出血时，过去常会行有创外科手术，如紧急开胸或开腹手术，以确定性止血。此外，复苏性主动脉内球囊阻断术（REBOA）是临床一种更为普及的止血技术。该技术应由经过专业培训的人员操作，他们必须熟悉REBOA的适应证、潜在风险、益处以及操作方法。REBOA的操作包括经股动脉将球囊导管送入主动脉近端并充气，以阻断远端的血流。需要注意的是，REBOA仅作为一项临时措施，用于患者转运至手术室（行外科手术或血管介入实现更精准的止血）之前。

控制大出血是每位急诊医生的必备技能，其复杂程度因出血部位和来源而异。无论难以控制的大出血是鼻出血还是创伤性撕裂伤，制订逐步的、分级的干预措施是控制大出血的最大保障。这些措施包括直接精确加压、应用化学性预制纱布（促进凝血级联反应），或使用填塞材料和球囊充盈术等方法。

**要点总结**

- 对于鼻出血患者，始终要评估气道和呼吸状况。
- 为便于在患者临床状况恶化或血流动力学不稳定时使用，应迅速建立至少两条大口径静脉通路。
- 直接精确加压止血法应维持10~15min。
- 由于并发症风险较高，对后鼻腔填塞的患者建议住院进行密切监测。
- 对于创伤患者，应在创伤1h内静脉输注1g氨甲环酸，该药物需溶于100mL生理盐水中，10min内输注完，如延迟，最迟在受伤后的3h内完成。
- 在到达止血场所(如手术室)前，不应拆除止血带。

（程梦诗 译 金春华 刘岗 校）

# 第26章　正在大出血！出血时的复苏

Samantha Strickler

医疗指挥部通知：一例26岁的男性在一次摩托车事故中受伤，右下肢畸形。他之前有攻击性行为，目前已气管插管。生命体征：心率126次/分，血压84/47mmHg，呼吸频率26次/分，插管后$SpO_2$ 94%。医疗指挥部告知“一级创伤警报，预计10min后到达”。

到达现场后，急救人员报告说，患者（戴头盔）被车撞飞约20英尺(6.1m)。目前血压低，急救人员告知患者最近的一次生命体征为心率132次/分，呼吸频率32次/分，手动测血压92/52mmHg，$SpO_2$ 96%。血糖102mg/dL。急救人员用两个18G留置针在患者上肢建立了静脉通道，输注了600mL乳酸林格氏液，并放置好颈托。既往病史不详。

复测生命体征：手动测血压76/42mmHg，呼吸频率16次/分，心率142次/分，$SpO_2$ 98%。呼气末二氧化碳检查证实气管导管在位，双肺呼吸音存在。可触及上肢桡动脉及左下肢动脉，右下肢脉搏微弱。患者能定位四肢的疼痛刺激。

## 现在该怎么办？

初始评估创伤患者时，应遵循渐进式的高级创伤生命支持（ATLS）法，检查和稳定气道、呼吸、循环和肢体功能障碍[1]。对这名年轻人，通过气管插管，其气道和呼吸在现场已得到控制，到达时再次评估确认完好。然而，快速评估循环中发现某些征象令人担忧：持续的心动过速和血压升高，以及右下肢脉搏减弱。

初始性持续低血压和心动过速要立即警惕休克。根据定义，休克是一种组织灌注和氧合不足的血流动力学状态。创伤时，患者可并发多种类型的休克，可以是分布性休克（如脓毒症休克、脊髓损伤引起的神经源性休克）、心源性休克（如心脏挫伤引起心律失常）、梗阻性休克（如紧张性气胸、心包填塞）和（或）低血容量性休克（如急性失血）。创伤性休克的各种类型中，出血性低血容量性休克最常见[1]。

ATLS指出失血性休克的四级生理分级[1]：

Ⅰ级：估计失血量（EBL）<15%（成人平均750mL），通常对心率、血压、脉压、呼吸频率、尿量或格拉斯哥昏迷量表（GCS）评分的生理影响很小。

Ⅱ级（轻度）：EBL为15%~30%（750~1000mL），患者可能心率加快和脉压降低。

Ⅲ级（中度）：EBL为30%~40%（1500~2000mL）。

Ⅳ类：EBL>41%（>2000mL）。

Ⅲ级和Ⅳ级的特点是生理性紊乱更严重，包括心率加快、血压降低、脉压降低、呼吸加快和GCS评分下降。怀疑某患者失血性休克时，由于个体生理学差异（如妊娠、高龄、药物作用），且患者的临床情况变化很快，可能无法确定失血性休克的分级。

由于失血性休克较高的致残率及死亡率，必须快速识别，当患者受高能量损伤，如同本案例，就应当高度怀疑合并出血性休克，对胸、腹、骨盆或长骨外伤的患者，应怀疑合并失血性休克。为治疗和防止创伤后急性凝血病恶化，初诊创伤患者时应重视损伤控制性复苏。损伤控制性复苏的原则侧重于：①平衡复苏（限制使用晶体液，以及为减少破坏血凝块而允许性低血压）；②早期给予血制品；③预防低体温（例如，使用保暖器、毯子，提高室温）、预防代谢性酸中毒及低钙血症[1-5]。损伤控制性复苏时，血压多高为最佳，尚未确定，仍需持续评估。但临床实践中，建议非创伤性脑损伤患者收缩压目标为80~100mmHg，创伤性脑损伤（TBI）患者则建议收缩压更高（>120mmhg）[6]。

初诊期间，需足够的静脉复苏通道，为促进最佳的液体流动和输送效果，应尽可能靠近中心循环，建立两个短且粗大的静脉通道。理想情况下，至少在双侧前肘窝各用一个18G留置针放置一条静脉通道。有时，由于患者创伤情况复杂、体型或合并症等原因，并不总可行。如果难以建立静脉通道，应尽快在肱骨近端或胫骨放置骨内通路（IO）装置[8]。也可以考虑中心静脉置管，由于流速较高，透析导管或鞘管优于三腔导管。然而，放置这些导管常会更耗时，并且与靠近中心短而宽的外周静脉通道相比，通常流量也不会更高[7]。

对于该患者，一旦发现出血性休克，或怀疑无法控制的出血且即将发生休克时，应立即输血。医院内，通常会为这些情况预留未经交叉配血的O型Rh阴性血或全血。过去十年，几项军事研究表明，相比单独的血液成分，输注未经交叉配型的全血可降低死亡率。然而，普通民众的研究数据有限[9-12]。如果时间允许，应该使用经交叉配型的血液，该血资源从血库获取的时长可能超过60min，因此可能最适合Ⅰ级或Ⅱ级出血患者。

失血性休克时，理想的输血比例一直存在争议。目前研究表明，高血浆、血小板和红细胞比可改善患者预后。对活动性出血患者，研究支持按1∶1∶1或1∶1∶2（血浆∶血小板∶红细胞）的比例输注[13-15]。对可能需要大量输血（24h内>10单位红细胞或1h内>4单位红细胞）的患者，应启动大量输血方案，已证明大量输血方案可降低死亡率、创伤性凝血功能障碍的发生率，以及减少血液制品的使用[5,15,16]。

最近，有较多的文献支持输注血制品时，应频繁监测和积极补钙。输血时，血液中添加的枸橼酸盐会结合钙，降低其生物利用度。由于钙参与许多生理过程（包括凝血级联和活化血小板），低钙血症（$Ca^{2+}$<1.12mmol/L）可能对失血性休克患者有害[17]。研究表明，创伤后低钙血症与恶化凝血功能和增加死亡率相关[18]。研究还表明，随着输注血液制品量的增加，严重低钙血症（$Ca^{2+}$<

0.90mmol/L）的风险也会增加[19]。迄今为止，大量输血相关性低钙血症，尚无明确的指南推荐监测频率或补充策略，但据目前文献建议，考虑在输注两单位红细胞后给予1~3g氯化钙或葡萄糖酸钙，以及在复苏期间经常监测$Ca^{2+}$水平。

低血容量性休克患者输血时，应使用快速输液器和加温后的血。如果急诊科不能立即提供快速输液器，可向配备快速输液器的手术室借用。此外，为加快输注，也可将血液制品放入加压袋里[7]。

初步评估该患者时，为指导持续的复苏，应行基本的实验室检查。具体包括全血细胞计数（CBC）、全面代谢指标（CMP）、镁、磷、$Ca^{2+}$、妊娠试验（血清hCG）、静脉血气（VBG）、乳酸、尿常规、毒理学筛查、血型、Rh分型、交叉配型和凝血功能［包括凝血酶原时间（PT）、活化的部分凝血活酶时间（APTT）、国际标化比值（INR）和纤维蛋白原］。妊娠患者，为评估是否有弥散性血管内凝血（DIC）和相应的胎盘早剥迹象，还应评估纤维蛋白降解产物水平[20]。如果怀疑胎盘早剥，Rh阴性妊娠患者应进行Kleihauer-Betke（KB）试验，该试验有助于确定抗D免疫球蛋白的额外剂量。如果条件允许，还应考虑即时检测，如VBG和血栓弹力图（如TEG、ROTEM）。血栓弹力图的应用有助于医生了解血凝块形成、硬度和纤维蛋白溶解的情况，从而为血液制品复苏提供指导[21]。

也可以用氨甲环酸（一种抗纤溶剂）协助处理外伤性失血性休克。出血时，激活凝血级联以形成血栓，同时激活纤溶以分解血栓。创伤时，该生理过程可能病理化，导致高纤溶。通过竞争性结合纤溶酶原，氨甲环酸抑制纤溶，阻止纤溶酶形成。对严重出血或有严重出血风险的患者，经证明早期（3h内）给予氨甲环酸不仅可降低失血性休克死亡率，还能降低全因死亡率，且未明显增加血管栓塞事件风险。氨基己酸是另一种抗纤溶药物，与氨甲环酸作用机制相同，但其应用仅在眼部创伤中得到认可[23]。

损伤控制复苏时，必须同时持续关注复苏反应和对创伤性失血性休克的明确治疗。对于输血和纠正凝血功能后仍有失血性休克迹象的患者，急需的干预包括手术室内的损伤控制手术，或介入放射科的血管栓塞术。有时，通过损伤控制性复苏，患者稳定，无须进一步干预。另外，对这类保守治疗患者必须谨慎观察是否有新发或持续性的失血性休克迹象（如心动过速、低血压、乳酸升高、尿量减少、意识状态改变）。如果患者有持续出血的危险，则应频繁监测实验室指标（血红蛋白、血小板、INR、纤维蛋白原和乳酸，每1~6h）和持续地重新评估（如每30min）。对于活动性出血，医生应争取维持血红蛋白>7g，血小板>5万，INR<1.8~2.0，纤维蛋白原>150mg/dL，乳酸<2.0mmol/L。

根据当地医疗资源条件，严重创伤和（或）有持续失血性休克迹象的患者可能需转诊至创伤中心接收进一步确定性治疗。为优化患者的预后，应在复苏初期尽早转诊。为应对失血性休克引起的持续性生理紊乱，安排转诊的同时，应继续积极损伤控制性复苏。

**要点总结**

- 必须迅速识别失血性休克，复苏时，应尽可能在靠近中心循环的位置建立两条短而粗大的静脉通道。
- 损伤控制性复苏包括：①平衡复苏；②早期给予血制品；③预防低体温、代谢性酸中毒和低钙血症。
- 目前研究表明高血浆、血小板和红细胞输注比1:1:1或1:1:2，可降低患者死亡率。
- 已证明大量输血方案可降低死亡率、创伤性凝血功能障碍的发生率，以及减少血液制品的使用。在复苏早期（伤后<3h）使用氨甲环酸可减少严重出血或降低有严重出血风险患者的死亡率。
- 失血性休克的确定性治疗可能包括：到手术室行损伤控制手术、在介入放射室行血管栓塞，或转诊至创伤中心接受更高水平的救治。

（李乐 译 金春华 刘岗 校）

# 第27章　逆转剂：抗凝剂的解药

Jessica Downing，Meaghan Keville，Daniel Haase

患者，女，63岁，因摔倒呼叫EMS而送至急诊室。到达时的生命体征为血压155/70mmHg，体温37.1℃，心率85次/分，律不齐，呼吸频率14次/分。患者丈夫说，他们今晚“喝了几杯鸡尾酒”，后来患者绊倒了，从“三、四级楼梯”上摔下来，撞到了头。患者自述既往接受了子宫切除术，还有“心律失常”病史，为此她服用了“抗心律失常药”和“血液抗凝剂”，体格检查发现其前额有一较大的血肿，上有裂伤，且持续渗血。她对言语指令有睁眼反应，但神志不清，言语含糊。双侧上肢对疼痛有定位反应。CT扫描显示左侧较大的硬膜下血肿，中线移位2mm。但所在的医院没有神经外科医生，而最近的具备神经外科资源的医院需要一个小时才能到达。

**现在该怎么办？**

随着各种直接口服抗凝剂（DOAC）的使用越来越多，当抗凝药物引起凝血功能障碍并出血时，相应的急诊处理也变得愈发复杂。近年来，口服抗凝剂如达比加群（一种直接凝血酶抑制剂）和利伐沙班、阿哌沙班和依度沙班（Xa因子抑制剂，有时被称为“沙班类”药物）与维生素K拮抗剂（如华法林）相比，安全性已得到改善。然而，检测是否服用了口服抗凝剂，它属于哪种类型，治疗效果怎样都颇具挑战性。

目前的实验室检测方法有很多局限性。可以直接测量血液中的药物浓度，但这通常仅用于研究目的，在大多数医院的临床实践中并不可行。其他检测方法，如活化部分凝血活酶时间（aPTT）、凝血酶原时间（PT）和国际标准化比值（INR），可能提示存在直接凝血酶抑制剂或Xa因子抑制剂，但是，对DOAC都既不敏感也不特异[1-4]。凝血酶时间（TT）、稀释凝血酶时间（dTT）和蛇毒凝血时间（ECT）对达比加群更敏感，正常值可能排除治疗活性[5-7]。抗Xa活性对利伐沙班、阿哌沙班和依度沙班浓度的升高呈线性反应[8]。许多医院无法进行这项检测或在需要紧急处理时无法及时给出检测结果；用肝素（UH）或低分子肝素（LMWH）校准的抗Xa测试是一种比较好的替代方法，因为其低于检测限的活性能可靠地排除“沙班类”药物相关的抗凝作用[6]。

然而，在急诊救治中，快速可靠的即时检测尚未普及。目前，血栓弹力图（TEG）[1,9]、旋转血栓弹力测定（ROTEM）[10]和直接浓度检测[11]等评估方法，是对这一空白的填补。凝血形成时间（R时间）延长已被视为直接证明DOAC存在的一个敏感指标[1,12]。但还需要进一步的研究来验证这些检测方法在临床实践中的实用性[1]。

待检测结果得出再给予逆转剂可能对患者造成不利影响。确定最后服用DOAC的时间对于确定治疗方案至关重要（表27.1）。如果患者的肌酸清除率（CrCl）正常（>60mL/min），任何直接产生作用的DOAC的半衰期都不会超过12h；如果最后一剂是在>24h前服用的，那么可能就不需要使用解毒剂[2]。在肌酸清除率异常的患者中，药物半衰期可长达48h，且清除率难以预测[3]。

对于抗凝治疗期间出现大出血的患者，控制出血是首要任务。对于出血来源不易控制的患者，即使患者仍有凝血功能障碍，也应紧急评估是否需要内镜、血管内或手术控制[14]。应在侵入性操作前给予逆转药物，对于过量服用DOAC患者，如果没有严重的出血临床证据，不应常规使用逆转药物[15]。

如果患者在最后一次给药后2~4h内就诊，则应考虑给予50g活性炭（口服）[14,16-18]。接下来的操作取决于患者服用口服抗凝剂类型、剂量以及距离上次给药的时间（表27.2）。

表27.1 当前口服抗凝剂相关的实验室结果（证明正常治疗剂量对实验测试的影响）

| 药物 | PT、INR | aPTT | TT、dTT、ECT | TEG、ROTEM | 抗Xa |
|---|---|---|---|---|---|
| 达比加群 | 无影响 | 可能升高 | 升高 | R时间可能升高 | 无影响 |
| 阿哌沙班、利伐沙班、艾多沙班 | 可能升高 | 可能升高 | 无影响 | R时间可能升高 | 升高 |

Data from reference 13.

依达赛珠单抗和安德森特阿尔法（andexanet alfa）是快速起效的DOAC拮抗剂——依达赛珠单抗拮抗达比加群，安德森特阿尔法拮抗Xa因子抑制剂[14]。同DOAC一样，这两种逆转剂都相对较新，支持它们使用的证据有限。但也有一些文献，推荐这两种药物作为一线药物逆转与各自相应DOAC相关的重大或危及生命的出血事件[14,15,17,19,20]。

依达赛珠单抗是一种单克隆抗体，可直接与达比加群及其代谢物结合，其亲和力高于凝血酶，且不可逆抑制。其有效性取决于达比加群和依达赛珠单抗的相对浓度。因为达比加群经肾脏排泄，且半衰期比其逆转剂长得多，在逆转后，需特别注意监测“反弹”效应或凝血障碍[16,20,23-25]。

RE-VERSE AD试验是一项由商业赞助的、前瞻性的队列研究，该研究表明，依达赛珠单抗在98%的患者中成功地纠正了稀释凝血酶时间或蛇毒凝血时间，并且在67.7%的危及生命的出血患者中实现了止血，不过该试验排除了颅内出血患者[21]。据报道，使用依达赛珠单抗后血栓形成的风险为6.3%。亚组分析表明，在因紧急手术（逆转后<4h）而需要逆转抗凝作用的患者中依达赛珠单抗具有安全性和有效性（>90%的患者实现了正常止血）[26]。RE-VERSE AD试验的结果与一项获批后回顾性监测研究（RE-VECTO）的结果高度一致，后者研究对依达赛珠单抗的全球使用情况及相关结局进行了考察[27]。

表27.2 服用抗凝剂患者发生重大或危及生命的出血事件时的逆转策略

| 分类 | 凝血酶抑制剂 | Xa因子抑制剂 | | | |
|---|---|---|---|---|---|
| 药品 | 达比加群 | 阿哌沙班 | | 利伐沙班 | |
| 最后一剂 | <8h（或<12h） | 8~18h或≤5mg | <8h或时间未知，且剂量>5mg | 8~18h或剂量≤10mg | <8h或时间未知，且>10mg |
| 一线用药 | 依达赛珠单抗，50g静脉推注 | 阿加曲班酯，400mg静脉推注>30min，继而以4mg/min静脉滴注120min | 阿加曲班酯，800mg静脉推注>30min，继而以8mg/min静脉滴注120min | 阿加曲班酯，400mg静脉推注>30min，继而以4mg/min静脉滴注120min | 阿加曲班酯，800mg静脉推注>30min，继而以8mg/min静脉滴注120min |
| 二线用药 | • PCC，25~50U/kg<br>• 4F-PCC，2000U<br>• 透析 | • 4F-PCC，2000U<br>• aPCC，25~50U/kg | • 4F-PCC，2000U<br>• aPCC，25~50U/kg | • 4F-PCC，2000U<br>• aPCC，25~50U/kg | • 4F-PCC，2000U<br>• aPCC，25~50U/kg |
| 考虑使用 | 活性炭50g（如果在最后一次给药前<4h） | | | | |

依达赛珠单抗，英文名Idarucizumab；4F-PCC，4因子人凝血酶原复合物；aPCC，活化凝血酶原复合物。

Data from references 14–23,25,30,36,37,49–51.

随后的研究报告称，在创伤患者（包括创伤性颅内出血患者）中，使用依达赛珠单抗进行抗凝剂逆转取得了成功，且副作用很少[28]。

安德森特阿尔法是一种重组人Ⅹa因子，它能以与Ⅹa因子大致相同的亲和力在其活性位点与Ⅹa因子抑制剂竞争性结合[14,19,22]。与依达赛珠单抗不同，阿加曲班酯不会使它所结合的受体永久性失活；它只有在占据活性位点时才有效。由于阿加曲班酯的半衰期约为1h，所以应以负荷剂量先给药，然后再进行输注，具体的给药剂量取决于所服用的Ⅹa因子抑制剂的剂量和距离上次给药的时间。预计阿加曲班酯与所有Ⅹa因子抑制剂的相互作用方式相似，但目前的证据都来自阿哌沙班和利伐沙班[29]。

ANNEXA-4试验表明，安德森特阿尔法在82%的患者中实现了充分止血[30]。对创伤性或自发性颅内出血患者的亚组分析表明，在接受安德森特阿尔法治疗后，这两类患者的止血率分别为79%和83%[31]。随后的研究在颅内出血患者中也显示出了类似的效果。相关的血栓形成风险约为10%[30]。

如果没有合适的直接逆转剂（依达赛珠单抗或安德森特阿尔法），专家建议使用4因子凝血酶原复合物浓缩物（4F-PCC）或活化凝血酶原复合物浓缩物（aPCC）进行治疗，以此中和DOAC并减轻其导致的凝血功能障碍[14,15]。4F-PCC包含所有维生素K依赖因子的非活化形式，3F-PCC仅包含因子Ⅱ、Ⅸ和Ⅹ，而aPCC含有活化的因子Ⅶ和非活化的因子Ⅱ、Ⅸ和Ⅹ。在逆转DOAC的作用方面，4F-PCC优于3F-PCC[14]。抗凝论坛（Anticoagulation Forum）特别推荐使用aPCC来逆转达比加群，使用4F-PCC来逆转Ⅹa因子抑制剂（药物资源可能有限，但二者都是合理的方案）。由于新鲜冰冻血浆（FFP）中Ⅹ因子的含量相对较低，所以不建议使用[18,19,34]。4F-PCC和aPCC的推荐剂量都是根据体重计算的，也有一些医疗机构采用固定剂量法，以尽量减少紧急准备过程中的时间消耗和计算误差。目前，FDA并未批准这两种药物用于DOAC的逆转，但两者常超说明书使用，并且得到了许多指南的支持[18]。

目前，尚未对依达赛珠单抗或安德森特阿尔法与凝血酶原复合物（PCC）或其他逆转策略直接比较，不过目前正在进行随机对照试验[33]。关于4F-PCC有效性的证据存在不一致的情况[33-38]。比较4F-PCC和安德森特阿尔法的研究主要是观察性的；一些研究表明，在所有大出血患者[39-41]和颅内出血患者中[38,42-44]，不同逆转剂的治疗效果相似，而另一些研究表明，对于使用直接Xa因子抑制剂的患者，安德森特阿尔法的治疗效果更好[45-48]。目前，一些学会的指南推荐将依达赛珠单抗和阿加曲班酯作为逆转DOAC相关出血的一线药物，但是，仍需要进行持续的研究。

达比加群可以通过血液透析或连续性肾脏替代治疗（CRRT）有效地从血清中清除，不过可能需要较长的治疗时间（>2h）[14,19,30,50,51]。鉴于放置血液透析导管存在出血风险，当有其他治疗方法［逆转剂或凝血酶原复合物（PCC）］可用时，就不建议进行透析和CRRT了[16]。另外，阿哌沙班和利伐沙班不能通过透析清除[30]。

**要点总结**

- 急诊中，检测DOAC的活性存在显著局限性：凝血酶原时间（PT）、部分凝血活酶时间（PTT）和国际标准化比值（INR）升高提示存在凝血功能障碍，但对DOAC不具有特异性。
- 高级凝血功能检测［凝血酶时间（TT）、稀释凝血酶时间（dTT）和抗Xa因子检测］如显示检测值正常，可证明DOAC的治疗指数极低从而排除DOAC，但这些检测方法并未广泛普及。
- 黏弹性试验（如TEG）表明，如果血凝块形成时间（R）延长，就应提高警惕，是不是DOAC仍有活性，但这仍需要进一步的临床研究。
- 计算出距离上次给药的时间，并根据肾功能估算药物半衰期，有助于指导逆转。
- 如果在最后一次服药后2~4h内服用活性炭则可减少口服抗凝药的吸收。
- 当面临危及生命的出血，使用DOAC的一线逆转药物：依达赛珠单抗（逆转达比加群）和阿加曲班酯（逆转Xa因子抑制剂、阿哌沙班和利伐沙班）。
- 当一线药物不可用时，使用凝血酶原复合物。建议对达比加群使用活化凝血酶原复合物（aPCC），对Xa因子抑制使用4因子凝血酶原复合物（4F-PCC）。

- 达比加群可通过较长时间的透析清除。阿哌沙班和利伐沙班不能通过透析清除。

（轩兴伟 译 金春华 校）

码上解锁

参考文献/延伸阅读

# 第28章　两端出血：消化道出血

Maura W. Walsh， Brian T. Wessman

患者，男，48岁，因呕吐两天来急诊就诊。自诉呕吐物为深黑色，粪便颜色较以前加深，伴全身无力、头晕目眩及食欲缺乏。否认相关既往病史。患者妻子提供了更多关于患者的信息，包括每日酗酒，不愿意就医，最近一次喝酒是在两天前，酒后就开始呕吐。有时患者会服用布洛芬以缓解背部的肌肉骨骼性疼痛，未服用其他药物。床旁监护仪显示心率92次/分，窦性心律，血压96/78mmHg，无发热，呼吸室内空气下$SpO_2$ 95%。查体心肺无异常。目前暂无呕吐，但在患者手持的盆中发现深红褐色的呕吐物。患者腹部膨隆，液波震颤阳性，触诊腹肌轻度紧张，无反跳痛，可见静脉曲张。患者自诉上一次排便是在急诊候诊时。床旁直肠检查显示肛周有深色柏油样便（粪便隐血试验阳性），直肠张力正常。其他检查结果无异常。

## 现在该怎么办？

消化道出血是急诊科的常见病，美国每年的就诊人数超过80万人次，入院人数超过50万人次[1]。与急诊科其他患者一样，治疗重点在于评估患者是否稳定，寻找是否存在心律失常、血压异常和潜在气道风险。心动过速和低血压可能是严重消化道出血的不良预后征兆，但二者并不具有特异性，并且可能造成误导（例如，使用β受体阻滞剂者或者代偿性休克的年轻患者）。关键信息可以通过病史收集或询问相关人员获得。

根据出血的解剖位置，消化道出血可分为两类：上消化道出血和下消化道出血。无论是上消化道出血还是下消化道出血，抢救时的首要步骤都是——建立大口径静脉输液通路（例如，在肘前窝等大静脉中至少置入两根18G静脉输液管）。及早进行静脉通路建立还有助于进行有效的实验室评估，包括凝血检查、全血细胞计数、血型和交叉血细胞计数以及化学检验。此时，床旁医师应更积极地申请配血（在许多医疗机构此步骤耗时较长）。对于存在急性消化道出血担忧且血流动力学不稳定患者，可紧急使用晶体复苏液或未交叉匹配的血液。血尿素氮与肌酐比值（BUN：Cr）>30可能与上消化道出血有关[2]。值得注意的是，活动性出血患者的初始血红蛋白可能正常。相反，即便在实验室评估时发现其血红蛋白水平非常低，慢性消化道出血的患者在初诊时仍可表现为血流动力学稳定。在病情稳定的患者中，公认的输血阈值为7.0g/dL，因为过于激进的输血阈值与高死亡率相关[3]。治疗管理的另一个早期目标是纠正凝血功能障碍和避免血小板减少（血小板计数$<50\times10^9$/L）。应考虑尽早使用新鲜冰冻血浆、冷沉淀和凝血酶原复合物（PCC），以及输注血小板。还需考虑长期使用抗凝剂和抗血小板药物的情况，应与患者一同查看家庭用药清单。在住院初期可能需使用抗凝拮抗剂。再次强调，对于初始情况稳定但随后在急诊科失代偿的疑似消化道出血的患者，尽早留取用以血型鉴定和交叉配血的血液样本可能能够挽救生命。

患者病情稳定后，根据十二指肠悬韧带（Treitz韧带）的解剖位置确定是上消化道出血还是下消化道出血是非常重要的。其重要性在于它决定了急诊科的治疗、处置以及消化内科医生的后续治疗。

获取一份良好的病史和体格检查有助于确定出血部位。饮酒史、肝硬化、服用非甾体抗炎药、消化性溃疡病或既往上消化道出血病史都可能指向上消化道出血。应特别注意有无长期服用抗凝药物和抗血小板药物。应询问患者既往是否接受过内镜或结肠镜检查。呕血和咖啡样呕吐物通常提示上消化道出血（伴或不伴便血）。然而，上消化道出血患者也可能仅表现为黑便。通常，经直肠排出鲜红血液更倾向于下消化道出血，然而上消化道出血迅猛且快速排出也会导致严重的便血。另外，粪便中存在血块亦提示下消化道出血。

消化道出血患者可呈现危重病状态，伴非特异性主诉，或无任何可见出血的报告。在鉴别诊断时应对消化道出血保持高度怀疑。体格检查应寻找活动性出血或近期出血、腹部压痛、腹水和慢性肝病的体征。基本的体格检查应侧重于心率、血压和休克体征（如皮肤湿冷或毛细血管再充盈延迟）。所有患者都应接受直肠视诊和体格检查，并对粪便样本进行隐血试验。

## 上消化道出血

上消化道出血的初步治疗包括基本生命支持（ABCs，即气道-呼吸系统-循环系统等）和稳定病情。需要紧急建立适当的大口径静脉通路。上消化道出血患者可以从状态良好迅速进展为血流动力学不稳定。血流动力学不稳定的患者应接受晶体复苏液和未交叉配型血液。对输血需超过4个单位的患者应考虑使用大量输血方案，以避免出现凝血功能障碍和血小板减少症。理想情况下，在尝试插管之前，患者应该得到充分的复苏。但是，对于需要紧急干预或内镜检查的不稳定患者来说，有时存在困难，如果患者气道受损，需做好应对气道污染和困难气道的准备。视频喉镜检查常会被血液和分泌物遮挡，此时直接喉镜检查可以提供更好的视野。准备多套可用的吸引装置和弹性通气导管。快速序贯诱导插管和半坐位可降低呕吐风险。如果无法看到气道且多次插管尝试失败，临床医生应尽早采用外科气道建立的方法。

插管前可以考虑留置鼻胃管以排空胃部。不过，放置鼻胃管可能导致急性呕吐，从而使保护气道安全变得更加困难。根据记录，插入鼻胃管是最令患者感到痛苦的操作之一。如果要优先放置鼻胃管，应考虑使用局部麻醉剂或雾化麻醉剂。此外，鉴于间歇性出血或幽门后出血造成的高假阴性率，诊断上消化道出血不一定要插入鼻胃管。虽然鼻胃管抽吸阳性可能与高风险病变有关，但在死亡率、住院时间或减少输血需求方面，放置鼻胃管并无明显益处[4-6]。一旦气道被气管插管保护后，还可以放置经口胃管进行胃减压。

上消化道出血可能发生在食管、胃或十二指肠。因幽门螺杆菌感染或使用非甾体抗炎药导致的消化性溃疡是最常见的病因，占全部病例的50%以上[7]。对于有酗酒史或检查发现有肝硬化的患者，应考虑是静脉曲张出血并行经验性治疗。肝硬化患者中，59%的上消化道出血是由静脉曲张引起的[8]。由酒精、非甾体抗炎药、有毒物质摄入、应激或感染引起的胃炎和Mallory-Weiss黏膜撕裂（由呕吐引起）也可导致上消化道出血。对于有主动脉修补或有移植史的患者，在鉴别诊断时应考虑主动脉-肠瘘。虽然主动脉-肠瘘罕见，但它可导致进展迅速且致命的上消化道出血。

可通过Glasgow-Blatchford出血评分进行风险评估（见在线医学参考资料MDCalc），其中包括实验室检查值、生命体征、体格检查结果和病史特征。0分或1分的患者可以出院，但需接受门诊随访[7]。上消化道出血的Rockall评分（见MDCalc）是另一种预测急性上消化道出血患者不良预后风险的工具。口诀：ABCDE（年龄-血压下降-合并症-诊断-出血证据）便于记忆。另外，需注意，该评分标准需要对潜在的出血病灶行内镜评估。

对上消化道出血患者的治疗，首先是静脉注射质子泵抑制剂（PPI），以中和胃液pH值并促进血凝块的形成。常用做法是先注射负荷量，然后持续静脉输注。然而，现在的研究表明，对于急性消化道出血患者，每天两次的静脉给药同样可以降低风险并减少内镜治疗需求[9]。PPI的使用不一定能降低再出血率、手术需求或死亡率。如果担心静脉曲张出血［有静脉曲张病史、体格检查有慢性肝病证据（如腹水）、报告有严重酗酒］，开始应给予奥曲肽负荷量（50μg），继而持续输注（50μg/h）。奥曲肽是一种生长抑素类似物，可抑制胃酸分泌并导致内脏血管收缩。患者还应接受抗菌药物治疗，一般是头孢菌素（通常为头孢曲松1g），以缓解消化道出血患者自发性细菌性腹膜炎的已知并发症。对肝硬化患者使用抗生素可明显降低其死亡率[10]。静脉曲张出血和相应的肝病与上消化道出血患者较高的死亡率有关。大面积静脉曲张出血可能需要球囊压迫疗法，如插管后使用明尼苏达管或三腔两囊管。

内镜检查应咨询消化内科，最好在24h内进行。已有证据表明，内镜检查前对患者进行充分复苏和各项指标优化可改善其预后。国际标准化比值（INR）应纠正至<2.5[7]。对血流动力学不稳定的患者应收入重症监护室，进行持续复苏和监测。对药物治疗、血液复苏和内镜疗法无效的患者，可考虑采用介入治疗或外科手术。

## 下消化道出血

下消化道出血占全部消化道出血的30%~40%。在评估患者病情是否稳定的同时，应进行有针对性的病史询问和体格检查。与上消化道出血患者类似，应尽早建立大口径静脉输液通路，并做实验室检查，包括血型、凝血因子、生化指标和血细胞计数。病史要点包括最后一次排便的时间、颜色和量、症状发作的频率和持续时间，以及疼痛或体重减轻等相关发现。呕血和黑便与上消化道出血有关，而血凝块和便血则提示下消化道出血。另外，快速的上消化道出血或主动脉-肠道病变也可能导致便血，因此应询问患者是否有这些情况。还应再次询问抗凝剂和抗血小板药物的使用情况并进行相应处理。

下消化道出血可由憩室病（30%~65%的病例[10]）、缺血性结肠炎、痔疮、息肉/肿瘤、血管扩张和炎症性肠病引起。憩室病会导致无痛性出血，一般可自行缓解。由肠系膜上动脉血栓形成/栓塞导致的肠系膜缺血或由休克导致的非闭塞性肠系膜缺血可能难以诊断。有心房颤动、充血性心力衰竭、餐后疼痛，以及疼痛表现与检查结果不相符的老年患者，应高度怀疑其患有肠系膜缺血。息肉和肿瘤导致的消化道出血通常表现为慢性贫血和体重减轻，病程更为缓慢。直肠检查有助于对痔疮或活动性出血进行鉴别。低血压、心动过速、持续便血和内科合并症与不良预后风险的增加有关。目前还没有一个完善的下消化道出血风险评分标准[10]。如果患者血流动力学稳定，并且找到了明显的轻微出血原因（如痔疮或肛裂），或者患者的实验室检查结果正常，且没有便血或黑便，则可以让患者出院，但应密切门诊随访。

对于病情不稳定或急性贫血的患者，应咨询消化内科。在最初24h内进行结肠镜检查既能诊断又能治疗。应与消化内科讨论清洁远端消化道的肠道准备方案，因为这样可以更好地观察结肠及相关病变。有时需要放置鼻胃管来实施肠道准备方案。

所幸，80%的下消化道出血是可以自行缓解的[10]。对于存在持续出血、结肠镜检查未能诊断或者结肠镜检查失败的患者，可行CT血管造影术（CTA）。CTA可以检测到0.3mL/min的出血量，对于血管造影有一定的指导作用。下消化道出血可能是间歇性的，因此血管造影最初可能是阴性的。另一种检查下消化道出血常用的方法是锝$^{-99m}$标记的红细胞闪烁成像，但该技术是否实用，一直存在争议[10]。

最后，内镜或血管造影干预失败的患者可能需要手术治疗。找到出血位置对于预防外科结肠切除术的并发症很重要。

## 病例结果

本病例患者的病史和体格检查结果与上消化道出血相符，考虑到患者有慢性肝病的体征，因此开始对食管静脉曲张出血行经验性治疗。在双侧肘窝置入两根16G静脉输液管。送检实验室的样本，包括全血细胞计数、基本代谢检测（BMP）、肝功能试验、凝血因子、血型和交叉配血。静脉注射泮托拉唑80mg、头孢曲松1g、奥曲肽50μg负荷量后继而持续输注、1L乳酸林格液。实验室检查结果显示，BUN升至45，Cr至1.2，INR至2.6，血红蛋白至8.9。患者血压提高到105/67mmHg，心率保持在80次/分的窦性心律。消化科会诊后为患者进行了内镜检查，并收治入内科病房。入院后24h内进行了内镜检查，结果显示存在食管静脉曲张，进行了结扎。患者接受了72h的静脉注射PPI+奥曲肽，以及7天抗生素的治疗。出院时给患者开具口服PPI药物，并建议患者戒酒。

## 要点总结

- 尽早建立大口径快速补液静脉通路,并进行血型鉴定和交叉配血试验。
- 根据病史和体格检查确定出血部位并指导治疗。
- 输血的血红蛋白目标值>7.0g/dL。避免出现凝血功能障碍和血小板减少。
- 轻微出血原因已找到且病情稳定的,可出院,密切门诊随访。
- 在24h内行紧急消化道内镜检查。

(柴海霞 译 邓彪 章文豪 校)

码上解锁

参考文献/
延伸阅读

# 第29章　我是“小黄人”：肝硬化并发症

Taylor M. Douglas，　Susan Cheng

患者，男，67岁，因“举止荒诞，异于平常”被送至急诊，该患者近期丧偶，独居。急诊人员发现他衣冠不整，有自主呼吸，情绪激动伴意识混乱，无外伤迹象。EMS的急救人员描述现场异味明显，酒瓶四处散落。患者生命体征：血压96/60mmHg，心率116次/分，直肠温度37.5℃，呼吸频率22次/分，$SpO_2$ 100%。体格检查：神志嗜睡，间断躁动，巩膜黄染，心动过速，腹膨隆，腹肌紧张，不韧，腹壁静脉曲张明显，两侧前臂可见瘀斑，双足呈指凹性水肿。其女儿诉患者有周末酗酒的习惯，但未提供患者的既往病史、用药史和过敏史。鉴于此，对患者进行了实验室检查、心电图和床旁胸片检查，并给予1000mL的补液治疗。床旁超声（POCUS）提示：双肺可见散在性的B线伴双侧少量胸腔积液，高动力性心排，射血分数高，无心包积液。此时，实验室电话报告：血小板为$57\times10^9$/L。

## 现在该怎么办？

针对该患者的精神状态变化，需进行鉴别诊断从而寻找潜在的病理学根源。鉴于患者既往病史及合并症情况不明，多种终末期疾病均有可能导致类似的精神状态改变。因此，从严重颅内病变到痴呆再到中毒的各种情况，急诊医生均应考虑到（表29.1）。

表29.1 **精神状态改变的鉴别诊断**

| 种类 | 诊断 |
|---|---|
| 颅内/神经病变 | 缺血性脑血管意外 |
| | 硬膜下出血 |
| | 脑出血 |
| | 颅内肿瘤 |
| | 颅压正常型脑积水 |
| | 癫痫发作后状态 |
| | 非惊厥癫痫持续状态 |
| 代谢因素 | 低血糖 |
| | 低钠血症、高钠血症 |
| | 高钙血症 |
| | 高渗性高血糖综合征 |
| | 甲状腺功能不全 |
| | 肾性脑病 |
| | 肝性脑病 |
| | 韦尼克脑病 |
| 感染因素 | 脑膜炎/脑炎 |
| | 脓毒症 |
| 心脏因素 | 心肌梗死 |
| | 肺栓塞 |
| | 充血性心力衰竭 |
| | $CO_2$麻醉 |
| 其他因素 | 中毒（酒精、阿片类药物、甲基苯丙胺、人工合成物） |
| | 药物过量 |
| | 混合用药 |
| | 精神病 |

对于该患者，可以根据既往病史与体格检查来缩小诊断的范围。经验丰富的医师能够迅速运用鉴别诊断技巧，指向失代偿性肝硬化的诊断，随后展开全面医学评估排除其他潜在疾病的可能。假设该患者确实因未确诊的肝病而诱发了肝性脑病，那么诊断过程的关键在于，不因仅满足于这一结论就得出诊断。

肝性脑病实际上是肝硬化进展至失代偿阶段所表现出的一种损伤状态，其背后的原因可能涉及代谢异常、创伤因素或感染等。失代偿性肝硬化的患者，合并腹水，必须充分评估其基础疾病的并发症，包括消化道出血（见第28章）、自发性细菌性腹膜炎（表29.2）、暴发性肝衰竭，以及心肌梗死、脓毒症，甚至是相对常见的便秘等，都可能导致进展为肝性脑病。

表29.2 **肝硬化并发症**

| 并发症 | 临床表现 | 治疗 |
|---|---|---|
| 静脉曲张破裂出血 | 呕血<br>黑便 | 输注血液制品<br>预防性使用抗生素<br>奥曲肽<br>食管胃十二指肠镜检查 |
| 腹水 | 腹围增加<br>液波震颤、移动性浊音阳性 | 腹腔穿刺大量引流<br>腹水送检化验<br>口服利尿剂 |
| 脓毒症 | 发热或腹痛 | 抗感染<br>液体复苏<br>腹水送检化验<br>控制感染源 |
| 自发性细菌性腹膜炎（SBP） | 腹痛、腹胀<br>发热 | 诊断性腹腔穿刺<br>腹水送检化验<br>抗感染 |
| 肝性脑病（HE） | 睡眠习惯改变<br>精神状态改变<br>扑翼样震颤 | 乳果糖/利福昔明<br>识别和治疗诱因 |
| 肝肾综合征（HRS） | 急性肾衰竭<br>排除性诊断 | 白蛋白<br>血管活性药物<br>识别和治疗诱因<br>移植评估 |
| 肝肺综合征 | 呼吸困难、喘息、低氧血症 | 呼吸支持治疗<br>移植评估 |
| 脐疝 | 脐部凸起，可无症状 | 尽可能缩小疝<br>若嵌顿，需紧急手术<br>如果可以回纳，可转诊至门诊进行回纳 |
| 肝性胸腔积液 | 呼吸困难、咳嗽、胸痛<br>胸腔积液，多见于右侧 | 胸腔穿刺引流<br>胸腔积液送检化验<br>同腹水治疗 |

患者抵达医院后，随即接受治疗，其低血压，心动过速，嗜睡，均提示需要同时双静脉通路输注，并持续检监测血压和$SpO_2$。当前无辅助吸氧需求，但若患者精神状态恶化，存在气道保护障碍，则应考虑实施气管插管。床旁即时化验包括血糖、肌钙蛋白、静脉血气和乳酸。初步实验室检查包括血常规、基本代谢检测（BMP）、肝脏酶学、乙醇水平、直接/间接胆红素、凝血系列、血培养、促甲状腺激素和血氨水平。待患者病情稳定，可完善心电图和床旁胸片及颅脑平扫CT。治疗初期即启用抗生素，并覆盖腹腔内感染常见致病菌。大多数指南建议青霉素过敏的患者使用第三代头孢菌素（如头孢曲松或头孢噻肟）和氟喹诺酮，亦可根据当地的耐药情况，选择合适的抗生素。推荐以30mL/kg液体量开始液体复苏，但需密切观察病情，警惕肺淤血导致呼吸衰竭。如果患者低蛋白和（或）血红蛋白<7g/dL，为了减少肺水肿发生，可选择人血白蛋白或血液制品进行液体复苏。

目前，推荐自发性细菌性腹膜炎（SBP）急性肾损伤风险高的患者和肝肾综合征（HRS）相关急性肾损伤的患者输注人血白蛋白，从而预防穿刺相关性循环衰竭（PICD）。PICD包括低血压、肾功能不全、高血容量性低钠血症和肝性脑病。人血白蛋白作为血浆扩容剂，通过增加胶体渗透压来改善血容量。在合适的患者中，治疗的前24h内以1~1.5g/kg（最多100g）开始补充白蛋白，间断输注，并留置腹腔猪尾引流管引流腹水。一些证据表明，白蛋白还可能发挥其他作用，例如，免疫调节、稳定内皮，进而可能提高失代偿期肝硬化患者的生存率。

腹部超声检查能够精确量化腹水量，并确定适当的穿刺点进行诊断和治疗。诊断性腹腔穿刺的适应证是评估新发腹水和确定已有腹水患者是否存在腹膜炎。当腹水积聚导致呼吸窘迫、腹痛或腹胀、腹腔间室隔综合征时，需要进行治疗性腹腔穿刺。对于腹水引流量没有明确限制，但是当引流>5L，发生PICD的风险会增加。

操作前应签署知情同意书，操作过程中应对患者进行持续心电监测，每1~2min测一次血压（或根据所在医疗机构的规定）。在超声定位的穿刺部位进行消毒并局部麻醉。诊断性穿刺可以使用大口径针头和注射器抽取30mL腹水。Seldinger穿刺法可用于腹水较多时的穿刺。首先，穿刺针进入腹膜腔，然后经过穿刺针置入导丝，移除穿刺针，将导管穿过导丝，最后撤除导丝，并将导管连接引流袋（常规或负压引流）。某些穿刺套件允许通过导管直接进行穿刺，无须借助导丝。务必熟悉所在医疗机构所提供的穿刺套件。腹水应送检：细胞分类、白蛋白、蛋白质、葡萄糖、乳酸脱氢酶、革兰氏染色和培养。如果腹水充足，临床需要时，还可送检细胞学检查。引流达到目标后及时拔除引流管。

腹腔穿刺的并发症包括：出血、低血压（由液体再分布所致）、穿刺点渗出及感染。穿刺刚开始时的腹水可能含有血液成分，但如果腹水持续为血性的，应中止操作。病情稳定的患者，应立即安排腹部影像学检查，以评估是否穿孔或是否存在活动性出血，并反复检测血红蛋白水平。如果发生低血压，立即停止引流，并密切监测血压变化。如果低血压持续存在，可以考虑输注白蛋白（每升腹水6~8g）、血液制品和（或）血管加压药。如果置管部位出现渗液，可以放置敷料加压包扎；如果加压包扎仍渗液，可予以缝合。穿刺时也可以通过从皮肤穿刺部位交错进入腹膜腔防止渗液（Z型进针轨道技术）。应每日评估穿刺部位皮肤是否有红肿、压痛，一旦出现以上症状，可能需要加用或调整抗生素治疗。

在终末期肝病患者中，由于肝脏合成功能障碍，常出现化验结果异常。首先，急性肝衰竭时，尽管存在炎症反应，AST、ALT和碱性磷酸酶水平往往正常，但门脉高压可能引发高胆红素血症。该患者可能由于低白蛋白出现肺水肿和腹水。如上所述，患者低白蛋白，可应用人血白蛋白作为复苏液体，并且大量引流腹水（>5L）时也可输注。液体失衡还可能引发低钠血症，与失代偿或终末期充血性心力衰竭相似。由肝脏合成功能障碍导致的凝血因子不足，常表现为PT延长和INR升高。在酒精性骨髓抑制和其他原因导致肝硬化时，其凝血功能障碍可能因血小板减少而加重。

此时的凝血功能障碍不需要常规治疗，但在某些情况下需使用药物或进行输血治疗。一般情况下，无论是否存在活动性出血，输血的临界值都为血红蛋白<7g/dL和血小板<10 000/L，该临界值亦适用于肝硬化患者。然而，对于血小板减少患者，在手术操作前应格外小心。目前，没有关于穿刺前常规输血的指南，但通常以10 000或20 000作为临界值。在有明显出血的患者中，应治疗

患者的凝血功能障碍，建议输注血小板至>50 000/L为治疗目标。在这些患者中，其本身营养状况差，储备功能差，需要补充维生素K，虽然不会立竿见影，但患者必须首先补充凝血因子。对于更直接的方法，应考虑输注新鲜冰冻血浆（FFP），因为它含有维生素K依赖因子（Ⅱ、Ⅶ、Ⅸ和Ⅹ）以及蛋白质C和蛋白质S。

针对肝性脑病患者的直接治疗，关键在于双管齐下：既要处理潜在的损伤因素（见表29.1），又要有效清除促使病情恶化的血氨。定向力严重障碍的患者，有难以唤醒或气道不畅的风险，需要早期重症监护。在完成之前提到的检查和治疗（包括获得血氨水平）的同时，还可以考虑肝性脑病的特异性疗法(如乳果糖和利福昔明)。第一，必要时气管插管保护气道。第二，如果患者有肝性脑病，不需要插管，但仍然有误吸风险时，可考虑留置鼻胃管。还要注意的是，一次单一的血氨水平升高并不能完全诊断，因为每例患者在不同的血氨水平是否发展成为肝性脑病是不一致的，但血氨水平的变化可以指导治疗疗效。

乳果糖是一种轻泻药，可代谢为有机酸，酸化肠道环境。这种酸性物质促进粪便排泄，将氨离子化为铵通过粪便排出，并有助于消除某些产氨细菌。乳果糖可通过口服、鼻胃管或直肠给药。首选的途径是口服，初始剂量为10~30g，以每24h两次或三次排软便为治疗目标。如果患者反应迟钝，或不能耐受口服药物，应留置鼻胃管鼻饲或者灌肠（300mL乳果糖+700mL水）。利福昔明是一种不易吸收的抗生素，口服后会在肠道中浓缩，它可以减少肠道中产氨的细菌，但价格昂贵，且只能口服。推荐剂量为400mg，每天3次。其他治疗方法正在研究中，暂无推荐方法。

综上所述，该患者是否需要ICU特级护理取决于他对复苏措施的反应。重症监护适用于休克、严重胃肠道出血和肝性脑病导致气道不畅风险的患者。在急诊时考虑请消化科/肝病科会诊，这一点对该患者的进一步诊治至关重要。任何肝衰竭的患者，如果有移植的可能，应及时接受肝病学检查，并考虑转诊至移植中心。

**要点总结**

- 找出肝性脑病的诱因。肝性脑病是肝硬化进展至失代偿阶段所表现出的一种损伤状态。
- 对于新发腹水、腹水伴发热、精神状态改变、腹痛患者，应怀疑自发性细菌性腹膜炎，并尽早进行诊断性腹腔穿刺。
- 肝性脑病和肝肾综合征均应作为排除诊断，需要在治疗的同时评估其他诊断。

（郭炜妍 译 邓彪 校）

码上解锁

参考文献/
延伸阅读

# 第30章　急性肾损伤

Joseph Nobile， Sagar B. Dave， Daniel Haase

患者，男，59岁，因精神错乱被EMS送往急诊室。体格检查提示：体温36.5℃，血压110/65mmHg，心率92次/分，呼吸频率26次/分，呼吸室内空气下血氧饱和度92%。末梢血糖98mg/dL（5.5mmol/L)。患者呈昏睡状态，一边呻吟一边紧捂胸口，无法睁眼对答。经检查，其瞳孔等大，反应灵敏，四肢有疼痛反射。听诊心脏时，可闻及正常的$S_1$和$S_2$心音及间歇性杂音。肺部检查可闻及双下肺湿啰音。腹部检查未见明显异常，四肢温暖，灌注良好，有轻微的足部水肿。其妻子在场，告诉医生，患者的精神状态在过去两天逐步恶化，直至今晨难以唤醒。除骨关节炎外无其他病史，也没有服用处方药，但妻子说患者一直自行训练为半程马拉松做准备，并定期服用布洛芬。妻子证明患者不吸毒。其实验室检查结果为$Na^+$ 136mmol/L、$K^+$ 6.9mmol/L、$Cl^-$ 108mmol/L、$HCO_3^-$ 10mmol/L、BUN 138mg/dL和Cr 6.9mg/dL。静脉血气（VBG）pH 7.15，$PvCO_2$ 28mmHg。

## 现在该怎么办?

急性肾损伤（AKI）是急诊科重症患者常见且严重的病症。由于定义和分类较复杂，其患病率很难衡量[1]。因AKI而住院者估计占住院总人数的5%，3%～18%的住院患者住院期间会发生AKI[2,3]。有1%～5%的发病患者需要肾替代治疗（RRT），并且，单次急性肾损伤发作与医院死亡风险增加有关，13%存活到出院的急性肾损伤危重患者仍需要长期RRT[3,4]。在急性肾损伤重症患者中，死亡率估计为15%～80%[5]。急性肾损伤不仅有灾难性的短期和长期的临床影响，还可能使ICU住院时间延长、住院次数增多和总体治疗成本增加。

肾功能的实现包括三个步骤：①血液流入肾小球；②超滤液形成并进入肾小管。随后再吸收或分泌溶质和水；③小管液从肾小管通过输尿管排入膀胱，为尿液，并通过尿道排出。任何干扰这些功能或结构的损害都可能导致急性肾损伤或急性肾衰竭。每个肾脏由数百万个肾单位组成，这些肾单位的效率共同决定了肾小球滤过率（GFR），GFR的效率体现为滤出的尿量。血清肌酐（Cr）源于肌肉组织中磷酸肌酸酐的代谢，磷酸肌酸酐经肾小球过滤，Cr可视作GFR的替代指标。通常认为，每小时尿量的总体下降是急性肾损伤的最早指标，但在急诊科评估中很难评价这一点。以上这些方法可以联合使用或单独使用，以评估整体肾功能。

急性肾损伤是一种以肾功能迅速（数小时至数天）下降为特征的综合征。近年来，急性肾损伤的定义发生了变化——2004年的风险（R）、损伤（I）、失败（F）、损失（L）、终末期（E）（RIFLE）标准和2009年的急性肾损伤网络（AKIN）分期于2012年合并成改善全球肾脏病预后组织（KDIGO）分类系统。整合后的标准对AKI的定义是48h内Cr升高≥26.5μmol/L（0.3mg/dL）；7天之内Cr增加到患者基线的1.5倍以上；或持续6h尿量<0.5mL/（kg・h）[6]。KDIGO进一步将AKI分为三个临床分期，由Cr和尿量定义。1期：Cr较基线升高1.5~1.9倍，尿量<0.5mL/（kg・h）持续时间6~12h；2期：Cr较基线升高2.0~2.9倍，尿量<0.5mL/（kg・h）持续时间≥12h；3期：Cr较基线升高3.0倍或≥353.6μmol/L，尿量<0.3mL/（kg・h）持续时间≥24h或无尿持续时间≥12h。

要认识到，AKI是一种可能由不同潜在病因和相关疾病引起的综合征。

AKI还包括一系列严重程度不同的情况，如代谢紊乱，从偶然、轻微的到严重者可能危及生命。轻度急性肾损伤患者可能无症状，但随着肾功能下降可能出现多种体征和症状，有主观感受和客观表现，表现为尿量减少以及随后容量过负荷，如呼吸困难、外周水肿或肺水肿。患者也可能有尿毒症的症状，如脑病或心包炎。

根据出现问题的肾脏部位，将导致AKI的原因分为四大类：肾前性、肾内性、肾后性或血管性。

1.肾前性（占40%~55%）：肾前病因是由肾血流量减少引起的，导致肾小球滤过率降低。这可能是由循环血容量减少引起的，例如，在低血容量状态下；也可能是有效肾血流量减少引起的，在肝肾综合征中，内脏血管舒张使血流从肾脏分流。在心肾综合征中，中心静脉压升高会导致肾静脉压升高，从而减少肾脏的血流量。引起静脉压力和阻力增加导致急性肾损伤的类似疾病还有腹部室隔综合征。最后，有几种药物可通过收缩入球小动脉的血管使肾血流量减少，最典型的是血管紧张素转化酶ACE抑制剂。

2.肾性（占35%~50%）：根据受累肾单位的特定部分，对固有的肾损伤可以进一步分析。

（1）肾小管间质间隙可经由多种方式受损，其中最常见的是急性肾小管坏死（ATN）。据估计，急性肾损伤住院患者中ATN的患病率为45%[7]。ATN主要由三个原因引起：缺血、脓毒症或暴露于肾毒性物质[8]。造影剂肾病也是AKI的一个常见原因。然而，研究表明，诊断性血管造影和高渗造影剂的风险最大，而传统CT成像中使用这些造影剂的频率要低得多[9]。

（2）急性间质性肾炎（AIN）继发于炎性细胞浸润肾间质间隙。典型的是继发于药物，最常见的药物是非甾体抗炎药，也包括某些抗生素如青霉素类、头孢菌素类和复方磺胺甲基异噁唑。由自身免疫性疾病引起的不太常见，如系统性红斑狼疮或结节病。在开始服用新药后，AIN一般在服用药物之后的10天才出现影响，因此，针对AKI患者，全面地了解其用药史非常重要[10]。其他的因肾小管间质性原因引起AKI的疾病包括多发性骨髓瘤、肿瘤溶解综合征和横纹肌溶解症。

（3）肾小球疾病通常与肾炎综合征和肾病综合征有关。肾炎综合征的特征是AKI、血尿和高血压，可由链球菌感染后肾小球肾炎、抗基底膜疾病、冷球蛋白血症，以及一些血管炎引起（如肉芽肿病伴多血管炎、IgA血管炎和狼疮肾炎）。迅速识别肾病综合征非常重要，因为这些疾病快速进展为肾衰竭的风险很高。这些患者通常需要免疫抑制治疗来预防病情恶化。肾病综合征表现为严重蛋白尿、脂肪颗粒细胞管型和全身水肿，可由膜性肾病、局灶节段性肾小球硬化和糖尿病引起，与肾炎综合征类似，也可以由自身免疫过程和感染引起。液体管理是治疗的重点。

3.肾后性（占5%~10%）：肾后急性肾损伤由尿路梗阻引起，导致肾小管压力增加和肾功能下降。最常见的原因是前列腺肥大；然而，也有其他病因，如受腹部肿瘤压迫或纤维粘连时的双侧输尿管阻塞、神经源性休克或脊髓损伤时逼尿肌收缩不足、腰椎损伤时的创伤性横断或药物继发尿潴留。最后，影响肾血管系统的全身性疾病会导致肾小球滤过减少。这类全身性疾病包括血栓性微血管病，如恶性高血压、血栓性血小板减少性紫癜/溶血性尿毒症综合征、镰状细胞血管病、导致肾动脉闭塞的血栓栓塞性疾病，或者硬皮病肾危象。

如上所述，经由KDIGO分类系统可快捷地诊断AKI，诊断要素包括全面的病史采集和体格检查，以及基本代谢检测（BMP）中的Cr。BMP还为各种代谢紊乱的诊断提供依据，如高钾血症、酸中毒或尿毒症。深入的实验室检查和放射学评估对急诊工作是有益的，尤其在处理未明确诊断的急性肾损伤病例时。床旁肾脏和膀胱超声有助于快速诊断尿潴留和肾盂积水，并评估容量状态。辅助性检查，如行胸部X线摄片以进一步评估肺容量状态，或使用CT评估是否存在梗阻，均对指导治疗方案的制订有帮助。尿液显微镜分析也有助于提示特殊病因。例如，尿液试纸分析中有血液，但显微镜下没有血尿，这提示肌红蛋白尿和横纹肌溶解症。红细胞管型和白细胞管型的存在分别提示肾小球或间质过程出现问题，而透明管型则通常出现在肾小管损伤的情况下。

测定尿液电解质浓度并计算钠排泄分数（FENa）已成为区分急性肾损伤

的肾前性病因与肾内性病因［尤其是急性肾小管坏死（ATN）］的常规方法。通常来说，FENa<1%与肾前病因有关，而较高的FENa百分比则归因于AKI的其他原因。1%常用作截断值，但是，并不存在一个确定性的数值划定这些疾病类别。经证明，此估算对GFR严重降低的患者更准确，也更有益。此外，利尿剂会改变钠的排泄，在这种情况下，尿素的排泄分数也可以经计算得出[11]。

如果AKI的病因尚不清楚，其他实验室检测，如补体水平、抗核抗体、ANCA水平、血清蛋白电泳等，也可能有用。然而，这些实验室结果无法及时回报，除非会诊医师明确指示，否则不会为急诊患者开具检查单。

AKI的急诊治疗关键在于识别和稳定，重点是治疗可逆性病因和危及生命的代谢紊乱。肾前性病因通常是可逆的，治疗的主要方法是液体管理。如果患者临床上出现低血容量，应输注等渗晶体[12]。相反，对于有临床高血容量症状的患者，应考虑利尿和优化心输出量，以降低中心静脉压并改善肾脏灌注。需注意的是，肾衰竭患者通常需要更高剂量的利尿剂来克服其肾小球滤过率的降低[13]。文献不支持使用多巴胺和非诺多泮等以增加肾脏灌注为目的的药物，这些药物不属于急诊室的主要治疗措施。对于因尿道梗阻而出现肾后性肾病症状的患者，插入留置导尿管可以快速减压膀胱并改善AKI。如果导尿不可行，则建议行耻骨上导尿。对于近端梗阻，可能需要肾造瘘。在急诊室中，原有的肾脏疾病常是难以治疗的。无论采用何种治疗方法，目标都应该是确保患者的血容量维持在正常水平，避免低血容量。一旦识别AKI，应立即开始严格监测容量状态和尿量，以评估对治疗的反应并指导进一步的复苏。

严重急性肾损伤时身体可能出现代谢紊乱，及时处理代谢紊乱非常重要。静脉注射钙剂（葡萄糖酸钙或$CaCl_2$）可缓解高钾血症，这些钙剂可以稳定心肌细胞膜。胰岛素通过增强主要位于骨骼肌上的Na-K-ATPase泵的活性，将血清钾驱动到细胞中。胰岛素应与葡萄糖一同输注。对于严重高钾血症的患者，应考虑吸入β-2受体激动剂，如沙丁胺醇。β-2激动剂与胰岛素非常相似，作用机制是增强骨骼肌上的Na-K-ATPase。给药$NaHCO_3$会导致$H^+$从细胞中释放，从而导致$K^+$向细胞内运动。严重的无代偿性代谢性酸中毒

（通常定义为pH值<7.2）可通过等渗碳酸氢盐输注治疗。BiCAR ICU试验表明，这种方法可有效降低严重急性肾损伤和酸血症患者的RRT率[14]。所有这些治疗都是临时性的；它们不能消除体内的$K^+$，但可以留出时间让其他治疗发挥作用。

清除体内的钾的方式多样。利尿剂可以治疗尿钾增多，但随着患者急性肾损伤的加剧，利尿剂可能无效。Patiromer是一种胃肠道阳离子交换器，目前，它在急性高钾血症中的作用尚未得到广泛研究证实，但已用于治疗慢性高钾血症。聚异戊二烯硫酸钠过去用于促进胃肠道排泄，其清除钾的作用尚不确切，在少数情况下还可能导致肠缺血。

如果这些药物疗法经证明无效，则必须考虑肾替代治疗（RRT），但对于何时紧急启动RRT尚未达成共识。一般来说，酸中毒恶化、严重高钾血症、肺水肿继发难治性低氧血症、严重尿毒症或临床毒性的患者，尤其是伴有少尿或血尿的患者，应请肾病科医生会诊[15]。提示需要紧急RRT的毒素包括但不限于水杨酸盐、锂、有毒醇类（如乙醇或甲醇）、丙戊酸、万古霉素、二甲双胍、卡马西平、巴氯芬，以及某些出现对乙酰氨基酚毒性反应者。ExTRIP（Extracorporeal Treatments in Poisoning）工作组对体外毒素治疗进行了详尽的审查，旨在评估哪些毒素适合通过RRT进行治疗，处理此类毒素时应联系当地的毒物控制中心获得指导[16]。快速启动RRT的操作：在床旁，使用经皮穿刺法（Seldinger穿刺法）将临时透析导管快速插入颈静脉或股静脉。只有少数患者需要紧急RRT，但在一些危急情况下，它可以挽救生命。

总之，AKI是一种常见且危险的病症。急性肾损伤可能表现为肌酐升高、肾小球滤过率降低和尿量减少。急诊医生的诊断和评估病因在治疗过程中至关重要。治疗包括优化体液状态、稳定代谢紊乱和早期确定RRT的需求。急诊医生的核心职责在于保持高度警惕并采取适当的治疗措施。

**要点总结**

- AKI的定义是48h内Cr升高≥26.5μmol/L(0.3mg/dL);7天之内Cr增加到患者基线的1.5倍以上;或持续6h尿量<0.5mL/(kg·h)。
- AKI是一种可由不同病因引起的综合征,疾病表现的严重程度各不相同。
- 初期治疗应侧重于治疗AKI的可逆性病因。如低血容量或高血容量和后尿路梗阻性疾病。
- AKI可引起致命性的并发症,如高钾血症、酸血症,或者由液体过负荷引起低氧血症,应当积极治疗这些并发症。
- 严重高钾血症、酸血症、容量过负荷伴低氧血症、尿毒症并发症如严重脑病或心包炎,或者某些毒性物质,提示应进行紧急RRT。

(康德 译 邓彪 校)

# 第31章　电解质急症

Russell A. Trigonis，Timothy J. Ellender

患者，男，49岁，有高血压、糖尿病和慢性肾脏病病史，因全身乏力和“感觉不在状态”至医院急诊室就诊。患者主诉其自身的症状在过去几天逐渐加重，昨天在院子里完成庭院劳动后感到背部疼痛，照常服用了布洛芬镇痛。他一直遵医嘱规律服用美托洛尔、赖诺普利、二甲双胍和呋塞米。生命体征：心率65次/分，血压110/76mmHg，呼吸频率20次/分，呼吸室内空气下$SpO_2$ 97%。体格检查发现，除胫骨前轻度指凹性水肿外无其他异常。实验室检查结果：血钾6.6mmol/L，血肌酐4.1mg/dL（两月前血肌酐为1.4mg/dL），心电图示T波高尖。

## 现在该怎么办？

在每次急诊培训中几乎都会出现高钾血症病例，我们也经常演练高钾血症的抢救流程。但要知道，高钾血症的临床表现并不是千篇一律的。此外，虽然高钾血症的治疗方法已经成熟，但治疗高钾血症药物的药理机制和适宜用量却鲜有人讨论。要知道，血钾水平轻度升高（$K^+$ 4.5~5.0mmol/L）会导致30天死亡率增加25%，而血钾水平显著升高（$K^+$>6.5mmol/L）者死亡率更是达到了75%，因此，充分了解高钾血症的诊断和治疗十分重要。

还好，高钾血症并不难诊断。急诊室的实验室检查已非常普遍，在病情评估的早期就能获得血钾指数。当发现血钾水平升高时，首先需要核实血钾数值是否真实可靠。我们知道，溶血时，大量$K^+$从细胞内释放到细胞外导致血钾水平升高。虽然大多数血样都会注明是否溶血，但一些情况下，如床旁即时检验不会标注血样是否溶血。想要鉴别“假性高钾血症”或溶血性高钾血症与病理性高钾血症，病史是关键。

有肾功能不全病史的患者更容易出现血钾水平升高，因为体内阳离子的清除主要依赖的就是肾脏。此外，无论是否伴有肾功能障碍，有几种常见药物都会导致血钾清除率下降，其中，血管紧张素转换酶抑制剂（ACEI）和血管紧张素Ⅱ受体阻滞剂（ARB）是最常提到的，此外还有保钾利尿剂、非甾体抗炎药、抗生素（包括甲氧苄啶）、β-受体阻滞剂。许多长期服用利尿剂的患者每日口服补钾也会出现高钾血症。除肾功能损害外，溶血、横纹肌溶解症、创伤或缺血后严重的组织坏死都会发生细胞裂解，使细胞内$K^+$大量释放到细胞外液致使血钾升高。大量输注红细胞，也可能因溶血导致高钾血症。即使没有组织损伤，糖尿病酮症酸中毒（DKA）时，因细胞膜离子转运调节异常导致大量$K^+$外流也会出现高钾血症。

有时，高钾血症确实是由某一个明确病因引起的，但更常见的是多种因素共同导致高钾血症。以本章患者为例：一例慢性肾病患者，在劳动后发生脱水，但仍继续使用利尿剂，并服用非甾体抗炎药治疗肌肉疼痛，甚至还可能合并横纹肌溶解。而且他还在服用美托洛尔，并有糖尿病史，但血糖控制情况不详——诸多因素共同导致了高钾血症。

一旦根据实验室异常值和临床表现确定了高钾血症的诊断，下一步须进行心电图检查。高钾血症的异常心电图表现大家都很熟悉，但随着$K^+$指标的升高，心电图可能并不会如教科书中的典型模式而演变。患者心电图可能从窦性心律伴T波高尖直接演变到P波消失、宽大的QRS波与T波融合的正弦波，而不经历QRS波群增宽、PR及QT间期延长的中间过程。无论心电图形态如何，一旦发现与高钾血症相关的心电图变化，应启动持续心电监测并进行紧急治疗。治疗包括三个方面：稳定、转移和排钾。

稳定是指稳定心肌细胞，防止心律失常，可选择静脉注射钙剂。$Ca^{2+}$有助于削弱心脏异位起搏的倾向。高钾血症会增加心脏的静息电位，使其更接近阈值或动作电位。而补充$Ca^{2+}$会增加动作电位，使静息电位和动作电位阈值之间的差值趋于正常。静脉注射钙有两种形式——葡萄糖酸钙或氯化钙（$CaCl_2$）。这两种制剂的区别在于$Ca^{2+}$浓度不同。每克葡萄糖酸钙含有4.5mmol的$Ca^{2+}$，而每克氯化钙含有14mmol的$Ca^{2+}$。氯化钙被称为“CC”或“Code Calcium”，通常在心脏停搏时使用。因血管外渗会导致严重的皮肤和组织坏死，因此只要不是心脏停搏，通常不使用氯化钙。如果通过中心静脉给药则会比较安全。而葡萄糖酸钙通过外周静脉给药是安全的。由于葡萄糖酸钙的钙含量较低，因此给药剂量较大（2~3g）。钙剂的给药并不是为了达到一定的治疗水平，而是以心电图正常为目标。钙剂应在1~3min内起效，如没有反应，应重新给药直至看到心电图变化。即使达到了有效水平，由于作用持续时间短，还应每30~60min重复给药。这一点非常重要，因为患者在等待分诊时会在急诊室停留较长时间。

稳定后，下一步处理目标是将$K^+$转移到细胞内。这方面的主要药物是胰岛素和β受体激动剂。胰岛素与葡萄糖同时给药以促进$K^+$进入细胞内。常见方案是同时静脉推注10单位胰岛素和50mL 50%葡萄糖。静脉注射胰岛素可将$K^+$转移至细胞内，而葡萄糖则可防止低血糖的发生。然而，许多高钾血症患者都有肾功能障碍，尽管补充葡萄糖，但因胰岛素清除率的下降仍可能发生低血糖。研究发现，静脉注射5个单位胰岛素的疗效可能与10个单位相似，且不良反应较少。此外，静脉滴注100mL的50%葡萄糖或持续输注葡萄糖也可降低低血糖风险。总之，胰岛素和葡萄糖可使患者的血钾水平下降0.6~1.1mmol/L。

一旦给药，应每小时监测血糖水平，并积极纠正低血糖。胰岛素的作用时间应为4~6h，而葡萄糖可能只需1h就会被代谢消耗。

$K^+$的转移也可以通过β-激动剂（即吸入用沙丁胺醇）来实现。沙丁胺醇通过多种机制使$K^+$向细胞内转移，它可在30min内使血钾水平下降1mmol/L。但是，非选择性β受体激动剂无效，甚至高达40%的未服用过β受体激动剂的患者也会通过未知机制表现出一定的耐药性。因此，沙丁胺醇虽是一种有效降血钾的药物，但绝不能单独使用。而且要获得有效降血钾效果，还必须使用高剂量，通常应用剂量为10~20mg持续吸入，该剂量通常是作为支气管扩张剂用量的4~8倍。

碳酸氢钠（$NaHCO_3$）是另一种常用的钾转移剂，但其对高钾血症的疗效近来受到质疑。应用$NaHCO_3$的理由：酸中毒会导致$K^+$从细胞中转移出来，若诱导碱中毒应能逆转这种变化。但实际情况并非如此。首先，这种生理学效应只有在患者酸中毒的情况下才会成立。如果患者的酸碱度正常，这种治疗的益处就很有限。其次，$NaHCO_3$通常以高渗推注的方式在急诊室使用（8.4%或1mmol/mL的安瓿装50mL $NaHCO_3$）。虽然这确实会升高pH值，但药物的高渗性质也会将一些$K^+$从细胞内"拽"出，从而对血清钾的总体浓度影响甚微。另一方面，等渗$NaHCO_3$（150mmol/L或3安瓿8.4% $NaHCO_3$溶于1L无菌用水或5%葡萄糖溶液）确实有助于纠正酸中毒，且不会产生把$K^+$从细胞内拽出的渗透作用，从而产生降血钾的净效应。但是，使用等渗$NaHCO_3$需要的量又太大，患者常无法耐受。因此，$NaHCO_3$对急诊室高钾血症的治疗作用有限。

随着心肌细胞膜的稳定和$K^+$向细胞内的转移，最后一步就是排钾。在此之前的所有措施都是临时性的，排钾才是真正有效的治疗方法。本文介绍三种方法，通俗地讲就是"尿出来、排便排出来或透析滤出来"。利尿取决于患者产生尿液的能力，如果患者是无尿的终末期肾病患者，并依赖透析治疗，显然不能利尿。但只要患者能排尿，就首选"利尿"。呋塞米等袢利尿剂的利尿效果最好，尤其是在肾功能不全的情况下，应适当加大剂量。可应用呋塞米60~120mg静脉推注。如果患者利尿过度并出现低血容量，可通过输注等渗的碳酸氢盐溶液或平衡液如乳酸林格氏液补液。不要输注氯化钠或生理盐水，因为它们会导致高氯性代谢性酸中毒，从而加重高钾血症。除了呋塞米，氢氯噻氢等噻嗪类利尿剂也能促进钾的排泄，也建议使用。此外，服用ACEI或ARB的患者可用氟氢可的松来促进钾的排泄。

目前，消化系统排钾的总体疗效甚至安全性都还存在争议。聚苯乙烯磺酸钠和环硅酸锆钠等新型药物也有助于肠道排钾。然而，消化系统排泄或服用新型药物这些排钾方法都不能在急性期发挥作用，因此在紧急情况下不应使用。

最后，血液透析是最快及最有效的排钾手段。对于有生命危险的高钾血症患者，在采取上述所有处理措施的同时，应尽快行血液透析。透析能够以1mmol/h的速度清除血钾，具体的清除速度还取决于使用的透析液。在血液透析后，由于$K^+$从细胞内向细胞外重新分布，血钾可能出现反弹，但体内总钾会减少，且更容易控制。

总之，高钾血症是急诊室中常见的危及生命的急症。各级急诊医生都学习过高钾血症的诊断和处理，但鉴于高钾血症的普遍性，全体医生应当时刻保持警惕，并需要反复的培训和演练。本文为急诊医生如何处理高钾血症提供了详细的具体方法。表31.1总结了急诊室常见的其他电解质急症。

**表31.1　其他电解质急症**

| 电解质急症 | 症状/表现特征 | 治疗 | 特别注意事项 |
|---|---|---|---|
| 低钾血症 | 无力、肌肉痉挛、心电图变化（QT延长、U波、T波变平/倒置） | 口服和静脉补钾。静脉补液必须缓慢进行 | 低钾血症患者常并发低镁血症。可能需要先治疗低镁血症才能有效治疗低钾血症 |
| 低钙血症 | 麻痹、反射亢进、肌肉痉挛、心电图变化（ST段延长）、低血压、心动过缓、癫痫发作 | 通过外周静脉注射葡萄糖酸钙，如果有中央静脉通路，则可静脉注射$CaCl_2$ | 由于血液制品中的枸橼酸盐会与游离钙结合，因此，在大量输血时可能出现低钙血症 |
| 高钙血症 | 谵妄、腹痛、反射减弱、肾结石 | 如果血容量不足，就静脉输液，静脉注射双膦酸盐（唑来膦酸） | 导致严重高钙血症的最常见原因是恶性肿瘤。恶性肿瘤通过两种途径导致高钙血症：①产生PTHrH；②引发溶骨性病变而破坏骨质 |

（待续）

表31.1（续表）

| 电解质急症 | 症状/表现特征 | 治疗 | 特别注意事项 |
|---|---|---|---|
| 低磷血症 | 虚弱、营养不良、糖尿病酮症酸中毒 | 口服或静脉注射磷酸盐，可根据血钾水平选择钾磷酸盐或钠磷酸盐 | 营养不良或血糖未控制的糖尿病患者最初血磷水平可能正常，但随着复苏或喂食，可能出现严重的低磷血症 |
| 高磷血症 | 低钙血症的症状（磷酸盐与游离钙结合）、钙化防御 | 容量复苏，强力利尿（静脉输液+呋塞米） | 最常见于急性或慢性肾衰竭。在没有肾功能障碍的情况下，不太可能单独发现 |
| 低镁血症 | 四肢抽搐、癫痫发作、心律失常（QT间期延长，可能发展为晕厥） | 缓慢静脉注射镁剂 | 快速给药可能导致心动过缓或低血压。只有在出现危及生命的心律失常时才快速给药 |

PTHrH，甲状旁腺激素相关蛋白。

## 要点总结

- 高钾血症是急诊室常见的一种危及生命的电解质急症。
- 高钾血症病因往往混杂许多因素，必须结合患者病史核实血钾水平是否真实。
- 发现高钾血症后需进行心电图检查，并启动持续心电监测。
- 治疗包括三个方面：稳定、转移和排钾。
- 用1g氯化钙或3g葡萄糖酸钙静脉推注以稳定心肌细胞膜电位。
- 通过静脉注射胰岛素、葡萄糖和持续吸入沙丁胺醇转移$K^+$，切勿单独使用沙丁胺醇。
- 对能排尿的患者需积极利尿。如果出现低血容量，使用平衡液进行液体复苏；通过消化系统排钾对高钾血症急性期患者无益。
- 如出现无尿或对上述治疗无效，应尽早联系肾内科并安排紧急透析。

（唐明贵 译 闫伟敏 校）

码上解锁

参考文献/延伸阅读

# 第32章　内分泌急症

Daniel Holt，　Timothy J. Ellender

患者，男，22岁，因恶心、呕吐两天，至急诊室就诊。恶心症状持续不缓解并进行性加重，在就诊前24h内大概呕吐了5次。同时伴有持续加重的腹部弥漫性绞痛、全身乏力不适、口渴以及尿频。虽然他感到口渴，但由于强烈的恶心症状，他不愿喝水。回顾病史发现他患有1型糖尿病，并且应用胰岛素治疗。但是，患者近期失业，因此无力支付家用胰岛素。心率115次/分，律齐，血压90/58mmHg，体温37.6℃，鼻导管吸氧4L/min时血氧饱和度为92%，呼吸急促、深大呼吸。查体所见：青年男性，病态面容，伴弥漫性腹部疼痛，无反跳痛和肌紧张，皮肤黏膜干燥。

## 现在该怎么办？

本案例讲述一例年轻的糖尿病患者，未遵医嘱进行家庭治疗，并具有糖尿病酮症酸中毒（DKA）的特征。DKA是一种常见的急症。随着对DKA的深入理解和规范化治疗，这种并发症的死亡率已显著降低[1]。然而，鉴于糖尿病发病的广泛性以及诱发该并发症的原因很多，急诊医生应对该疾病深入理解，并掌握有效的治疗方法。

DKA多见于年龄<30岁人群和1型糖尿病患者，也可发生于2型糖尿病患者[2]。其他年龄段人群也可能受累，但老年患者由于易发生相关的并发症，死亡率更高。DKA常需与另一种病症相鉴别——高血糖高渗状态（HHS），也是一种潜在致命的情况，常见于2型糖尿病和老年人，在儿童中的发病率也在增加[3]。

胰岛素相对缺乏是DKA的根本原因，因为身体无法利用葡萄糖作为能量来源。不得已的，机体分解代谢蛋白质和脂质进而提供能量，这些过程造成了高糖血症和酮症。高糖血症导致渗透压改变和利尿效应，从而出现多尿、烦渴的症状，进而导致严重的低血容量。正如本病例的情况，酮体积聚和渗透压变化引起的电解质紊乱导致了酸中毒，可能进一步加剧了血容量不足，同时刺激产生过度换气和呼吸窘迫[4,5]。相比之下，HHS患者也会因胰岛素缺乏而发生严重的高血糖症（>600mg/dL），但其症状发作较为缓慢，并且有足量的胰岛素抑制酮体的生成[6]。出现这些代谢和电解质紊乱的患者可能出现恶心、呕吐、腹痛以及意识状态改变。

本病例似乎诊断比较明确，但我们必须在实际的鉴别诊断中考虑其他疾病，例如，其他形式的酮症酸中毒［饥饿和（或）酒精中毒］、HHS、肾衰竭和（或）乳酸酸中毒[5]。此外，在治疗DKA时，识别诱发因素是非常重要的。最常见的诱因是胰岛素剂量不当或不遵医嘱，以及感染[7]。还有许多其他原因，包括但不限于妊娠、药物滥用、药物相互作用、心肌梗死、脑血管意外、消化道出血、胰腺炎、创伤和（或）手术。医生应仔细询问病史，认真检查，并在充分检查后排除这些潜在诱因。

初始评估应侧重于识别严重的电解质和代谢紊乱，找出潜在诱发因素，以及评估常见的感染源。对于具有DKA相关特征的患者，应测定电解质水平

（包括磷和钙）和全血细胞计数，并对常见感染源进行常规的诊断性评估［如胸片（CXR）、血培养、尿液分析］。需要注意，DKA本身可能导致白细胞增多，但如果出现左移或中性粒细胞显著增多，则更应怀疑发生了感染。应进行心电图检查以评估是否存在心肌梗死，还需要筛查是否有严重的电解质紊乱。除非心电图、病史或检查结果怀疑心肌梗死，否则不应检测肌钙蛋白水平。因为据报道，有27%的DKA患者在没有冠心病的情况下会有肌钙蛋白水平升高[8]。尿液分析有助于评估酮症和感染。

腹痛和意识改变是DKA的常见症状，但临床上常难以据此决定是否要对腹腔内病变进行评估。腹痛程度远超出酸中毒程度的患者更可能有腹部病变，早期影像学检查有帮助[9]。评估胰腺炎需慎重，因为DKA本身可能导致脂肪酶水平升高[10]。在不确定的情况下，积极复苏是合理的，应对症状没有改善的患者行高级影像学检查[11]。当血浆渗透压>320mOsm/（kg・$H_2O$）时，发生意识改变常见[4]。因此，血浆渗透压低于此阈值的患者或那些经复苏和治疗后意识仍没有改善的患者，可能需对其行进一步的神经系统评估。

DKA的诊断定义并不统一，但大多数都包括血糖>250mg/dL、阴离子间隙升高、血浆碳酸氢盐水平降低（阈值各不相同），以及酮尿或酮血症的证据[1,12]。少数情况下，在2.6%~3.2%的DKA住院病例中，患者可能出现血糖水平<250mg/dL，这种状态称为正常血糖糖尿病酮症酸中毒（EDKA）[13]。EDKA的危险因素包括饥饿、妊娠、慢性肝病和使用钠-葡萄糖协同转运蛋白-2（SGLT-2）抑制剂[14]。大多数定义都包括pH值降低，但应注意可能同时存在导致代谢性碱中毒的情况（如呕吐），从而导致一小部分DKA患者的pH值正常。虽然许多医疗中心会依据pH值对患者进行分诊，但在评估和治疗DKA患者时，常规血气分析可能并非必要。

液体复苏、胰岛素替代、电解质（特别是$K^+$）管理和支持疗法是治疗的基石。应立即开始补液以改善灌注并降低血糖和酮体水平。此外，恢复血容量后，胰岛素的反应性也会得到改善[1]。初始液体复苏应包括15~20mL/（kg・h）等渗晶体液，或在前2h内使用大约2L液体量[15]。关于使用哪种晶体溶液目前仍存在争议，传统教学和指南建议使用等渗盐水，但这本身就可能导致高氯性代谢性酸中毒。因此，临床医生可能更倾向于平衡晶体液，如乳酸林格氏液或复方电解质溶液-勃脉力（PlasmaLyte）。初始冲击治疗后的进一步液体管理应根据血流动力学、尿量、呼吸功能和重复的实验室检查值来确定，目标是在24h内实现充分的容量复苏。标准方法包括：以250~500mL/h的速度持续输注0.45%盐水。然而，鉴于患者合并症的差异以及$Na^+$水平的变化，液体种类的选择及输液速度应根据个体情况进行评估[11]。必须全程密切监测血糖水平，并在血糖水平<250mg/dL时，增加葡萄糖输注[5,16]。

值得注意的是这种液体策略也适用于HHS患者，治疗量的计算也是上述两种过程相结合。然而，如前所述，DKA和HHS之间存在病理生理学差异，HHS的发作可能持续数天。因此，在治疗HHS时，应强调早期和渐进的液体复苏，以避免血浆渗透压过度下降，否则脑水肿或脑桥中央脱髓鞘可能导致毁灭性的神经损伤。实践模式不尽相同，一些指南提倡在液体复苏不能降血糖的时候再用胰岛素[17]。

在开始胰岛素治疗之前，应测定血清$K^+$水平，因为DKA患者因多尿和呕吐导致了酸中毒以及体液丢失，从而体内总钾水平会下降。开始胰岛素治疗和液体复苏将进一步引发低钾血症，必须频繁监测电解质水平，目标血清$K^+$水平为4~5mmol/L。如果血清$K^+$水平<3.3mmol/L，应该在输注胰岛素前给予补钾。对于初始血清$K^+$水平在3.3~5.2mmol/L的患者，他们液体复苏时复苏液应含有20~30mEq/L的$K^+$[12]。

当确认$K^+$>3.3mEq/L时，胰岛素应低剂量持续输注。高剂量方案已证实会增加低血糖和低钾血症的发生[18]。许多医院对DKA患者的胰岛素给药方案已给出了规范。标准方法包括以0.10~14U/（kg・h）的速率规律给予胰岛素；当血糖水平降至<200mg/dL时，将该速率降至0.05U/（kg・h）。一般情况下，应避免胰岛素负荷量推注，因为这会增加低血糖事件的发生，并且渗透压大幅变化可能导致脑水肿，尤其是年轻患者[19]。然而，在难治性高血糖的情况下，可能需要0.1~0.14U/kg的胰岛素负荷量推注。

只有在极端的情况下，才应对DKA患者进行插管，并谨慎实施。在大多数情况下，经过充分的复苏后，DKA症状会缓解，不需要行高级气道操作。

此外，DKA引起的严重代谢性酸中毒常会导致代偿性呼吸性碱中毒，其分钟通气量很难与呼吸机匹配。压制这种生理代偿机制可能加剧患者的酸中毒。

同样，在DKA的复苏中也应谨慎使用碳酸氢盐。有人主张在血清pH<6.9时使用；使用碳酸氢盐的"益处"：改善心肌收缩、提高儿茶酚胺反应性和减少呼吸功；"危害"：低钾血症恶化、HHS、乳酸酸中毒，甚至脑水肿。应权衡"益""害"再做选择[5]。如前所述，对早期积极的复苏反应良好的患者，一般无须补充碳酸氢盐。

对在急诊科停留时间较长的患者需反复进行体格检查，并持续监测血流动力学、血糖和电解质。至少每1h测一次血糖，如果进行了明显的胰岛素/葡萄糖调整，则应更频繁地监测。在DKA的初始复苏期间，应每2h测一次电解质，包括但不限于$K^+$、碳酸氢盐和阴离子间隙。在DKA治疗期间，严重的低钾血症可能危及生命，而电解质和渗透压的变化都是最具有代表性的。逐步纠正这些渗透压和电解质异常有助于降低脑水肿的风险，对于年轻患者，脑水肿是DKA治疗中令人担忧的并发症。治疗期间如果发现任何意识状态的恶化，都应及时进行神经影像学评估，并静脉注射甘露醇（1~2g/kg）治疗[19]。有时，尽管进行了治疗和复苏，但仍有酸中毒和（或）阴离子间隙偏高，则提示潜在的感染，需要进一步评估，包括反复检查、实验室评估和高级影像学检查。过于积极的液体复苏可能导致老年患者或有潜在心功能不全的患者发展为肺水肿，因此，应密切监测呼吸功能。

DKA的患者应收治入院治疗。护理级别的确定需根据各个医院的管理流程，可能涉及血流动力学、吸氧、胰岛素输注的护理，以及监测频率。血流动力不稳定和严重/持续酸中毒的患者最好在重症监护室（ICU）接受治疗，因为需要接受持续的护理以及频繁的再评估和治疗。医生应经常阅读、查看所在地区和医疗机构的指南和协议。

鉴于糖尿病的患病率越来越高，糖尿病酮症酸中毒的死亡率也较高，因此，急诊医生的正确评估和处理至关重要。医生还需熟悉其他内分泌疾病和并发症的处理方法，如高血糖高渗状态、黏液性水肿昏迷、甲状腺毒症和肾上腺危象，相关总结见表32.1。

表32.1 **内分泌紊乱诊治总结**

| 疾病 | 症状/检查 | 治疗 | 特殊考虑事项 |
| --- | --- | --- | --- |
| 高血糖高渗状态（HHS） | • 心动过速<br>• 低血压<br>• 意识状态改变<br>• 黏膜干燥 | • 液体复苏<br>• 胰岛素<br>• 补充电解质 | 与DKA的区别在于：<br>• 通常发生于2型糖尿病患者<br>• 血糖显著升高（>600mg/dL）<br>• 无严重酸中毒或阴离子间隙升高<br>• 很少出现酮体<br>• 明显的血浆渗透压升高 |
| 黏液性水肿昏迷 | • 低血压<br>• 心动过缓<br>• 体温过低<br>• 意识状态改变<br>• 甲状腺功能减退迹象 | • 甲状腺激素替代疗法<br>• 氢化可的松 | • 与DKA一样，必须识别诱发因素<br>• 应给予类固醇，因为治疗可能诱发肾上腺功能不全 |
| 甲状腺功能亢进 | • 心动过速<br>• 高血压<br>• 发热<br>• 躁动<br>• 甲状腺功能亢进的症状 | • PTU或甲巯咪唑<br>• β-受体阻滞剂<br>• 碘剂<br>• 类固醇 | • 在使用PTU或甲巯咪唑>1h后给予碘剂<br>• 甲巯咪唑在妊娠早期具有致畸性 |
| 肾上腺危象 | • 顽固性低血压<br>• 意识状态改变 | • 类固醇<br>• 如果对液体无反应则给予升压药 | 原发性肾上腺功能不全：<br>• 高钾血症<br>• 低钠血症<br>• 皮肤色素沉着<br>继发性肾上腺功能不全：<br>• 低钾血症<br>• 类库欣表现 |

要点总结

- 识别DKA的诱发因素对于评估和治疗至关重要。
- 液体复苏、胰岛素替代和严密的电解质监测是DKA治疗的基石。
- 对在急诊室停留时间较长的患者，需要反复评估并持续监测各项实验室指标。
- 存在其他内分泌疾病时，每种疾病的表现不同，需采取不同的检查/处理方法。

（曾晶晶 译 闫伟敏 王征 校）

码上解锁

参考文献/
延伸阅读

# 第33章　移植问题：移植后并发症的处理

Shyam Murali， Clark G. Owyang

患者，女，52岁，因恶心、呕吐伴腹痛3天，经EMS送至急诊。主诉：上腹部隐痛，合并发热、畏寒、乏力和食欲减退。生命体征：体温38.2℃，心率115次/分，呼吸频率22次/分，血压108/47mmHg，$SpO_2$ 97%，快速血糖230mg/dL（12.78mmol/L）。患者表现为急性病容，身体状态不佳，皮肤黏膜干燥，神经定位征阴性，心动过速，呼吸过速，其他心肺检查无显著异常。腹部检查：腹上区触诊中度压痛，腹膜刺激征阴性。既往史：2型糖尿病、高血压、丙型肝炎，5个月前行肝移植手术。初步处理：大口径静脉通道已开放，抽血已送检，静脉滴注乳酸钠林格以进行液体复苏。

## 现在该怎么办？

美国每年进行大约40 000台移植手术，因此，所有急诊医生都应掌握移植相关致命并发症的处理方法，都应当接受相关培训。慢性免疫抑制、并发症的高发生率和频繁的住院，常给移植手术的长期预后带来不良影响。免疫抑制剂通过减少移植排斥反应延长受体的生存时间，但也降低了机体对抗严重感染的能力。除内科并发症外，还存在疝、肠梗阻、吻合口狭窄和血管异常等手术并发症的风险。接下来，按各个器官和移植后时间顺序介绍常见的移植后并发症（表33.1）。

表33.1　**移植后常见感染（按时间顺序）**

| 移植后时间 | 常见感染 |
|---|---|
| 早期（<1个月） | • 院内感染<br>　• 导管感染<br>　• 医院获得性肺炎<br>　• 艰难梭菌结肠炎<br>• 手术部位感染<br>• 移植供者来源感染<br>• 念珠菌属和曲霉菌属引起的肺炎或CNS感染<br>• 复发性水痘–带状疱疹病毒感染 |
| 中期（1~6个月） | • 病毒<br>　• 巨细胞病毒<br>　• BK多瘤病毒<br>　• 肝炎病毒<br>　• EB病毒<br>• 真菌<br>　• 耶氏肺孢子菌<br>　• 组织胞浆菌<br>　• 球孢子菌<br>　• 隐球菌<br>　• 结核<br>• 其他机会性感染<br>　• 弓形虫<br>　• 诺卡氏菌 |
| 晚期（>6个月） | • 社区获得性感染<br>　• 典型呼吸道病毒<br>　• 肺炎链球菌<br>　• 军团菌<br>　• 李斯特氏菌<br>• 与EB病毒感染相关的移植后淋巴组织增生性疾病 |

CNS，中枢神经系统。

腹痛和消化道症状（恶心、呕吐和腹泻）是实体器官移植后患者前往急诊室最常见的主诉，入院率30%~74%，常见的入院诊断与移植的器官相关，包括感染、与植入物或移植物相关的并发症（包括排斥反应）、水电解质代谢紊乱，以及急性肾衰竭。

移植后第一年内的常见并发症是感染。复杂的生理状况和用药方案常使得感染难以识别，需要保持高度的临床警觉性。免疫抑制剂会增加感染的风险，但也会减弱炎症反应。最为常见的症状是发热。

移植后的时间阶段在识别感染类型方面有重要作用。移植术后第一个月之内的感染通常是院内感染、手术部位感染或移植供者来源感染。此期间也可能出现肺炎或中枢神经系统真菌感染，复发性水痘-带状疱疹感染也很常见。

中期感染（移植后1~6个月）多为宿主免疫抑制后发生的机会性感染。在此期间，除机会性细菌感染外，病毒（巨细胞病毒、BK多瘤病毒、肝炎病毒、EB病毒）、真菌（耶氏肺孢子菌、组织胞浆菌、球孢子菌、隐球菌）和结核分枝杆菌是需要重点考虑的病原微生物。在此期间，患者可使用预防性抗菌药物。

移植后>6个月的感染更多的是社区获得性感染。这一期间典型的呼吸道病毒和肺炎链球菌、军团菌和李斯特氏菌居多。与EB病毒感染相关的严重移植后并发症，称为移植后淋巴组织增生性疾病（PTLD），该病常难以诊断，它通常与患者的嗜异性凝集试验（monospot test）阳性、脾大或咽炎不相关。发病机制缘于免疫系统的复杂失衡，特点为T细胞监视减少而导致的淋巴或浆细胞增殖。切记，要尽早申请移植团队加入治疗，移植团队建议的治疗方案一般是免疫抑制剂减量或考虑改用利妥昔单抗。

原发性水痘-带状疱疹病毒感染可迅速传播，并导致肺炎、脑炎、胰腺炎、肝炎和弥散性血管内凝血（DIC）等严重疾病。有水痘接触史的患者，应接受水痘病毒免疫球蛋白暴露后预防。实体器官移植，是产生超广谱β-内酰胺酶（ESBL）肠杆菌科感染一个特有的危险因素，急诊医生应开具比常规方案更广谱的抗生素处方。

移植患者出现脓毒症或脓毒性休克时应立即接受早期广谱抗生素治疗和静脉液体复苏，这和一般人群相同。如果怀疑有真菌或病毒感染，可相应给予两性霉素B或更昔洛韦。根据患者的临床表现、病史和体格检查结果开具血液和尿液检验，并考虑行影像学检查来确定感染源。无论哪种情况，都要与患者的移植医生沟通，并请感染病科专家会诊，这有助于改善此类患者的预后。

受体的免疫系统破坏移植物，这就是移植排斥反应。无论移植哪一种器官，相较于其他时间阶段，移植后的前3个月发生急性排斥反应和移植物失功的风险最高。在此期间，移植患者接受其移植中心的密切跟踪，急诊就诊少见。患者在移植时和移植后不久需要接受诱导治疗，目的是耗尽或灭活T细胞，随后是免疫抑制剂的维持治疗。需要在低剂量发生移植物排斥和高剂量产生毒性之间取得平衡，将药物调整至可防止移植物排斥的最低剂量。

在排除感染和手术并发症之后需要考虑排斥的情况（下文按器官分别讨论）。排斥分为超急性、急性和慢性三种：

（1）超急性排斥反应：在手术中血管重建后数分钟内即发生，典型原因为受体中先前已存在的抗体与供体抗原发生反应，治疗方法为立即切除移植器官。

（2）急性排斥反应：在移植后数周至数月内发生，原因是T细胞攻击供体的主要组织相容性复合体（MHC），这种反应可引起血管炎，使用免疫抑制药物可以预防。

（3）慢性排斥反应：可能经数月至数年才显现，这一过程由体液和细胞介导，同样会使移植物血管内膜增厚和纤维化，从而导致缺血。

急性排斥反应的症状是非特异性的，因移植的器官而异。最常见的表现有发热、腹痛、移植物压痛、恶心、呕吐、排尿/排便变化、呼吸急促和（或）血流动力学改变。肾移植排斥可通过如下指标诊断：肌酐较基线值升高>25%、高血压加重、蛋白尿>1g/d，或者供者来源性细胞游离DNA（dd-cfDNA）[①]的水平升高。肝移植排斥反应可能表现为黄疸、肝功能指标升高或合成能力降低（白蛋白降低、PT/PTT升高）。急性心脏移植排斥反应常表现为失代偿性心力衰竭，多伴有心律失常、肺水肿、肾衰竭、胸痛，甚至心源性猝死。肺移植患

① dd-cfDNA：从损伤的同种异体移植物中的死亡细胞释放到血流中。

——李远青注。

者的排斥反应可表现为胸腔积液、肺水肿、咳嗽或低氧血症。

为了预防急性和慢性排斥反应，患者需每天服用多种免疫抑制药物（表33.2）。这些治疗也常引发或加重心血管疾病、肾小管损伤、脑病、癫痫、脑卒中、中性粒细胞减少症、恶性肿瘤和肌肉骨骼疾病。此外，当免疫抑制剂与其他慢性病药同用时，可能通过细胞色素酶P-450途径产生副作用，或药物间直接交叉影响引发副作用。例如，地尔硫䓬、维拉帕米和胺碘酮能增加环孢素和他克莫司的血浆浓度；当环孢素或他克莫司与苯妥英合用，会导致环孢素和他克莫司水平降低，苯妥英水平升高。对于某些药物，需测定药物水平以确保在治疗窗范围内。出现可疑副作用时应与移植医生会诊讨论，评估是否需改变剂量或更换给药方案。

表33.2 **免疫抑制药物**

| 类别 | 药物 | 毒性反应 |
|---|---|---|
| 钙调磷酸酶抑制剂 | 环孢素 | 肾毒性（由于肾血管收缩）、肝毒性、神经毒性、高钾血症、高血压、血脂异常、牙龈增生、多毛症、恶性肿瘤 |
| | 他克莫司 | 急性肾衰竭、震颤、电解质紊乱、头痛 |
| | 吡美莫司 | 感染、淋巴瘤、皮肤恶性肿瘤（风险与剂量和治疗持续时间相关） |
| 抗增殖剂 | 硫唑嘌呤 | 白细胞减少症、肝毒性、全身反应（发热、腹痛、恶心、呕吐、厌食）、恶性肿瘤（血液学、皮肤） |
| | 吗替麦考酚酯 | 胃肠道症状（腹泻、食管炎、胃炎、胃肠道出血等），贫血，高血压 |
| | 甲氨蝶呤 | 胃肠道症状、肝毒性、CNS症状（头痛、疲乏、不适）、发热、大红细胞症 |
| mTOR受体抑制剂 | 西罗莫司 | CNS症状、胃肠道症状、高血压、贫血、血小板减少症、高胆固醇血症、肺毒性、皮肤恶性肿瘤、淋巴瘤、口腔炎 |
| | 依维莫司 | 胃肠道症状、口腔炎、高胆固醇血症、高血糖症、贫血、淋巴细胞减少症 |
| 单克隆和多克隆抗体 | 美罗华 | 血小板减少、胃肠道穿孔、肺毒性、血清病 |
| 皮质激素 | 甲强龙 | 医源性库欣综合征、神经毒性、高血糖、免疫抑制、胃炎、胃肠道出血、过早动脉粥样硬化疾病 |

在急诊室对急性排斥反应的治疗可采用皮质激素冲击法（常用甲强龙3~5mg/kg，每日3~5次；一般最大每日剂量为500mg，但有些方案达1000mg）。需要联系患者的移植医生讨论如何增加其他免疫抑制剂的剂量，一旦怀疑有急性排斥反应，应将患者转诊至有移植专家的医疗机构。

移植物抗宿主病（GVHD）是实体器官移植患者中一种罕见但致命的疾病。GVHD常与造血干细胞移植有关，在实体器官移植中的发生率因器官而异，在小肠和肝脏移植中最常见。通常以皮疹和腹泻起病，随后是累及骨髓和其他非移植器官快速的多系统病变，死亡率为30%~75%。GVHD需要医生有高度警觉才能早期做出诊断，治疗方法与急性排斥反应相同。

移植肾通常放置在腹膜外髂窝中，以便靠近大血管和膀胱，对于到急诊就诊的肾移植患者，临床医生需要做大量的鉴别工作来诊断急性移植肾失功，即使肾前性衰竭的症状并存，也不要停止进一步调查。事实上，器械、植入物或移植物的并发症是移植后入院最为常见的原因。需注意，进行了移植后，最初的肾小球疾病仍会复发，复发概率可能高达50%。

尿路感染（UTI）有造成重大不良事件的风险，无论严重程度如何，都应进行治疗，因为在肾移植患者中，所有的感染都可以变得十分复杂，到肾腔的反流会严重增加尿路感染进展为肾盂肾炎的风险。下尿路感染疗程至少7天，上尿路感染疗程2~3周。治疗时需要参考当地以及患者个人的抗生素敏感性数据，并密切关注药物相互作用。美国传染病学会（IDSA）不建议在移植第一个月之后常规进行无症状菌尿的筛查。

手术并发症包括输尿管狭窄、瘘或坏死、支架阻塞、动脉或静脉血栓形成或狭窄、血肿、肾梗死、动脉瘤或夹层、肾结石或输尿管结石。

体格检查应评估容量状态、生命体征、移植肾压痛和其他泌尿科体征。除血清肾功能检验外，还应开具镜检、尿分析和尿培养来评估尿路感染、蛋白尿和血尿。在急性排斥患者中，dd-cfDNA的血浆水平可能升高（>1%）。应进行肾脏多普勒超声评估肾积水或血管受损（狭窄、血栓形成）的情况。

不同于肾移植，原位肝移植需先移除受体的自体肝脏再放置供肝。肝移植患者到访急诊最常见的症状是腹痛和（或）发热。感染是肝移植患者发病和死亡的首要原因，占移植后早期死亡>50%。感染相关的死亡大部分由革兰氏阴性菌引起，感染症状如腹腔内脓肿、细菌性肺炎、胆管炎、腹膜炎、菌血症等，革兰氏阳性菌和厌氧菌也会导致移植后严重并发症，对于有潜在严重感染的患者，应尽早经验性给予广谱抗生素。

感染在移植后期不太常见，大多发生在需要加强免疫抑制方案来防止慢性排斥发作的患者中。晚期死亡的最常见原因是慢性排斥反应和新发恶性肿瘤。肝移植受体发生皮肤癌、淋巴瘤和淋巴增生性疾病的风险高于一般人群，可能与免疫失调相关。免疫失调通常会随着免疫抑制剂的减量或停用而消退。

晚期最常见的手术并发症包括切口疝和胆道狭窄，不过，胆管吻合口狭窄很少需要手术干预，可能更适合内镜下评估和干预。由于缺血型肝内狭窄是再次移植的常见指征，因此，存在胆管狭窄时要确切地评价肝动脉的通畅性。其他手术并发症包括胆结石、胆泥、胆汁瘤、肝动脉血栓形成、动脉瘤或狭窄、门静脉血栓形成或狭窄，以及肝静脉血栓形成或狭窄。

急性肝移植排斥反应的表现包括进行性黄疸、巩膜黄染、腹痛、发热、不适、全身无力、尿色变深和粪便颜色变浅，早期碱性磷酸酶和胆红素升高继而AST和ALT升高；但是这些升高是非特异性的，也可能与其他并发症如胆汁淤积、胆管炎和药物毒性一同发生。

严重心源性休克伴可逆性终末器官功能障碍者，适合进行心脏移植。供体心脏完全没有神经连接，导致交感神经、副交感神经和感觉神经支配缺失，需要记住这一点，这可能与心律失常、无痛性心肌梗死和其他非典型表现有关。然而，许多研究表明在移植后的头几年就可能发生神经再生。

移植术后最初6个月的死亡率最高，主要原因是非巨细胞病毒感染、供心衰竭和排斥反应。在第一年之后，快速动脉粥样硬化造成的供心血管病变是移植失败的主要原因。心源性猝死与供心血管病变密切相关，约占所有移植后死亡的10%。心律失常很常见，可在几乎所有心脏移植受者中观察到室性早搏（PVC）。频繁的房性早搏（PAC）和心房扑动与同种异体移植排斥反应有关。

与肾移植排斥反应不同（肾移植可以通过血液透析等措施支持治疗），移植心脏功能衰竭会很快造成患者死亡。即使生命体征并不稳定，也应快速评估病情，启动多学科协作以进行高效的治疗与监护。实验室检查应包括肌钙蛋白、BNP和CRP，以评估排斥反应和心力衰竭程度。还可以采用床旁心脏超声评价室壁运动异常、右心室或左心室衰竭、心包积液和瓣膜异常。对不稳定的心律失常及时进行复律治疗，稳定的患者可以给予β受体阻滞剂控制心率。此外，移植患者心力衰竭的治疗与非移植患者的相似：吸氧、强心、利尿、扩张血管和短期正压通气。

急诊室中，有呼吸急促表现的心脏移植患者，重要的鉴别诊断包括：心脏（供心衰竭、心包积液和心包填塞、缩窄性心包炎、心律失常）、肺［感染、肿瘤、药物毒性作用（如西罗莫司相关的间质性肺炎）］、肾（钙调磷酸酶抑制剂诱发的肾毒性、类固醇诱发的糖尿病继发性肾病、高血压肾病）和血液学（慢性病导致的贫血）。

移植肺与众不同，肺持续暴露于外界环境中有感染风险。此外，重建支气管动脉循环可能需要长达4周，延迟了体循环系统动脉血液供应的恢复。急性细胞排斥反应在第一年高发，患者可能没有症状，所以需使用肺活量测定法来监测肺功能。其他症状可能包括发热、呼吸困难、不适、咳嗽和低氧血症，伴或不伴气腔模糊。一年后，慢性功能障碍是发病的主要原因，可表现为闭塞性细支气管炎并引起生理性梗阻。

在第一年中最常发生的并发症是呼吸道阻塞，该类型气道并发症的发生率为2%~33%，包括支气管狭窄、裂开、外生肉芽组织形成、支气管软化、支气管血管瘘和支气管内感染。

巨细胞病毒（CMV）、EB病毒（EBV）和人疱疹病毒-6型（HHV-6）常在术后半年内影响肺移植患者的预后。免疫抑制水平越高，机会性感染导致的疾病越严重，哪怕暴露水平很低。铜绿假单胞菌和金黄色葡萄球菌导致的肺炎在术后早期也足以致命。缬更昔洛韦和甲氧苄啶-磺胺甲噁唑预防性治疗可分别降低CMV和肺孢子菌感染的风险。真菌造成移植肺的感染比其他移植器官常见，致病菌多为念珠菌和曲霉菌。预防曲霉菌感染可吸入两性霉素，疑似感染的一线治疗为伏立康唑。

床旁超声可显示右心过负荷和右室扩张。一些患者还会有胸膜方面的并发症，如气胸、血胸和乳糜胸。胸腔积液可继发于感染、排斥反应或恶性肿瘤，可能需要抽液检查来进一步诊断。

代谢综合征的出现预示患者的预后更差，包括糖尿病和血脂异常。与普通人群相比，移植受者患肺癌的风险增加了6倍。西罗莫司和依维莫司可影响伤口愈合并引起间质性肺炎。

实体器官移植患者的治疗是复杂的，免疫抑制的微调平衡受多种因素的影响。感染风险、术后并发症和移植后时间阶段都是急诊医生的重要考虑因素；处理移植的早期和中期并发症需要移植团队的及时参与。

**要点总结**

- 急性排斥反应可用大剂量甲强龙治疗。
- 免疫抑制后的感染很常见，必须迅速识别并使用广谱抗生素、抗真菌药和抗病毒药治疗。
- 免疫抑制药物可以预防移植排斥反应，但也会增加严重感染、心血管疾病、恶性肿瘤和器官损伤的风险。
- 尽早邀请移植团队加入治疗，并在必要时考虑将患者转诊至移植中心。

（李远青 译 闫伟敏 校）

码上解锁

参考文献/
延伸阅读

# 第34章 癌症“字母汤”①：肿瘤并发症

Clark G. Owyang， Shyam Murali

患者，男，72岁，既往有急性髓系白血病（AML）史，首次达完全缓解后，因意识状态改变、全身乏力和自发性鼻出血前往急诊室就诊，伴发热、心动过速、低氧血症。实验室检查显示Hb为4g/dL，PLT为59 000/μL，WBC为110 000/μL（其中90%为原始细胞），凝血功能障碍（PT/INR升高、D-二聚体升高、纤维蛋白原降低）。生化检查显示：LDH活性显著升高，磷、钾和尿酸水平均升高，钙水平降低，肌酐升高至2.6mg/dL，B型钠尿肽（BNP）升高至>10 000pg/mL。予气管插管，留置中心静脉导管，穿刺部位有渗血。

## 现在该怎么办?

① “字母汤”是指汤里含有字母形面食，后来引申为因含有许多符号或缩略语等而极难懂的代号语言。癌症“字母汤”可理解为与癌症相关的复杂术语、缩写或代号的集合。

——刘岗注。

本例重症患者除明显多器官受累，还有重度白血病细胞增多症和AML的病史，强烈提示其白血病可能已经复发。具体来说，AML复发所致的高白细胞计数预示着该患者易患三种并发症：弥散性血管内凝血（DIC）、高黏滞综合征（HVS）和肿瘤溶解综合征（TLS）。与高白细胞计数相关的这些疾病是本章的重点内容，同时，它们也是重症急救医学中面临的重大肿瘤学并发症。无论急/慢性白血病，都可能会出现高WBC血症（通常指WBC总计数>50 000/μL或100 000/μL），但一般情况下，急性白血病更容易出现并发症[1]。此外，乳酸脱氢酸酶（LDH）活性升高也是预后不良和反应AML肿瘤活跃的常用指标。通过本病例，本章重点讨论急诊室和ICU中对此类并发症的定义、风险分层和干预措施。

## 弥散性血管内凝血(DIC)

在重症监护病房，DIC是一种大家都熟悉的生理紊乱，通常认为它是一种消耗性凝血功能障碍，与各种恶性肿瘤及重症患者群体中其他众多病因（如脓毒症、创伤、中毒）相关。简言之，DIC由激活了组织因子依赖性凝血途径、同时抑制纤溶和丧失抗凝途径所致（表34.1）[2]。虽已创建了评分诊断法，但目前尚无金标准或单一的诊断测试能确诊DIC，故其仍是一种需实验室检测支持的临床诊断[3,4]。关于DIC诊断和预后，国际血栓与止血学会提供了实验室检测的可靠标准，包括血小板减少、纤维蛋白原减少、凝血酶原时间（PT）延长和纤维蛋白降解产物水平升高[2]。虽然凝血指标的升高非特异性，且在许多重症患者中都会升高，但纤维蛋白降解产物和D-二聚体水平升高能更特异性地反映凝血途径中凝血酶的异常升高[5]。以本文肿瘤（即复发性AML）并发症（即DIC）为例，无论是实体瘤还是血液系统恶性肿瘤，均可出现DIC，在实体肿瘤患者中发生率约为7%，在白血病/淋巴瘤患者中为15%～20%[6-8]。尽管具体机制尚未完全阐明，且不同恶性肿瘤也有差异，但癌性DIC似乎是由组织因子和凝血因子X激活因子的直接表达所致[5]。另外，值得注意的是，一些患者表现为血栓，但更多患者表现为出血综合征。

表34.1　DIC血栓和凝血障碍机制

| 血栓症 | 凝血功能障碍/出血 |
| --- | --- |
| 纤维蛋白原→纤维蛋白 | 耗竭凝血因子 |
| 活化血小板 | 耗竭纤维蛋白原 |
| 表达组织因子 | 血栓溶解 |
| | 减少血小板 |
| | 活化蛋白C |

当前DIC的治疗指南主要围绕临床出血情况来确定输血阈值[9]。但过去，对低纤维蛋白原、凝血检测指标升高和血小板低的患者禁忌输血，因为可能会“火上浇油”。无论怎样，目前对非出血患者的输血指南如下：血红蛋白≤7g/dL，血小板≤10 000/μL应输血。而对出血患者，应采取较为安全的输血阈值，使血小板>50 000/μL，并给予冷沉淀，使纤维蛋白原≥100g/dL。尽管INR<1.85时获益不明，但INR>1.5时，仍建议输注新鲜冰冻血浆[9]。凝血功能障碍进一步恶化时，应控制活化部分凝血活酶时间（aPTT）小于正常值的1.5倍[5]。一篇国际共识表明，专家意见并不统一，且可用于指导DIC管理的随机对照研究数据有限[10]。对于DIC相关的血栓，治疗方法多样，但使用低分子量肝素或新型口服抗凝剂（NOAC）居多。值得注意的是，急性早幼粒细胞白血病DIC的肝素治疗仍有争议，因为该亚型通常有较高的出血并发症发生率和死亡率[5,6]。DIC的治疗基石仍然是对因治疗。

## 高黏滞综合征(HVS)

除了凝血功能障碍，该DIC患者的白细胞还显著升高，这就增加了血液黏度，导致患者面临低灌注和器官（特别是神经系统和呼吸系统）衰竭的风险。HVS是一组综合征，反映了因血液内细胞或非细胞成分升高而增加了血清内部的流动阻力。正常情况下，血液黏度通常在1.4～1.8厘泊，>3.0厘泊时常出现症状。更重要的是，高WBC血症时这些测量不准确，因此相比测量黏度，临床表现更能反映病情。高黏滞综合征的病因复杂，特定器官系统受累多样，常导致神经系统并发症和肺部并发症，甚至死亡（常见原因是出血）[1,12]。病理性非细胞成分升高的疾病包括骨髓瘤、华氏巨球蛋白血症、冷球蛋白血症，以及其他升高球蛋白血症的疾病。通过类似的非细胞成分机制，少量的病例报道静脉输注免疫球蛋白（IVIG）可产生一过性血液高黏滞[13]。在白血病、真性红细胞增多症和血小板增多症等大类疾病中，都可能看到细胞成分升高。虽然急性淋巴细胞性白血病（ALL）通常白细胞计数更高，但（相比ALL，未有如此高白细胞计数的）急性髓系白血病（AML）却更常见WBC瘀滞，更易损伤终末器官①[11]。

增加血液流动的内部阻力会导致低灌注、微血管循环减少和凝血功能紊乱。虽已定义了血液细胞和非细胞成分的一般临界值（表34.2），但对血液黏度，并无严格的实验室临界值。出现症状和器官系统受累时，不同的患者血液黏度水平也不同。临床上经典的三联征为：黏膜出血、视觉异常和神经系统异常。然而，终末器官的症状也可能与心肺系统中容量过多和心力衰竭有关。因血液恶性肿瘤的多样性，反应高WBC血症的实验室指标也有所不同，但基于已有的科学证据和研究，认为白细胞计数在100 000～250 000/μL时有高黏度或WBC瘀滞的风险[11]。

表34.2 HVS的常用实验室临界值

| | | |
|---|---|---|
| 异蛋白血症 | IgM | >3g/dL |
| | IgA | >10g/dL |
| | IgG | >15g/dL |
| | 各细胞成分总数量 | |
| AML | $>300\times10^3$/dL | |
| ALL | $>600\times10^3$/dL | |
| CML，急变期 | $>100\times10^3$/dL | |
| CML，加速期 | $>100\times10^3$/dL | |
| CML，慢性期 | $>100\times10^3$/dL | |
| 原发性血栓形成 | $>1000\times10^3$/dL | |

Ig，免疫球蛋白；AML，急性髓性白血病；ALL，急性淋巴细胞白血病；CML，慢性髓性白血病。

① 终末器官（end-organ）通常指的是身体中接收血液供应的最终目标器官，如心脏、大脑、肾脏等。这些器官是血液流动的最终目的地，负责执行特定的生理功能。

——刘岗注。

HVS的治疗包括细胞减灭疗法（使用羟基脲或行紧急诱导化疗来降低外周白细胞计数）和血浆置换（当白血病计数>50 000/μL且有终末器官受累症状时，建议使用）。然而，使用细胞减灭疗法治疗急性早幼粒细胞白血病有显著的凝血功能障碍和出血风险[14]。血浆置换，常用4%～6%的白蛋白或新鲜冰冻血浆置换患者的全部血浆[11]。与DIC类似，为了防止颅内出血，HVS患者应维持足够的血小板计数——这一方面的科学研究认为足够的目标水平为20 000～30 000/μL[15]。因有加剧HVS的风险，高WBC血症期间应谨慎输血。因肿瘤负担和血液中非细胞成分（如免疫球蛋白）增加，HVS患者常因有高血浆容量而出现稀释性贫血。为降低黏滞度，即使常出现稀释性贫血，也应以正常2～5倍的维持速率给予不含钙和钾的静脉输液，但心力衰竭和充血风险的患者输液要谨慎。

## 肿瘤溶解综合征(TLS)

TLS的特征是磷酸盐、钾、钙和尿酸水平紊乱，这些紊乱反映了肿瘤细胞溶解的程度。TLS最常在初次化疗后出现，且在每种类型的肿瘤中都有报道。肿瘤体积大、快速增殖、对治疗有反应［急性白血病（AML和ALL）、高级别非霍奇金淋巴瘤（Burkitt淋巴瘤）］是危险因素。细胞中嘌呤核苷酸的分解，其释放的肾毒素（如尿酸和黄嘌呤），能致尿酸性肾病。当TLS并发肾损伤和电解质紊乱时，就应开始治疗。

治疗TLS，既需肿瘤特异性药物治疗，也需干预潜在性的代谢紊乱。过去，使用别嘌呤醇和拉布立酶治疗细胞分解所致的肾毒性。通过抑制黄嘌呤氧化酶，别嘌呤醇能减少黄嘌呤和尿酸产生，而拉布立酶则是通过将尿酸转化为无害的尿囊素，防止尿酸蓄积。尽管成人数据有限，但对拉布立酶少数随机临床研究中的一项研究发现，对TLS高危人群，拉布立酶比别嘌呤醇能更有效地降低尿酸水平。但它不适用于G6PD（葡萄糖-6-磷酸脱氢酶）缺乏症患者。由于肿瘤负荷不同，部分TLS患者有并发HVS的风险，因此TLS患者容量复苏时应使用与HVS治疗类似的低钾低钙液[17]。

漏诊TLS会损伤肾脏，而肾损伤与重症监护中其他重要病情或预后有重要关联。机制上，TLS介导的尿酸晶体和钙–磷酸盐沉积会导致急性肾损伤（AKI），无论是从肿瘤学的角度（化疗的有效性和完全缓解的机会减少）[18]还是从重症监护的角度（AKI与更高的死亡率相关）[19]，AKI都与死亡率增加相关。除液体复苏外，肾脏科及早会诊以决定是否需要及早开始透析治疗也是关键，因为重症病例会迅速引起代谢性酸中毒和高钾血症。就诊急诊室时，患者常有紧急透析的指征。根据患者在急诊室停留的时间，要不同程度地连续监测尿酸和电解质（包括磷和钙）[20]。

**要点总结**

- 无论急性还是慢性白血病，高WBC血症都是由白血病细胞增殖所致，高白细胞计数可诱发DIC、HVS和TLS等需要重症监护的严重并发症。
- 许多干预DIC措施的研究数据有限，过去常担忧输血会“火上浇油”，但严重出血时，若血小板计数<50 000/μL，还是应该补充凝血因子和血小板。
- 多种细胞性和非细胞性成分增加的恶性肿瘤中都可能出现HVS或WBC瘀滞，当出现中枢神经系统和肺功能障碍时应考虑HVS或WBC瘀滞。
- HVS的治疗方法有细胞减灭疗法和血浆置换(急性早幼粒细胞白血病除外)，前者包括羟基脲治疗和诱导化疗(若患者能够耐受)。
- 可使用别嘌呤醇预防TLS。拉布立酶在保护肾脏和降低尿酸水平方面更有效，应该使用，但G6PD缺乏症的患者除外。

（刘岗 译　赵鹏 校）

# 第35章　热如“脱兔”：重症中毒综合征

Samuel Garcia， Aaron Skolnik

患者，女，16岁。她的父亲发现她在卧室昏倒并失去意识，呼叫EMS将其送入急诊室。患者处于昏迷状态，抵达医院后将其送至复苏室。其父亲诉说，女儿平时身体状况良好，昏倒前两小时还正常。当时，他听到女儿房间里发出“砰”的一声，随后进入屋内发现她倒在地板上，身旁有一个标注苯海拉明的非处方安眠药的药瓶，瓶子已空。患者曾表达过消极厌世的想法，但从未企图自杀，也没有服用过精神药物。她的父亲还提到，女儿在新学年开始后情绪越来越低落，担心她可能是刻意服药过量。他还说，女儿在家里除了对乙酰氨基酚外没有接触其他药物，并且没有使用违禁药物。心电监护显示：心率140次/分，律齐，QRS波宽。血压150/90mmHg，呼吸频率22次/分，呼吸室内空气下$SpO_2$为100%，即时血糖120mg/dL。直肠温度39℃，皮肤发红、干燥。神经系统检查显示双侧瞳孔等大、直径5mm、对光反应微弱，双侧足踝部腱反射亢进伴踝阵挛阳性(6次)。当继续检查时，患者出现了全身性强直–阵挛性癫痫发作。

## 现在该怎么办?

该患者因急性摄入苯海拉明而处于生命垂危状态，被送入急诊室。她表现为心动过速、高血压、高热、无汗，伴有精神状态的改变。这种临床表现的鉴别诊断包括抗胆碱能药物中毒、拟交感神经药物中毒、镇静催眠药物戒断、5-羟色胺综合征、神经阻滞剂恶性综合征、恶性高热、中暑、脓毒症和甲状腺毒症等。

首要任务是即刻复苏和稳定生命体征，包括气道评估和进行相应治疗，开放静脉通路，并将患者置于连续的心电监护和脉搏血氧饱和度监护下。如出现低血压，输注平衡晶体液和必要时应用直接作用的血管加压药（如去甲肾上腺素）。对合并意识改变的患者，应检查即时血糖，或经验性地予以静脉注射葡萄糖。根据临床表现，可识别特定的中毒综合征，并使用相应的药物特效解毒剂。

有5种易导致中毒综合征的代表性药物：阿片类药物、镇静催眠药物、拟交感神经药物、胆碱能药物和抗胆碱能药物（表35.1）。识别这些药物导致的中毒综合征非常重要，以便在明确诊断之前根据临床表现进行初始的经验性治疗。此外，如果患者同时摄入多种药物（要警惕这种情况），此时其临床表现可能包含多个中毒综合征的特征。

表35.1 **中毒综合征典型的体征和症状**

| | 阿片类药物 | 镇静催眠类药物 | 拟交感神经药物 | 胆碱能药物 | 抗胆碱能药物 |
|---|---|---|---|---|---|
| 意识水平 | 情绪低落 | 情绪低落 | 焦虑、谵妄 | 不一定 | 不一定、谵妄 |
| 皮肤 | 不一定 | 不一定 | 发汗 | 发汗 | 干燥 |
| 瞳孔 | 缩小 | 不一定 | 散大 | 缩小 | 散大 |
| 瞳孔对光反射 | 不一定 | 不一定 | 反射亢进 | 不一定 | 反射亢进 |
| 体温 | 正常或降低 | 正常或降低 | 高热 | 不一定 | 高热 |
| 心率 | 正常或降低 | 正常或降低 | 心动过速 | 不一定 | 心动过速 |
| 呼吸频率 | 降低 | 正常或下降 | 呼吸频率增快 | 不一定 | 不一定 |
| 血压 | 正常或低血压 | 正常或低血压 | 高血压 | 不一定 | 正常或高血压 |

阿片类药物中毒综合征的特点是瞳孔缩小、呼吸过缓和意识状态下降。这是因为μ-阿片受体激活导致了自主神经活动的普遍抑制。阿片类药物还可引起心动过缓、低血压、肠鸣音减弱和体温降低。镇静催眠药物中毒综合征通常

由γ-氨基丁酸（GABA）受体激动剂（如苯二氮䓬类、巴比妥类和乙醇）引起，导致中枢神经系统抑制。表现为焦虑缓解、轻微呼吸抑制、心动过缓、低血压和低体温。相比之下，胆碱能药物中毒则是由乙酰胆碱在神经肌肉接头和突触处过度积聚引起的。通常由有机磷酸酯类杀虫剂或神经毒素中毒引起，但也可能由抗胆碱酯酶药物（如毒扁豆碱）引起，表现为瞳孔缩小、流涎、流泪、支气管分泌物增多、心动过缓、大小便失禁。拟交感神经药物中毒通常由可卡因和甲基苯丙胺等兴奋剂引起，这些药物可通过多种分子作用机制增加交感神经传递。典型的体征包括瞳孔扩大、精神运动性躁动、心动过速、高血压、高热、呼吸急促和出汗。

上述病例的家属提供了患者使用苯海拉明的情况，苯海拉明是有明确抗毒蕈碱作用的抗组胺药，患者的临床表现符合抗胆碱能药物中毒综合征的特征，因此，上述病例是典型的抗胆碱能药物中毒。关键点在于将抗胆碱能药物中毒与其他病因区分开来，因为每种中毒综合征都需要特效解毒剂和相应的治疗。经典的抗胆碱能药物中毒的体征助记法如下：

**“疯如帽匠”：**焦虑、烦躁、意识模糊、言语障碍、癔症、谵妄、幻觉、昏迷和癫痫发作。

**“热如脱兔”：**高热。

**“干如枯骨”：**无汗症。

**“红如甜菜”：**皮肤潮红。

**“盲如蝙蝠”：**瞳孔散大，无对光反射。

**“满如烧瓶”：**尿潴留。

抗毒蕈碱受体的拮抗作用，如作用于中枢神经系统会导致意识状态改变，而作用于外周神经系统会导致上述其他症状。

抗胆碱能药物过量最早和最常见的体征之一是心动过速。而这种中毒综合征的典型特征是腋窝皮肤干燥，这是由抗毒蕈碱药物对顶泌汗腺的抑制作用导致的。所谓的“毒理学家的握手”（toxicologist’s handshake）指的是将自己的手放入患者腋窝中以探查无汗症，根据这一特征可以区分抗胆碱能药物中毒与拟交感神经药物中毒。其他体征包括尿潴留、肠鸣音消失（继发于胃肠道蠕动减弱）。

胃肠道蠕动减弱可能导致摄入药物的吸收延迟，这会进一步延长其作用时间。

常见的抗胆碱能毒性药包括抗组胺药、三环类抗抑郁药、某些抗精神病药（如奥氮平、喹硫平、氯氮平、氯丙嗪）、抗帕金森药物（如苯扎托品）和解痉药物（如双环胺、山莨菪碱）等。抗胆碱能毒性也可以来自植物和其他天然产物，这是需要重点记忆的。含抗胆碱能生物碱的常见植物/菇类包括曼陀罗、颠茄、曼德拉草和毒蝇伞。抗胆碱能药物中毒的症状在摄入后一小时之内就会显现，可能持续数天。严重中毒少见，可能造成肾损伤（横纹肌溶解引起）、弥散性血管内凝血、心律失常或癫痫发作并发症（难以控制的癫痫），甚至可能致命。

诊断评估应包括获取基础实验室检查，如即时血糖、全血细胞计数和全面代谢检测（CMP）[包含血清电解质（如$K^+$、$Mg^{2+}$）在内]。鉴于混合性毒物/药物在刻意服毒中比较常见，检测血清水杨酸盐、对乙酰氨基酚和乙醇水平也可能有助于判断。尿液检测对于药物滥用的筛查效用有限，但在危重症病情缓解后有助于精神科进行相关处置。对所有中毒患者都应立即行心电图检查，以评估心脏毒性的体征。

活性炭洗胃仅适用于摄入药物后一小时内到达医院者，并且能够自行保护气道的患者。苯二氮䓬类药物适用于癫痫发作的治疗。这些药物还有助于降低高热和横纹肌溶解的风险，并提高癫痫发作的阈值。患者出现心室内传导异常（钠通道阻滞的标志）时，使用$NaHCO_3$碱化血液可能有助于窄化QRS波并防止心律失常。

毒扁豆碱是一种可逆性乙酰胆碱酯酶抑制剂，是抗胆碱能药物中毒的直接解毒剂，适用于严重躁动或谵妄的患者。毒扁豆碱促使乙酰胆碱在神经元突触富集，从而逆转胆碱能阻断。过去有报道称，在对严重的三环类抗抑郁药（TCA）中毒患者治疗时，注射毒扁豆碱后迅速出现心脏停搏，出于对安全性的考虑，毒扁豆碱一直未得到充分利用。也因此，TCA中毒、心室内传导延迟（PR>200ms或QRS>100ms）、癫痫史、哮喘和疑似机械性胃肠道梗阻成为毒扁豆碱使用的相对禁忌证。目前，已证明在没有这些禁忌证的前提下，毒扁豆碱治疗中枢性抗胆碱能综合征是安全且有效的。在诊断和治疗方面，研究亦支持其有效性。与单纯使用苯二氮䓬类药物相比，研究证实毒扁豆碱在总体上减少了侵入性检查并降低了并发症发生率。若无禁忌证，在与毒物控制中心咨询后可考虑使用毒扁豆碱。毒扁豆碱的成人剂量为0.5mg，在2~5min内缓慢注射。儿童的剂量为0.02mg/kg（最大0.5mg）。毒扁豆碱作用起效时间为3~8min。注意，在使用期间及使用后，患者需接受持续的心电监护。毒扁豆碱每5~10min可重复使用一次，头1h内最大剂量为2mg。需警惕的不良反应包括心动过缓、心律失常、癫痫发作和胆碱能毒性。需注意，毒扁豆碱的半衰期通常短于摄入的药物，因此常需重复给药。建议在床旁准备阿托品或氯化甘油酸，以备毒扁豆碱引起心动过缓或毒扁豆碱过量引起胆碱能毒性反应时使用。

对于抗胆碱能药物中毒患者的治疗取决于摄入物的种类、摄入量，以及患者在急诊室的体征和症状。摄入长效药物或大量药物的患者可能需要延长观察时间，因肠道蠕动减弱，他们可能出现迟发性后遗症。如果使用了毒扁豆碱，患者应住院接受进一步监护。

**要点总结**

- 抗胆碱能药物中毒是一种临床诊断。
- 接诊重症中毒患者后的首要任务是即刻复苏和稳定生命体征，然后快速进行诊断评估并使用药物特效解毒剂。
- 对所有出现抗胆碱能药物中毒体征或症状的患者都应进行心电图检查，以评估QRS间期。
- 在给予毒扁豆碱之前，确定是否存在禁忌证，在向毒物控制中心咨询后可考虑使用。
- 如果使用毒扁豆碱，需对患者进行持续的心电监护，以评估不良反应。
- 所有接受毒扁豆碱治疗的患者都应住院接受观察。

（章文豪 译 赵鹏 校）

# 第36章　急诊科中的死亡：死亡过程与舒缓治疗

April Jessica Pinto，　Marie-Carmelle Elie

患者，女，74岁，因呼吸急促被EMS送至急诊科。在床旁，患者的女儿提供了患者的病史：乳腺癌转移、慢性阻塞性肺病（COPD）、充血性心力衰竭（CHF）和慢性肾病3期。入急诊科时生命体征：心率120次/分、律齐、呼吸频率22次/分、血压128/84mmHg、$SpO_2$ 88%、血糖103mg/dL。患者呼吸急促、双肺啰音，讲话不连续，只能说5、6个单词的短语。给予患者无创正压通气（NIPPV）、静脉注射呋塞米和雾化吸入沙丁胺醇。患者肌酐7.6mg/dL、血钾6.7mmol/dL，后续患者病情越来越严重，已无法交谈。医生告诉患者女儿，患者的病情正在恶化，需要考虑紧急透析和气管插管。患者女儿说自己是独生女，希望能尽一切努力让患者活下去。患者有丈夫，但已与丈夫分居一年，所在州的州法律规定，配偶拥有首要决定权。医生给患者配偶打电话，对方说，希望为患者下达"不接受心肺复苏"（DNR），因为他知道患者想要得到舒缓治疗。

## 现在该怎么办？

预先指示（advance directive）是按照患者意愿记录的书面文件，说明患者对医疗、抢救和延续生命治疗时的选择。当患者因患危及生命的疾病或暂时性状况而无法自己做决定时，可按照预先指示执行。通常，预先指示包括患者的个人理念、宗教信仰、选择的干预措施（如营养支持和营养管放置、机械通气和手术）。预先指示还可能包括在心脏停搏或呼吸骤停的情况下是希望完全复苏（fully resuscitate）还是不接受心肺复苏（DNR）。该指示文件最好信息全面，其中包括患者指定谁为其医疗代理人或决策者。预先指示可以指导医务人员，而对于老年人群和患有严重或晚期疾病的人来说，缺少预先指示是一个普遍的公共卫生问题[1]。最近的证据表明，在年龄>65岁的美国人中，有46%的人有预先医疗指示，只有7%的人表示曾与医生讨论过这些事情，与亲人讨论过这些事项的人不到50%[7]。在急诊科，患者临床状态恶化，但没有人能做决策，这种情况并不罕见。在理想情况下，所有面临严重健康风险的患者都应在健康状况下降之前尽早讨论临终抢救意愿或复苏意愿，参与人员应包括医务人员、家庭成员（近亲）或医疗代理人。然而，当在急诊科进行这些讨论时，患者常常已失去直接表达意愿的能力。

最好的方案是在初次就诊和评估患者时就讨论“抢救意愿”（Code Status）①。例如，有慢性心力衰竭、COPD或转移性癌等晚期病史的患者，如果出现呼吸急促则很可能迅速失代偿。倘若没有预先讨论抢救意愿和临终关怀，一旦患者丧失行为能力，则会给治疗带来很大困难。因此，最好在患者能够参与时尽早进行这些讨论。

如果患者到达急诊时突然改变了想法或无法参与治疗目标的讨论，则必须与患者的近亲或医疗代理人联系。美国每个州都有各自的规定，但一般公认的近亲顺位是配偶、成年子女、父母和兄弟姐妹。如果成年子女或兄弟姐妹是近亲，且有多个成年子女或兄弟姐妹，那么他们中大多数必须达成共识。例如，一位丧失行为能力的患者有五个孩子，其中两个孩子希望采取完全复苏，另外

---

① “Code Status”是指在一个人的心脏或呼吸即将停止时，他选择接受或不接受的紧急抢救的类型。来源：https://www.covenanthealthcare.com。

——赵鹏注。

三个孩子希望采取舒缓治疗，那么法律将支持多数人选择的舒缓治疗。如果已婚的患者与配偶分居或因其他原因分离，当地法律仍会认定此人是患者首要近亲。近亲顺位规则和亲人称谓可能因州而异。医务工作者应遵照各自州的法律，了解各州法规近期的变化。重要的是，对于无行为能力的患者，其表达过的个人意愿即使未形成法律文件，也应当用于指导临床医生和家属的医疗决策。可以说，无行为能力患者的个人意愿应高于亲属和医疗代理人的意见——目的在于倡导患者意愿优先。

在急诊医学中，尤其是在危及生命的情况下，及时评估是不可或缺的。当急诊科医生认为患者可能在一个月内死亡时，该患者死亡的可能性是急诊科医生预计不会在一个月内死亡的患者的2.4倍[5]。与患者的主诊医生或熟悉其病情的专科医生相比，急诊科医生的评估有一定局限性。在有限的时间和急诊繁忙的情境下，急诊医生可以进行一次简短的谈话，在几分钟内确定个体化的治疗目标和抢救意愿。表36.1为SPIKES流程（情景设定、评估认知、征求意见、信息告知、同理心、策略与总结）。当听到“坏消息”时，患者和家属往往会表现出强烈的情绪波动，无论是用语言还是以非语言的方式，进行有同理心的沟通是最重要的[2]。表36.2是NURSE共情沟通简表（确认、理解、尊重、支持、探索），旨在以共情的方式回应强烈情绪[6]。

表36.1 SPIKES流程：如何传达“坏消息”[2]

| | | | |
|---|---|---|---|
| **S** | 情景设定（Setting up） | • 布置和准备进行讨论的场所<br>• 尽量减少干扰，确保空间的私密性<br>• 根据患者或医疗代理人的指示，确保正确的人员参与讨论<br>• 准备好信息，与可能参与其中的团队成员分享和沟通，使他们了解要进行的对话 | • “当我们讨论您的诊断时，您希望谁在场？”<br>• “您和您的亲人可以留出多长时间让我们讨论关于您治疗的问题？” |
| **P** | 认知评估（Perception） | • 评估患者对其现状的看法和理解；从开放式的问题开始 | • “您知道今天发生了什么事吗？”<br>• “关于您的病情，您的医生都告诉您什么了？” |

（待续）

表36.1（续表）

| | | | |
|---|---|---|---|
| I | 征求意见（Invite） | • 请求患者允许讨论坏信息<br>• 此时也可邀请患者认为相关的其他决策者参加谈话<br>• 患者可以自己参与谈话或让其他人代替来接受这些坏信息 | • “我有个坏消息要告诉您，现在说合适吗？”<br>• “您希望由谁来与我（医生）对话并为您的治疗做决定？” |
| K | 信息告知（Knowledge） | • 用适当的专业术语向患者介绍导致患者目前状况的原因<br>• 实事求是，避免使用委婉用语，讲述关键内容<br>• 允许沉默和回应<br>• 询问是否还有其他问题需要回答 | • “癌症又复发了，而且没有进一步的治疗方法。我也希望事情不是这样的。”<br>• “她脑出血后出现了不可逆的肿胀和损伤。我担心她可能活不过这次。” |
| E | 同理心（Empathy） | • 认同在场人员的情绪<br>• 用平实的语言描述所见到的<br>• 运用共情语句（见表36.2）<br>• 当沟通不清楚时，允许开放式回答 | • “我知道这对您和您的家人来说有多震惊。”<br>• “我无法想象这对您家人来说是怎样的感受。”<br>• “请多跟我说说吧。” |
| S | 策略与总结（Summary and Strategy） | • 总结发生了哪些事件，就支持治疗给出建议，以及提出接下来的合理规划 | • “我希望我已经回答了您的问题，并就现有的选择提供了建议。”<br>• “您想把我们下次的会谈安排在什么时间？” |

表36.2　NURSE共情沟通简表

| | | | |
|---|---|---|---|
| N | 确认（Name） | • 说出你能识别的情绪，使患者/代理人的表达被听见和看见<br>• 说出你所看到的 | • “听起来您很沮丧。”<br>• “这种情况似乎令人难以承受。” |
| U | 理解（Understand） | • 认同对方所产生的强烈感觉、想法或情绪 | • “这样好让我理解您的感受。”<br>• “我只能尽力想象您现在的感受和想法。” |
| R | 尊重（Respect） | • 称赞代理人和家人作为照护者和患者所做的工作<br>• 称赞代理人和家属对患者的支持作用 | • “我看得出，您一直在遵从医嘱。”<br>• “作为患者的代理人，您做得很好。” |

（待续）

表36.2（待续）

| | | | |
|---|---|---|---|
| S | 支持（Support） | • 代表自己或团队提供支持<br>• 告诉患者及家属：医疗团队不会抛弃患者 | • “我们将与您一路同行。请说出您的需求。”<br>• “我们的团队会帮助您渡过难关。” |
| E | 探索（Explore） | • 当情绪反应不符合预期或存在不同意见时，对情感反应进行开放式而非评判性的询问可能是必要的<br>• 要保有好奇心 | • “请详细地告诉我您在想什么。”<br>• “能详细说说，您说的……是什么意思吗？” |

重要的是，临床医疗团队要根据患者的意愿和目标提出建议。同时，要确保诊疗建议与指征相符，风险和获益对患者来说是可接受的且合乎伦理[3]。例如，对于有并发症且独立生活的老年患者，他们倾向于保持自己的独立性、不愿意进入专业护理机构或接受人工营养。对于年龄>65岁的心脏停搏后复苏的患者，离开专业护理机构会影响其存活率，而且出现远期认知障碍的风险较高。分享这些信息可能有助于指导那些不愿居住在护理机构的患者做出放弃心肺复苏的决定。

舒缓治疗也包括积极的治疗方法，例如，放化疗、胸腔置管，以及有助于缓解疼痛和不适或改善生活质量的其他治疗措施。在病程中的任一时刻，为病情危重或晚期疾病的患者提供舒缓治疗都是适合的，尤其适于仅希望对症缓解治疗的患者。

临终关怀的对象是病情严重危及生命的患者，如果任其病情自然进展，预期寿命将低于6个月。对于接受临终关怀的患者，关注的重点是生活质量和舒适度；还有，临终关怀期间患者可以选择“全力抢救”①。这种方法适合那些基础好，而且治疗目标与特定时限要求一致的患者。例如，一例45岁的转移性癌症患者接受临终关怀，在家中独立生活，她可能会选择“全力抢救”，并接受先进的疗法，以存活到两周后女儿婚礼的那天。在急诊科，当治疗目标不明确或存在冲突时，则应按照家属和患者的意愿来商定舒缓治疗或临终关怀。

---

① Full Code，指不放弃心肺复苏、气管插管等所有抢救措施。

——金春华注。

当患者在没有书面预先指示的情况下丧失行为能力时，与其近亲属讨论治疗目标的重点在于最准确地了解患者想要怎么做。一些患者之前曾与他们的医务人员、直系亲属或近亲属讨论过，但其他情况可能就较为复杂，或者这些人员无法代表患者的意愿。如果患者的亲友能够提供“确凿的证据”说明患者的个人意愿，那就可以作为替代证据予以采纳（曾有相关的法庭案件支持）。如本文所述，倘若已分居的丈夫没有就患者的意愿与患者进行过讨论，但患者与女儿分享了这些想法，那么医生就有责任获取这些信息，并按照患者女儿所述的患者意愿做出决策。

当共同的决定是转变为舒缓治疗或者终止非姑息性干预措施时，那么这一过程应在患者在急诊科时就开始。这有助于及时执行患者及其家属的意愿，减轻患者痛苦（例如，疼痛、焦虑、恶心、谵妄），并且可以根据患者的医疗需求适当调整资源配置。重要的是：医生必须记录讨论的过程，包括：参与讨论的决策者都有谁，分别表达了怎样的价值观和意愿，关于舒缓治疗达成怎样的共识和目标。

下面我们专门讨论急诊科临终患者的管理。

低剂量静脉注射用阿片类药物是治疗重度呼吸困难和镇痛的首选药物，这类药物起效快，适合调整滴定剂量以达到患者舒适的程度。如果症状已得到控制，可在能耐受的情况下序贯给予口服药物。如果患者极度痛苦、需频繁给药或增加剂量，可考虑持续输注阿片类药物。

肠外苯二氮䓬类药物也能有效控制严重的呼吸困难，可与阿片类药物联用或代替阿片类药物控制难治性症状。苯二氮䓬类药物还可用于控制终末期谵妄、躁动或癫痫发作。无论何时使用阿片类或苯二氮䓬类药物，都必须让家属知晓其可能导致镇静和昏迷。这可能会让家属很难做出以下抉择：是最大程度缓解患者的痛苦，还是保留一定的意识以便与亲人进行有意义的交流。

对于机械通气患者，可以在适当吸痰后完全拔除气管插管，也可以保留气管插管，只将呼吸机的吸入氧浓度（$FiO_2$）调整到21%（与室内氧浓度相同）。

在终止机械通气之前，必须向家属告知患者可能出现的临床变化（如喘息和呼吸困难）。预测拔除气管插管后患者的存活时间也很重要。大多数患者会在拔除气管插管后数分钟至数小时内死亡，但有些患者可能存活数天。实施期间要关闭床旁监护仪和警报，并在拔管前尽量控制好患者的症状，以确保平稳无干扰的离世。在拔管前，医务人员应确保停止应用肌松剂并完全拮抗其作用，因为肌松剂并不有利于撤除治疗时提高舒适度。应继续保留静脉通路，以便舒缓治疗的实施。格隆溴铵（0.2~0.4mg静脉注射）有助于减少分泌物，可在拔管前20~30min给药，或用于任何可能出现吞咽困难的临终患者。我们建议在拔管前静脉注射阿片类药物（如2~10mg吗啡）来缓解呼吸困难和疼痛。如果患者出现焦虑，可考虑加用苯二氮䓬类药物，如静脉注射1~2mg劳拉西泮。如果需要频繁给药，可以考虑持续输注镇静药或阿片类药物以提高舒适度。

无论患者的治疗方案是否涉及呼吸机的使用，在“降阶梯”的医治过程中，根据患者的症状和舒适度调整药物剂量至关重要。在生命垂危之际，并非所有患者都能用语言表达其疼痛和不适到达怎样的程度。在这部分患者中，识别其非言语的不适表现越来越重要，例如，心动过速、呼吸困难、表情痛苦和肢体扭动。建议以呼吸频率降至低于30次/分作为目标调整药物剂量，从而消除痛苦表情、呼吸困难和其他非言语的不适表现。静脉滴注药物起效有延迟，可采用静脉推注的方式快速缓解症状，以使患者舒适。需要着重强调的是，在离世期间患者的亲友会产生悲痛情绪，要时刻就当下情况密切沟通，以确保治疗目标清晰。

## 要点总结

- 近亲或医疗代理人由法律规定。在患者无行为能力时，法律规定了家庭成员和其他人医疗决策权的排序。除非法院指定了法定监护人，否则，在大多数情况下，法律规定的顺位是：患者的配偶、成年子女、父母、兄弟姐妹，以及其他非直系亲属。如果有多个成年子女或兄弟姐妹，则采纳多数人的意见。医务工作者应遵照各自州的法律。
- 可以考虑使用“沟通流程”，例如，指导如何传达“坏消息”的SPIKES流程（情景设定、评估认知、征求意见、信息告知、同理心、策略与总结），以及NURSE共情沟通简表（确认、理解、尊重、支持、探索）。

- 可以向病情严重或晚期疾病的患者提供舒缓治疗，舒缓治疗适用于病程中的任意时刻。舒缓治疗的目标是缓解疾病所致的身体、情感和精神方面的痛苦。
- 临终关怀的对象是病情严重危及生命的患者，如果任其病情自然进展，患者的预期寿命将低于6个月。临终关怀期间患者可以选择“全力抢救”。
- 在“降阶梯”或终止治疗时，医务人员应提供最佳的舒适化疗法。阿片类和苯二氮䓬类药物可用于缓解疼痛和呼吸困难。在需要及时控制症状时，最好选择静脉推注给药而非静脉滴注，并应根据效果(如舒适程度)调整剂量，而不是一味地依照预设剂量。

（金春华 译　赵鹏 校）

码上解锁

参考文献/
延伸阅读

# 缩略词表

| | | |
|---|---|---|
| ABCDE① | airway, breathing, circulation, disability, exposure | 气道-呼吸系统-循环系统-意识水平-环境暴露 |
| ABCDE② | age, BP fall, comorbidity, diagnosis, evidence of bleeding | 年龄-血压下降-合并症-诊断-出血证据 |
| ABG | arterial blood gas | 动脉血气 |
| ACEI | angiotensin converting enzyme inhibitors | 血管紧张素转换酶抑制剂 |
| ACLS | advanced cardiac life support | 高级心脏生命支持 |
| ACS | acute coronary syndrome | 急性冠状动脉综合征 |
| AFOI | awake fiberoptic intubation | 清醒纤维支气管镜插管 |
| AKI | acute kidney injury | 急性肾损伤 |
| ALL | acute lymphoblastic leukemia | 急性淋巴细胞性白血病 |
| AML | acute myeloid leukemia | 急性髓系白血病 |
| aPTT | activated partial thromboplastintime | 活化部分凝血活酶时间 |
| ARB | angiotensin receptor blocker | 血管紧张素Ⅱ受体阻滞剂 |
| ARDS | acute respiratory distress syndrome | 急性呼吸窘迫综合征 |
| ATⅡ | AngiotensinⅡ | 血管紧张素Ⅱ |
| ATLS | advanced trauma life support | 高级创伤生命支持 |
| ATN | acute tubular necrosis | 急性肾小管坏死 |
| BIPAP | bi-level positive airway pressure | 双水平气道正压通气 |
| BMP | basic metabolic panel | 基本代谢检测 |
| BNP | brain natriuretic peptide | B型钠尿肽(又称脑钠肽) |
| BUN | blood urea nitrogen | 血尿素氮 |
| CHF | congestive heart failure | 充血性心力衰竭 |
| CO | cardiac output | 心输出量 |

| | | |
|---|---|---|
| COPD | chronic obstructive pulmonary disease | 慢性阻塞性肺病 |
| CPAP | continuous positive airway pressure | 持续气道正压通气 |
| CTA | computed tomography angiography | CT血管造影术 |
| CXR | chest X-Ray | 胸部X线片(简称胸片) |
| DBP | diastolic blood pressure | 舒张压 |
| DIC | disseminated intravascular coagulation | 弥散性血管内凝血 |
| DKA | diabetic ketoacidosis | 糖尿病酮症酸中毒 |
| DNR | do-not-resuscitate | 不接受心肺复苏 |
| DOAC | direct-acting oral anticoagulant | 直接口服抗凝剂 |
| dTT | dilute thrombin time | 稀释凝血酶时间 |
| ECLS | extracorporeal cardiac life support | 体外生命支持 |
| ECMO | extracorporeal membrane oxygenation | 体外膜肺氧合 |
| ECPR | extracorporeal cardiopulmonary resuscitation | 体外心肺复苏 |
| EGDT | early goal-directed therapy | 早期目标导向化治疗 |
| EMS | emergency medical services | 紧急医疗服务 |
| ETT | endotracheal tube | 气管内导管 |
| $FiO_2$ | fraction of inspiration $O_2$ | 吸入氧浓度 |
| GERD | gastroesophageal reflux disease | 胃食管反流病 |
| GFR | glomerular filtration rate | 肾小球滤过率 |
| HFNC | high-flow nasal cannula oxygen therapy | 经鼻高流量氧疗 |
| HHS | hyperosmolar hyperglycemic state | 高血糖高渗状态 |
| HVS | hyperviscosity syndrome | 高黏滞综合征 |
| IBW | ideal body weight | 理想体重 |
| INR | international normalized ratio | 国际标准化比值 |
| ITP | idiopathic thrombocytopenic purpura | 特发性血小板减少性紫癜 |
| IVC | inferior vena cava | 下腔静脉 |
| IVIG | intravenous immunoglobulin | 静脉输注免疫球蛋白 |
| LDH | lactate dehydrogenase | 乳酸脱氢酶 |
| LMA | laryngeal mask airway | 喉罩 |

| | | |
|---|---|---|
| LV | left ventricle | 左心室 |
| MAP | mean arterial pressure | 平均动脉压 |
| MCS | mechanical circulatory support | 机械循环支持 |
| MV | minute ventilation | 分钟通气量 |
| NIPPV | noninvasive positivepressure ventilation | 无创正压通气 |
| NRB | non-rebreathing mask | 非重复呼吸面罩 |
| PAC① | premature atrial contraction | 房性期前收缩(又称房性早搏) |
| PAC② | pulmonary artery catheter | 肺动脉导管 |
| PAH | pulmonary arerial hypertension | 肺动脉高压 |
| $PaCO_2$ | artirial partial pressure of carbon dioxide | 动脉血二氧化碳分压 |
| $PaO_2$ | arterial partial pressure of oxygen | 动脉血氧分压 |
| PAP | pulmonary arterial pressure | 肺动脉压 |
| PCC | prothrombin complex concentrate | 凝血酶原复合物 |
| PEEP | positive end expiratory pressure | 呼气末正压 |
| PLT | platelet | 血小板计数 |
| POCUS | perioperative point of care ultrasound | 床旁超声 |
| PPI | proton pump inhibitors | 质子泵抑制剂 |
| $P_{plat}$ | plateau pressure | 平台压 |
| PRESET | PREdiction of Survival on ECMO Therapy-Score | ECMO治疗评分对生存期的预测 |
| PT | prothrombin time | 凝血酶原时间 |
| PVC | premature ventricular contractions | 室性期前收缩(又称室性早搏) |
| $PvCO_2$ | partial pressure of carbon dioxide in mixed venous blood | 混合静脉血二氧化碳分压 |
| PVR | pulmonary vascular resistance | 肺血管阻力 |
| RASS | Richmond agitation-sedation scale | Richmond躁动-镇静评分 |
| RCA | right coronary artery | 右冠状动脉 |
| RCT | randomized controlled trial | 随机对照试验 |
| RESP | respiratory ECMO survival prediction | 呼吸系统ECMO生存预测 |

| | | |
|---|---|---|
| RIKER | Riker sedation-agitation scale | Riker镇静和躁动评分 |
| ROTEM | rotational thromboelastometry | 旋转血栓弹力测定 |
| ROX | respiratory rate oxygenation | 呼吸频率氧合 |
| RR | respiration rate | 呼吸频率 |
| RRT | renal replacement therapy | 肾替代治疗 |
| RSI | rapid sequence intubation | 快速序贯诱导插管 |
| RV | right ventricle | 右心室 |
| $SaO_2$ | oxygen saturation of arterial blood | 动脉血氧饱和度 |
| SAVE-score | survival after veno-arterial-ECMO | SAVE评分 |
| SBP① | spontaneous bacterial peritonitis | 自发性细菌性腹膜炎 |
| SBP② | systolic blood pressure | 收缩压 |
| $SpO_2$ | saturation of peripheral oxygen | 经皮血氧饱和度 |
| SV | stroke volume | 每搏输出量 |
| SVR | systemic vascular resistance | 全身血管阻力 |
| TEG | thromboela-stogram | 血栓弹力图 |
| TIAF | tracheo-innominate artery fistula | 气管-无名动脉瘘 |
| TLS | tumor lysis syndrome | 肿瘤溶解综合征 |
| TT | thrombin time | 凝血酶时间 |
| TTE | transthoracic echocardiography | 经胸超声心动图 |
| V/Q | ventilation-perfusion | 通气血流比 |
| VAD | ventricular assist device | 心室辅助装置 |
| VA-ECMO | veno-arterial extracorporeal membrane oxygenation | 静脉-动脉体外膜肺氧合 |
| VALI | ventilator-induced lung injury | 呼吸机相关性肺损伤 |
| VATS | video-assisted thoracic surgery | 视频辅助胸腔镜手术 |
| VBG | venous blood gas | 静脉血气 |
| $V_T$ | tidal volume | 潮气量 |
| VTI | velocity time integral | 速度-时间积分 |
| VV-ECMO | veno-venous extracorporeal membrane oxygenation | 静脉-静脉体外膜肺氧合 |
| WBC | white blood cell | 白细胞计数 |

# 索引